手法医学理论基础与技术操作

Theoretische Grundlagen und Technik der Manuellen Medizin

Theoretical Basis and Technique of Manual Medicine

王慰年 编著

WANG WEINIAN

上海科学技术文献出版社
Shanghai Scientific and Technological Literature Press

图书在版编目（CIP）数据

手法医学理论基础与技术操作 / 王慰年编著 . 一上海：上海科学技术文献出版社，2019
ISBN 978-7-5439-7856-0

Ⅰ.① 手… Ⅱ.① 王… Ⅲ.① 推拿 Ⅳ.① R244.1

中国版本图书馆 CIP 数据核字（2019）第 060453 号

本书出版由上海科技专著出版资金资助

责任编辑：周永立 付婷婷
封面设计：袁 力

手法医学理论基础与技术操作
SHOUFAYIXUE LILUN JICHU YU JISHU CAOZUO
王慰年 编著
出版发行：上海科学技术文献出版社
地 址：上海市长乐路 746 号
邮政编码：200040
经 销：全国新华书店
印 刷：常熟市人民印刷有限公司
开 本：787×1092 1/16
印 张：18.75
字 数：371 000
版 次：2019 年 6 月第 1 版 2019 年 6 月第 1 次印刷
书 号：ISBN 978-7-5439-7856-0
定 价：148.00 元
http://www.sstlp.com

出 版 说 明

科学技术是第一生产力。21世纪，科学技术和生产力必将发生新的革命性突破。

为贯彻落实"科教兴国"和"科教兴市"战略，上海市科学技术委员会和上海市新闻出版局于2000年设立"上海科技专著出版资金"，资助优秀科技著作在上海出版。

本书出版受"上海科技专著出版资金"资助。

上海科技专著出版资金管理委员会

推动科技出版事业
提高学术研究水平

为「上海科技专著出版资金」题

徐匡迪

二〇〇〇年十月十一日

作 者 简 介

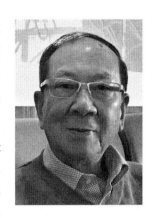

王慰年，1958 年毕业于上海第一医学院（今复旦大学上海医学院）医疗系，后任上海第一医学院教学医院——上海市第一人民医院（今上海交通大学附属第一人民医院）普通外科、胸腔外科与矫形外科（骨科）主治医师。

1979 年赴德国留学，获德国图宾根大学（Universität Tübingen）医学博士学位以及德国矫形外科、风湿外科专科医师执照。1980 年在巴登-巴登（Baden-Baden）矫形外科、风湿外科、手外科专科医院工作。1985 年在巴-符州首府斯图加特（Stuttgart）市矫形外科、风湿外科、手外科专科医院任主治医师（Oberarzt），后任德国萨林纳矫形外科医院副院长、风湿外科主任。

1990 年于依斯尼-诺伊特劳赫布格（Isny Neutrauchburg，MWE）执照医师培训班结业考试合格后，获手法医学医师专科执照，同年加入德国手法医学协会，为正式会员至今已逾 29 年。1990 年起先后在巴-符州曼海姆（Mannheim）市、斯派尔（Speyer）市从事矫形外科、风湿外科临床工作。

作者在国内从医近 20 年，在德国从医近 40 年，曾在英语与德语矫形外科期刊发表关于人工膝关节置换、类风湿关节炎手术治疗等实践与研究论文多篇，并有相关专著。在国内，曾于 1963 年主持翻译出版［英］魏尔金生著《外科体液问题》（上海科学技术出版社），2004 年出版《人工膝关节——理论基础与临床应用》（复旦大学出版社），2012 年出版《类风湿关节炎的外科手术治疗》（上海科学技术文献出版社）。在德国，前期主要从事矫形外科、风湿外科、手外科的手术治疗，后期以矫形外科非手术治疗实践中的手法医学作为临床实践的重要内容之一。

读了本书你会领悟
手是万能的工具
手是第二个大脑
手是创造未来的渠道
"手法医学理论基础与技术操作"
是
四归自然
四归真理
四归精准
奉献大爱的巨著

颜玉东
2019.1.16

序 一

　　人体是一个整体,存在着完整的结构与功能体系,它们发挥各自作用,并相互协调、互相影响,从而完成各种生理活动,呈现着正常的生命状态。由于各种致病因素的刺激,如常见的急性损伤,慢性劳损、感染及增龄性退行性改变等则将产生不同程度的结构与功能改变而导致疾病发生。由神经支配的骨骼-肌肉系统是机体的重要组成部分,当其处于损伤与疾病状态,必将呈现局部结构与功能的异常,并对全身产生影响。随着全世界人口老龄化社会发展的进程不断加快,这种骨骼-关节-肌肉系统病变的发病率日益增多,如国人颈椎病、腰椎病、骨关节炎等患病率均已超过 25%,显然是构建人类健康社会所面临的严峻挑战。在过去的一个多世纪里,人们努力从传统的记忆里以及现代的实践中寻找和探索缓解乃至治愈这类疾病症状、恢复功能的有效方法,积累了宝贵的经验,"手法医学"是其中一颗灿烂明珠,引起众多学者的广泛重视。

　　何谓"手法医学"? 我国著名旅德外科学者、骨科专家王慰年教授指出:"手法医学乃以双手作为治疗的主要手段,作用于身体不同部位如以松动或去滞矫正手法,应用于脊椎节段与四肢关节的阻滞,可复原关节功能紊乱,应用范围还涉及肌肉、筋膜,乃至内脏,神经系统等。"他以关节的主动活动和被动活动、正常活动和异常活动为切入点,深入研究发现节段与关节活动限制并在其生理活动轨道上某一点受阻,但又非活动完全丧失,仅在一个或多个方向受阻,同时还存在相应的病理生理反射功能紊乱。这种被称为"阻滞"的现象可存在于躯干,四肢关节,并涉及相关肌肉、结缔组织、内脏、神经等。他通过自己长期临床实践,证实手法是治疗"阻滞"的一种有效方法,并认识到这其中所蕴含的深奥的哲理与医理。为此,王慰年教授将自己多年的理论研究和临床经验进行了系统的整理,编著成书曰《手法医学理论基础与技术操作》,以供业界讨论和借鉴,泽惠患者。于付梓前夕示稿于余,荣幸拜读,深感条分缕析,知识宏富,实不可多得。全书较好地体现了全、精、新的特点。

　　"全",首先将手法医学的基础知识如手法治疗对象,其产生疾病原因,诊断方法及其适应证与禁忌证,手法治疗的各项技术等均作了全面深入论述,提纲擎领一目了然;其次分8个章节,详细地介绍了关于脊椎、四肢关节、肌肉、内脏、儿童等不同部位和类型的手法要点及操作示范,显示了手法亮点。第三,分析全面,论述周详,如关节脊柱"阻滞"发生原因在较常见原因的论述中指出"相对固定与相对活动段的交界处,局部负荷特别大,例如腰骶椎交界处等较易出现假性神经病综合征,此处亦常有骨盆——下肢静力平衡异常,腰椎前凸增加易伴腰骶交界处紊乱。整个脊柱乃由个别功能单位组成,一个个别节段的紊乱可以影响整个脊椎。一个节段的阻滞,可导致邻近及其他节段的继发性阻滞"。因此,有时在治疗原始某关节阻滞,不能消除症状的基础上要采用对整个脊柱全面由上而下治疗。显然这种全面剖析疾病状态是十分科学的。这类论述全书比比皆是。也从一个侧面反映了作者临床经验丰富,对疑难疾病有深度认识能力。

"精",全书体现了精心,精准的学风。书中辑入图画533幅,可谓图文并茂,而且绝大多数插图系作者亲自所绘,精心制作,十分优美,文图内容一致相得益彰。书中在论述每一个主题或每章每节时均立求深刻、准确。如在关于手法治疗技术介绍时,对关节手法分别介绍了松动手法和速冲去滞手法,对后者的论述十分周详,分别提出速冲去滞三原则,速冲去滞注意事项及严格遵循步骤,规定了应向患者所作解析说明的内容并要求有完整书面记录,而后介绍手法步骤,还附录了弗氏六项活动规则,最后应复查确认治疗效果,指出要客观科学的评价疗效,剖析有效与无效的机理,从而使医者手下明确心中了了。

"新"是该书第三个值得肯定的特点,全书不仅介绍了全套治疗节段与关节功能阻滞的全新手法,并阐述了相关的全新理论以及对发病和治疗的相关机理和新知识。如对内脏手法的基本原理,儿童手法的应用,以及手法医学病理生理学理论的探讨均属独树一帜。全书深刻地体现了理论与实践的结合,基础与临床的结合,传承与创新的结合。显然作者经过长期的探索,不断总结实践经验,并在理论上深度剖析和构建了他所倡导与展示的"手法医学"知识体系,从而在认识"节段与关节功能紊乱"和康复领域铸就了一个新型的科学范式。何谓范式? 美国著名科学哲学家托马斯·库恩指出范式是一个共同体成员所共享的信仰、价值、技术等等的集合,是常规科学所赖以运作的理论基础和实践规范,是从事某一科学的研究者群体所共同遵从的世界观和行为方式。取得了一个范式,取得了范式所容许的那类更深奥的研究,是任何一个科学领域在发展中达到成熟的标志。库恩认为一个范式就是一个公认的模型和模式。诚然王慰年教授所论述的"手法医学"正是开创了一种具有模式意义的科学范式,它的魅力将会吸引众多学者参与到这一学科群体里,必将用更为丰富的研究成果证实手法医学的科学性、实用性和创新性,并且昭示运用非手术疗法治疗骨科等疾病手法医学具有独特优势。

运用手法治疗骨伤科疾病,在中医学中有悠久的历史。早在春秋战国时期的《五十二病方》中已记载了按、摩、抚、搦等10余种手法。成书于秦汉时期的《黄帝内经》中亦明确提出,"经络不通,病生于不仁,治之于按摩醪药",并记载了推法、切法、捏法等10余种手法,用于治疗痹症、痿症等多种疾病。在隋朝已建立了"隋朝太医院",内设按摩博士一人、按摩师四人,说明当时已有了按摩专科并开展了教学活动。以后历代均有较大发展,清朝更至高峰。当时的国家出版典籍《医宗金鉴·正骨心法要旨》中对手法的重要性作了深刻论述:"夫手法者,谓以两手安置所伤之筋骨,使仍复于旧也。但伤有轻重,而手法各有所宜。其痊可之迟速,及遗留生理残障与否,皆关于手法之所施得宜,或失其宜,或未尽其法也。"同时强调手法施行者必须熟悉人体的解剖结构,指出:"盖一身之骨体,既非一致,而十二经筋之罗列序属,又各不同,故必素知其体相,识其部位,一旦临证,机触于外,巧生于内,手随心转法从手出。"中国医药学是一个伟大的宝库,有着极其丰富的内涵值得我们深度发掘并整理提高。当前如何在继承、创新、现代化、国际化的背景下,努力实现中医药学的创新性发展和创造性转化,已是包括中医药学人在内的我国全体医药学者共同的历史责任和时代使命!

王慰年教授出生于医学世家,上世纪50年代毕业于我国名校复旦大学上海医学院,尔后执业于著名的上海市第一人民医院外科和骨科,在改革开放初期的1979年赴德国留学,获得名校医学博士,并先后就职于多家德国著名医院,于矫形外科、风湿外科造诣殊深,积累了丰富的临床经验,论著颇丰。先生始终怀着报效祖国培育之恩,不断将国外先进经验与国人交流分享,并将自己独创的医学见解用中文出版专著多部以飨国内读者。40多年来多少次故国人情,游子之心总在惜别之际难以舍割。正如李白诗《送友人》曰:"青山横北郭,白水绕东城。此地一为别,孤蓬万里征。浮云游子意,落日故人情。挥手自兹去,萧萧班马鸣。"正是40载征程,40载收获,祖国在改革开放中强大,莘莘学子走出国门为华夏复兴奉献智慧与力量,可歌可颂。值此王慰年教授新著工穷剞劂,谨致恭贺并叙。

施杞 识于 2019 年春
于上海中医药大学脊柱病研究所

序 二

手法医学源远流长。远古时期,古代人在对付自然灾害及抗击猛兽侵袭时,经常遭受创伤,人们会在伤处抚摸、按压以减轻症状,经过长期实践与经验积累,手法医学逐渐产生。《史记·扁鹊仓公列传》记载:"上古之时,医有俞跗,治病……镵石、挢引、案扤",俞跗是黄帝时代(约公元前 2700 年)的医师,治病采用砭石、导引、按摩等方法。西方医学之父希波克拉底(Hippocrates,公元前 460—前 377)曾描述按压脊柱的治病方法。公元 7 世纪,隋唐时代太医署设"按摩科","掌教导引之法以除疾,损伤折跌者正之"。中国医学非常重视手法治病疗伤,1742 年清代吴谦《医宗金鉴·正骨心法要旨》曰:"夫手法者,谓以两手安置所伤之筋骨,使仍复于旧也。""是则手法者,诚正骨之首务哉。"阐明手法定义及其重要性。

王慰年博士出身医学世家,学贯中西。其父王灼祖是福建名医,先后就学于福建省高等学堂、北京协和大学医科、山东齐鲁大学医科,曾赴美国研修。1942 年福州鼠疫、霍乱等传染病流行,王灼祖积极团结福州医界,创办福州合组医院(福建医科大学附属医院前身),任院长,为疫情控制起积极、有效作用。1955 年王灼祖任福建省卫生厅副厅长、福建省中医药学术研究委员会副主任。王灼祖乃近代福建省医学界泰斗,为福建省医学发展作出重大贡献。

王慰年博士学识渊博,医术精湛,涉猎面广,一专多能。1958 年他毕业于上海第一医学院医疗系,后任上海市第一人民医院外科、胸外科、骨科主治医师。1979 年他赴德国留学,获博士学位,并取得矫形外科、风湿外科、手法医学医师执照。王慰年博士在德国从医40 年间,前期主要从事矫形外科、风湿外科、手外科手术治疗,曾任德国萨林纳矫形外科医院副院长、风湿外科主任。随着现代信息化、老龄化社会的到来,脊柱病及骨关节病的发病率逐年增加,而这类病患首先应考虑非手术治疗。近年来,王慰年博士为适应社会与民众需求,大力开展手法医学研究,以其作为临床实践的主要治病方法,并撰写《手法医学理论基础与技术操作》一书。该书既总结个人临床实践经验,又参考欧美各家著作与手法技巧,图文并茂,阐释详尽,为手法医学工作者提供珍贵的理论与实践指南。

　　该书付梓之际,著者嘱余写序。余拜读大作后,深感内容博大精深,既融汇中西,又传承古今,实难能可贵,手此一卷,平生有幸,故欣然命笔作序,以飨读者。

王和鸣

2019 年元月

自 序

江河中的一滴水或随波逐流或经惊涛骇浪,辗转奔泻于万里之外;一个人有时也会由偶然的时代机遇,如一滴水流淌于万里之外的江海,流落于异国他乡。但一个人与一滴水毕竟有根本区别,它在于一个人有对祖国故土的难舍情怀、思念与责任。回顾当年(1953年)经全国统一招考有幸入学医学高等学府,上海第一医学院(即今复旦大学上海医学院),当时国家在经济、国力还极端困难的条件下,不但免除所有同学全额学费,还负担学习过程全部住宿、三餐乃至医疗等等。

作为学子的心愿就是学成之后为祖国医学事业的发展,为保障、提高父老乡亲的体质与健康奋斗终生,此乃自己作为莘莘学子中的一员,不敢有所忘怀的"初心"。

出国留学、进修目的何在? 其实很简单,就是多学些知识、多开阔眼界,努力多做些有益于促进祖国医学发展的事。

时代赋予每个人不同的机遇与可能,有的人有幸在家乡故土直接为自己的父老乡亲、同胞兄弟姐妹尽心服务,可惜不是人人都有此等幸运啊! 虽境遇不同,居处各异,但不论身居何处,哪怕是异国他乡,也要积月累年、刻苦学习积累资料,以某种特别的方式(如撰写医学专业书籍)为祖国医学事业添一片薄砖,加一块薄瓦,以回馈国家与社会。

人的能力有大小,还要努力克服如脍炙人口的谚语"大事做不了,小事不愿做"的懒汉思维,改为"大事做不了,小事也要踏实努力做"的为人和办事态度。

退休前除了谋生还要加倍努力学习、踏实工作、治病救人;同时做积累相关资料的有心人,等到退休后才能如愿以偿,集中精力进行写作。工作强度,减少睡眠有过于退休前……从中"没知没觉"(上海话)已过八十有三! 其间特以中文写了三本书,前两本为手术治疗,分别是《人工膝关节——理论基础与临床应用》和《类风湿关节炎的外科手术治疗》;现出版的第三本书《手法医学理论基础与技术操作》,为非手术治疗专著。希望它们对欧美医学与祖国医学理论与实践的相互取长补短、共同发展起到一定的积极作用。

专心致志、埋头伏案也往往会忘却个人微不足道的多舛命运,而乐在其中。

　　诚谢中医现代医学科研带头人、中医手法医学专家施杞教授,福建省中医药研究院院长、中医手法医学专家、笔者良师挚友王和鸣教授作序;特别感谢中国工程院院士、手外科专家、手运动促进健康的积极推行者顾玉东教授亲笔手书赐词鼓励!

　　感谢上海市新闻出版局、上海市科委将本书列入"上海科技专著出版资金"项目,这是给予本书的肯定与殊荣。

　　感谢上海科学技术文献出版社各位同仁自始至终全力支持和踏实、细致的工作,感谢为本书的出版出过力、流过汗的所有出版社、印刷厂的朋友们。

　　全书内容基于个人学习心得,有限的实践经验,参考欧美各家的著作与经验,特别是德国著名手法医学专家毕氏(Bischoff)与他的合作者莫氏(Moll)的著作。毕氏(Bischoff)是本人参加的德国执照医师的手法医学培训班[ISNY-Neutrauburg. 由塞氏(Sell)创建的MWE,后由毕氏(Bischoff)继续领导的培训班]的指导老师;还有德国著名手法医学专家诺氏(H.-D Neumann)的著作等。此外还参考已有数十年历史的德国《手法医学杂志》(Manuelle Medizin)。

　　本书共有插图613幅为笔者手绘。以期结合图像,便于读者理解书中较抽象、枯燥的文字内容,特别是技术操作与理论部分。

　　笔者才疏学浅,经验有限,书中谬误与不妥之处,恳请读者不吝指正。

王慰年

2019 年 1 月 8 日

目　录

图表目录

绪 言

　　追溯手法医学的踪迹,它乃人类古代的一种治疗方法,已有久远的历史。中国、埃及、希腊等文明古国早有涉及手法治疗的相关记载或实体物证(如希腊浮雕)。希波克拉底于公元前 460—前 377 年,在他关于"关节"的描述中,提到以手按压一个或多个脊椎,有改善症状之效。盖伦于公元前 199—前 129 年描述的手法治疗技术有类似现代治疗脊椎关节阻滞的手法。

　　1866 年美国阿特金森(Atkinson)有手法治疗的描述。美国斯提耳(Still,1838—1917)的重要贡献是努力以现代医学科学研究成果阐述手法医学并创立骨病博士学位制,他认为脊椎(关节)细微异位可导致血管、淋巴管受压,而局部血供的细微受障,可发生机体防卫机制减弱,导致临床出现症候,而手法纠正上述细微异位,可促进血供、改善症状。1896 年,加拿大裔美国人帕尔马(Palma)创立手法治疗学校。手法医学发展至今,已牢固根植于解剖学、病理生理学、神经病理生理学以及现代临床医学基础上。起初手法医学的治疗对象多局限于矫形外科(骨科)的病症,后逐渐已发展为治疗多种学科,如内科、神经内科、五官科、口腔科、妇产科等学科不同疾病与种种症候。所涉疾病,除变性疾病外,还涉及风湿病、外伤、手术后康复等广泛范围。在美国,手法医学在相当程度上已发展为正式医学教育的学科之一;德国以及欧洲许多国家,对持国家颁发的各专科医师执照的医师在参加专门课程学习经考试及格后,可获得手法医学执照,可对有指征的患者进行手法治疗。非矫形外科(骨科)医师,则需另外学习矫形外科相关课程方可。

　　1953 年,在依斯尼-诺伊特劳赫布格(Isny Neutrauchburg)成立了脊柱与四肢手法治疗协会兼培训机构,它由塞氏(Sell)奠基,后由继承者毕氏(Bischoff)继承发展,尤其是后者倡导的三步诊断法,乃一具有临床实际诊疗参照价值的重要创意。后在哈姆(Hamm)建立关节与手法研究协会,作为执照医师手法医学培训与研究机构。1966 年两者合并为德国手法医学医师协会。

　　东西德统一后,东德的手法医学协会亦加入德国手法医学医师协会,它们与 1968 年建立的手法医学国际协会紧密合作,后者为 25 个国家手法医学协会的合作机构,协会目标在于严格审议手法治疗相关项目,探讨手法治疗在科学基础上不断细化手法技术,提供新的诊断与治疗发展信息,以期手法医学的进一步健康发展,更好地为患者服务。德国定期出版的手法医学专科杂志至今已有数十年历史,该杂志为本书重要参考文献之一。

仅按较早的资料,如早于 2001 年的报道,全世界已有 31 个手法治疗培训机构,其中 16 个在北美,每年培养 5 000 名左右手法治疗专门人才,当时已有 65 000 人。而世界范围内,当时已有 9 万手法医学专门人才。我国的手法推拿可追溯至秦汉、三国时期(公元前 221 年至公元 280 年),并出现第一本推拿医书。明清则有进一步发展,治疗方法日趋完善,并出现不同学派。大家知道手法医学包括种种推拿手法,但手法医学涵盖的内容比推拿的范围则更为广泛。20 世纪中期后,我国设立了传统中国医学学院,除对推拿手法有进一步研究外,对手法医学亦有重要发展。传统中国手法医学,除基于解剖学基础外,着重点在辨证施治与阴阳调理;现代欧美手法医学,则严格以解剖学、病理生理、神经病理生理学等现代医学为基础。中西医手法医学,互相取长补短,合作探讨,相信也是手法医学发展可期、可喜的亮点。

《手法医学理论基础与技术操作》一书,作者特以中文向国内对手法医学有兴趣的各科同道,介绍德国、欧美手法医学的实践经验,包括作者本人学习心得与临床经验,并介绍手法医学相关的理论研究进展。全书共分 8 章,配以插图说明各种手法医学技术操作及其基本原理,对手法治疗的适应证和禁忌证,手法医学的诊断方法、各种并发症(例如引人注意的颈椎手法治疗与颅部夹层动脉瘤的关系等)的发生机制与预防措施均有相应描述。

手法治疗除重点描述脊椎与四肢各关节阻滞的诊断与松动、去滞等操作技术外,还包括肌肉、结缔组织手法技术等,另有专章述及内脏手法治疗(第五章)与儿童手法治疗(第六章)。第八章对 X 射线等图像诊断方法,在手法治疗中的应用亦有简要叙述。与手法治疗相关疾病临床症候发生的病理生理、神经病理生理与手法治疗的相互关系的探讨,除在各相关章节中有相应描述外,在第 7 章则对疾病的病理生理,神经病理生理与手法治疗作用机制的理论进展有较集中的论述。

1 手法医学基础概念

手法医学基本概念

机体作为一整体,在健康乃至疾病状态,机体各功能单元之间均互相影响,机体结构与功能之间亦存在交互作用。由神经支配的骨骼-肌肉系统为机体的重要组成部分,其变化的影响广泛乃至波及全身,但神秘之处在于它又有从损伤与疾病状态复原的可能性。机体在一定条件下虽有自身痊愈可能,医者的任务乃尽力支持这种功能。

手法医学乃以双手作为治疗的主要手段,作用于身体不同部位,如以松动或去滞矫正手法,应用于脊椎节段与四肢关节的阻滞,可复原关节功能紊乱,但应用范围还涉及肌肉、筋膜,乃至内脏、神经系统等。在进一步阐述"阻滞"之前,首先要了解关节活动的相关知识。

1.1 关节活动

1.1.1 关节主动与被动活动

1.1.1.1 关节主动活动

乃由骨、关节囊、韧带、肌肉及神经等解剖结构与状态所决定,主动给力时在关节可容许的活动范围内进行的活动,它亦称为功能性活动。

1.1.1.2 关节被动活动

它同样受骨、关节囊、韧带等解剖结构所决定与限制,被动活动在不导致关节损伤范围内,包括一个关节所有的活动可能性,它有可能超过主动活动的范围,如被动牵伸、关节面平行的侧方移位(图1)。以手指关节为例,有关节牵伸,向背/腹侧,向桡/尺侧以及沿手指纵轴的旋转活动。所有被动活动在松动手法中均可利用,尤其牵伸与侧方移位。同时要注意节奏性以及持续伸展进行至紧绷界限,但不可导致疼痛。

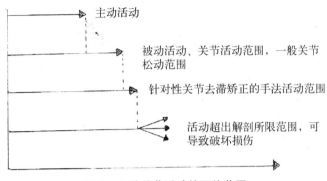

图1　几种关节活动的可能范围

1.1.2　正常与异常关节活动度(图2)

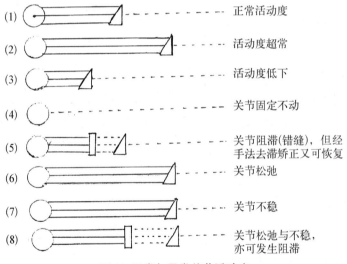

图2　正常与异常关节活动度

关节活动度的概念

关节活动度,包括活动性与能动性,乃指在三个活动空间轴;或三个活动派对,即屈/伸、内外旋、内收/外展中的活动幅度。

(1)正常活动度:指个体按体质、性别、年龄所具有的生理活动度。

活动度有其统计学上分配曲线,不同关节有不同的活动方向,各脊椎节段的活动也不尽相同,对健康被测试者所作较大/较小值的平均数,作为健康人正常活动值,临床上有其参考价值。以肩部被动活动为例,固定肩带做肩外展,共检查18岁到22岁,男性184例,女性272例,80%到90%中间值作为正常,然后按高氏(Gauss)正态分布曲线的两端5%到10%定为最小活动度(极度僵持)与最大活动度(活动度过大),两者视为异常,它可作为临床裁定活动障碍的参考。

关节活动度受制于关节本身及其韧带、相关肌肉的影响,并可发生相应变化。比如相关肌肉麻痹,关节活动度增大;肌肉展伸度降低则关节活动度受到限制。

手法医学检测四肢与脊椎节段活动度的目的在于发现在正常可达到的活动方向与范围内是否存在异常,同时要做有针对性的肌肉测试(紧绷、短缩、松弛等),即是否可恢复性活动减少,或活动度过大。

(2)关节异常活动度

关节活动过度(超常活动度):首先要排除生理性超出正常的活动度,它通过锻炼可以达到,不存在关节结构的变化,仅限于功能活动度超常,不会导致急/慢性临床症候出现,故属正常范围。

病理性关节活动度过大:可局限于个别关节或个别脊椎节段,但亦可为全身活动系统的活动过度。局部性活动过度出现临床症状也可能是手法医学工作者的关注点。

关节不稳:关节与节段所属的组织结构的破坏,导致活动度超过正常解剖生理容许范围。

关节松弛:因关节周围相关组织结构,如关节囊、韧带松弛,造成活动度增大,但关节本身基本完好。活动度过大,可能只罹及部分而非全部运动方向。但关节松弛与不稳亦可能发生阻滞。则不排除考虑有无手法治疗指证。

病理性关节活动度低下(图2):关节活动度完全丧失,如关节强直,关节固定、融合(包括手术关节固定)。

1.2 阻滞

美国称之"躯体功能紊乱",国际上曾被简称为"节段与关节的功能紊乱",但它可能与脱位、半脱位、脊椎跃移、神经受压等混淆,宜予废弃。德国则从机械学概念称之为"阻滞"。2007年德国手法医学协会阻滞的定义为脊柱可复原性关节活动限制、功能紊乱与四肢可复原性关节、肌肉功能紊乱与活动限制伴肌肉紧张度变化与疼痛(刺激点)。

节段与关节活动限制乃在其生理活动轨道上某一点(如中间或终点处)受阻,但并非活动完全丧失,而是在一个或多个方向受阻。除机械学基础外,阻滞还存在相应的病理生理反射性功能紊乱,关节与节段功能相关的组织,如躯干、四肢相关的肌肉、结缔组织、内脏、神经也可发生功能障碍,特别引人关注的是在活动限制方向,经神经生理途径,节段关节相关肌肉可发生紧张度增加。肌性阻滞指作用于关节的相关肌肉病理性张力增加,肌肉与筋膜的阻滞,在手指推移时,均可能存在不同方向移动度的限制。中医骨科学中的

"错缝"与阻滞的概念很接近。

1.2.1　阻滞及其分类

1.2.1.1　阻滞的方向

以脊椎为例(图3)节段有前屈/背伸,左/右侧屈与左/右旋转等;四肢关节则有屈伸、侧倾、旋转等。

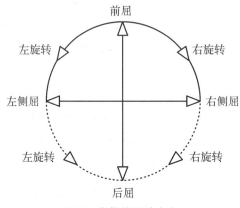

图3　脊椎的活动方向

1.2.1.2　阻滞的程度(以脊椎为例)

(1)显著阻滞:阻滞方向可能超过三个活动方向,但仍有一个方向可自由活动,治疗多宜取牵伸松动,柔和地向自由活动方向松动,以期为速冲矫正创造条件。神经-肌肉压痛点治疗亦为一有效的或准备性操作。

(2)一般阻滞:有一个、至多两个方向阻滞,是进行去滞治疗最为理想的状况。

(3)不稳定节段的阻滞:可通过松动乃至速冲矫正消除阻滞,但随后应立即开始肌肉等长收缩后紧绷锻炼,必要时以支架稳定,注射硬化剂,乃至椎体间融合固定手术等。

1.2.2　阻滞可能的发生原因

阻滞(以脊椎为例)可能的原因,各家有不同的理论及分类,先例举较常用的分类如下。

1.2.2.1　脊椎原性阻滞

脊椎原性阻滞为较常见的原因。有人归溯于椎间关节或椎间盘变性、变形等异常挤压周边组织,或因此致继发性肌原性阻滞,肌张力增加等作用于节段关节。脊椎轻微的前屈加牵伸,略带旋转,有时即可松解阻滞,有人亦用此法治疗椎间盘突出前期的轻微膨出。

当然椎间盘突出伴神经根刺激征者,则为手法治疗的禁忌,但对此还存在争议。

以上乃就个别椎体或椎间盘局部而言,整个脊椎实乃一整体(图4),它由相对固定与相对活动的节段组成,如枕-颈,颈-胸,腰骶部等,而且枕、颈与腰骶部还较常见各种先天性变异与交界处异常,如寰椎同化、骶椎腰椎化、腰椎骶椎化等。

在相对固定与相对活动段的交界处,局部负荷特别大,例如腰骶椎交界处等较易出现假性神经病综合征。此处亦常有骨盆-下肢静力平衡异常。腰椎前凸增加易伴腰骶交界处紊乱。整个脊柱乃由个别功能单位组成,一个个别节段的紊乱,可以影响整个脊柱。一个节段的阻滞,可导致邻近及其他的节段的继发性阻滞。若此状况长期存在,治疗原始某关节的阻滞不能消除所有症状。为改善病状与避免复发,有时亦采取对整个脊柱全面由上至下的治疗。有时患者自己未能清楚察觉的病状,只有通过手法医学详细的检查才能判明。脊柱整体亦有可能代偿个别节段的障碍,但其代价是失代偿的节段可能负荷过大或因异常负荷导致骨关节变性,变性节段活动度减少致邻近节段代偿性活动过度。这样骨关节变性,可以依序从邻近节段一个个扩展,变性变化虽减少不稳定,但导致脊柱功能减损并使代偿功能进一步减弱。

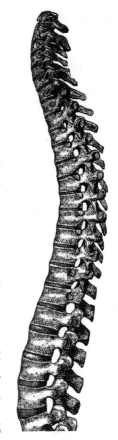

图4 脊椎(颈、胸、腰)侧影

1.2.2.2 静态异常负荷

为来自脊柱外因素之一,不容忽视。如足部异常,双下肢结构性不等长,后者近来重视程度有所提高,米氏(Mizher)报告,双腿3～9 mm不等长,在人口中的发生率可高至40%～70%,其中超过70%可有病状,因可导致脊椎侧屈旋转等,它不仅为单一机械负荷后果问题,它尚可导致脊椎神经-肌肉失调,故认为18岁以上均应予矫正处理。此外还有髋关节或膝关节变性所致关节挛缩,截肢后,小儿麻痹症后等均可导致静态异常负荷。

1.2.2.3 动态异常负荷

包括工作或运动均可导致脊椎原性或继发肌性阻滞。

1.2.2.4 精神心理因素

长期的精神心理紧张等异常状态,可导致脊椎病症,因精神-躯体功能紊乱,可作用于脊椎与其相关肌肉。精神因素与脊柱综合征还存在交互作用。此外阻滞部位以外其他运动器的疼痛与肌张力增加要予以注意,并纳入治疗范围。严重忧郁症患者的脊椎疾患虽经持续治疗,但常仍效果不佳,故不论是精神疾患所致阻滞或原发脊柱疾患所致躯体-精神病状,治疗仍应双管齐下,否则仅单一方向治疗,即使短暂好转但仍易复发。

1.2.2.5　脊柱与内脏的交互关系

脊柱-内脏交互作用亦很重要,有时仅出现脏器功能性症候,但无阳性器质性损害征象,症候为间歇性或发作性,但它亦可能导致继发性脏器结构性变化,此外内脏器质性病变亦可导致伴随性阻滞。

塞氏(Sell)按其经验拟制各脊柱节段与躯体各部位间的关系表,可作为临床判断的粗略参考(表1)。

表1　塞氏按临床经验所拟制的脊柱节段与躯体各部位间关系

颈椎节段	常见率(1~6)		相 应 躯 体 部 位
	解剖异位	临床表现	
颈1	6	2	脑、耳道、寰椎、躯体上部、面部骨骼、额骨
颈2			寰椎、脑、耳、部分面部、颈后部
颈3			颈4、三叉神经、鼻腔、视网膜、面颊、牙齿
颈4	1	4	视交叉前的视神经、视网膜、角膜、鼻腔、面部骨骼、口、牙、腭、面部组织、鼻咽、耳咽管、下颌、外耳道、舌骨
颈5			与颈4有交错、鼻、面部、齿、下颌、后侧方颈肌、舌骨
颈6			喉及其相关组织、颈下部、肩、甲状腺、腭后部、扁桃腺、声带、点头肌、手臂前部、上段支气管
颈7			后部颈肌、手臂上部、三角肌、气管、桡骨
胸椎节段	**常见率(1~6)**		**相 应 躯 体 部 位**
	解剖异位	临床表现	
胸1			肩、臀肌、肱骨、支气管、肩骨、锁骨、胸骨柄、尺骨、掌骨、第一肋骨、尺骨、瞳孔
胸2			心、心包、主动脉、前臂、手部肌肉、支气管、桡/尺骨、掌骨、第一肋骨
胸3			肺、胸膜、下部心脏、第3肋骨、胸骨下部、乳牙、乳头、胸廓
胸4			肝、胆囊、胆道、第4肋骨、肺下部
胸5	4	3	第5肋骨、脑、脊髓、太阳丛
胸6			躯体前部
胸7			胃、食道、咽、大网膜、唾液脉、扁桃体、腭、舌(前/后部)、角膜、第7肋骨、眼、虹膜、瞳孔、角膜、唾液腺
胸8			胰腺、脾上部、横膈、十二指肠、胸椎7/9节段交错、大网膜、第8肋骨

续　表

胸椎节段	常见率(1～6)		相 应 躯 体 部 位
	解剖异位	临床表现	
胸9			第9肋骨、脾、十二指肠、大网膜,与第8节段交错
胸10			肾上腺、肾、眼睑、第10肋骨
胸11			肾上腺、肾、眼、第11肋骨
胸12	2	1	第12肋、肾下部、脊髓终点、输尿管、体液代谢,与第11节段交错

腰椎节段	常见率(1～6)		相 应 躯 体 部 位
	解剖异位	临床表现	
腰1			小肠上段,腹膜、腰部、输尿管,与第2腰椎节段交错
腰2			小肠、腿肌前部、阑尾、腹膜、卵巢
腰3	5	5	性器官、膀胱、睾丸、卵巢、小肠下段、阑尾、结肠、直肠、肝、脾、腹肌,大腿前部肌肉、膝、阔筋膜
腰4			结肠、大腿后部、双腿、双足、股骨、胫骨、腓骨、骨盆、结肠、膀胱、髋骨、子宫、直肠、阴道、前列腺、臀部
腰5			直肠、膀胱、子宫、臀部,与腰椎第4节段交错
骶椎节段	1		直肠、肛门、臀部、子宫、大腿后部

1.2.2.6　脊椎节段阻滞与肌止点病的交互关系

诸如常见的肱骨外/内髁止点炎,提肩胛肌综合征,冈上肌综合征,大粗隆肌止点炎等,常伴有脊柱节段的阻滞:如提肩胛肌止点炎与颈1～颈4阻滞,冈上肌综合征与颈5、胸2/3阻滞,肱骨外上髁炎与颈6(较少见胸6),肱骨内上髁与颈7,股骨小粗隆炎与胸-腰椎交界处阻滞(腰大肌),髋骨旁疼痛综合征与腰3/4阻滞,股骨大粗隆炎与骶髂关节阻滞等,其中不少乃因止与大粗隆肌肉的功能紊乱导致假神经根性综合征。

不过学术界对此亦多有争议,究竟是脊柱相关节段的阻滞致所涉肌肉张力增高导致该肌止点病,或是由于肌肉止点炎(病)经反射回馈作用导致脊椎阻滞?但重要的是只有双极都妥当处理,才能获满意结果。临床资料显示,未能双极妥善处理,以打破恶性循环而导致治疗效果不佳的病例不在少数。

关于阻滞可能的局部原因,帕氏(Palma)曾有种种设想。诸如组织液体的循环障碍,半脱位或神经受压,半月板嵌顿,椎间盘嵌顿,关节面滑动障碍,关节神经反射调节障碍等。可以设想原因不局限于骨-软骨、肌肉或神经反射等单一原因,更可能是综合性的,且个体之间存在差异。

1.2.2.7　诺氏原因分类

诺氏(Neumann)又将发生原因分为下列几种：直接急性机械性原因。如果各种不当动作(驾车时,错踏扶梯级等)、运动外伤,无肌肉保护下的负重,负重时不当转动脊柱等。

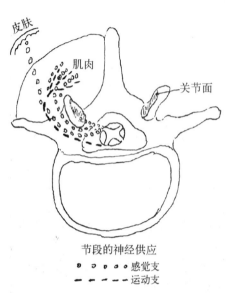

图5　脊椎节段与神经肌肉、皮肤的关系

间接原因。慢性机械性(可于脊柱与关节结构变性基础上),如脊柱侧弯,骨盆先天性异常,椎间盘变性、变位、两下肢不等长,大关节功能紊乱,足畸形,肌肉功能紊乱,韧带功能不全,职业性不良负荷等。

神经节段性反射性循环障碍导致伤害性反应(图5)(详见第7章)。首先在神经肌群,皮肤脊神经后根感觉纤维分布区,血管系统、内脏、心理精神方面(甚至社会环境因素,生活习惯)等处发生的伤害性刺激,导致躯体-躯体间或内脏-躯体间的反射调节失调,刺激该节段神经反射环导致阻滞,例如心肌梗死后导致颈-胸交界处阻滞与肩关节活动限制。前述各种因素均可综合成为阻滞的原因。

1.3　病理性关节活动度过大的原因、诊断与治疗

1.3.1　局部性关节活动度过大

1.3.1.1　致病原因

(1)组织破坏,如因韧带损伤造成关节不稳,于松弛方向出现活动度过大、不稳。

(2)由于某一关节病理性活动限制或丧失,导致其邻近关节出现代偿性活动度增大,如椎间关节融合,其邻近椎间关节活动过大,髋关节活动度减低致同侧膝松弛(摇动膝)。

在手法治疗中应进行鉴别诊断,选择适当的治疗方法,柏氏(Berger)以"颈椎活动图"对颈椎的代偿活动度及其治疗有详尽描述。对损伤所致松弛,则需要由矫形外科予保守或手术治疗。

1.3.1.2　检查与诊断

用于关节活动限制的一般临床医学与手法医学检查操作技术,亦适用于此。肢体可作双侧比较,脊椎则可与邻近节段依序作比较。评价标准为活动幅度与终末感

觉,即终末紧绷阻力减小。四肢关节活动度增大可借成角测试,或更为可靠的平移测试。脊椎节段活动度增大,可在被动活动中触诊比较上/下两关节间隙(棘突间)的大小不同偏离度。要注意脊椎各段,尤其腰椎、颈椎中各节段间的活动度是不尽相同的。

过度活动的关节若伴有逐渐增大的柔和终末紧绷,但无疼痛,在诊断上无大困难,但活动过度于活动终末出现疼痛也不少见,有时它可被误认为是自身防卫性紧绷,甚至被误认定为活动受阻(活动节段肌性阻滞)。此等情况较常发生于寰枕前屈,胸椎与下腰椎后屈。

无痛的节段活动过度亦可以从 X 线活动终末位测知。局部活动过度亦可伴有关节结构性损害,导致关节稳定性受损,如韧带损伤或类风湿关节炎患者颈椎 1/2 松弛。关节活动过度与关节不稳的区别在于后者存在结构性破坏与损害的证据。

局部活动过度仅伴有疼痛,并不足减少结构的稳定性(如腰 5/骶 1),它仅影响患者的姿位。局部活动过度虽属病理性质,但它可能仅属功能紊乱,其原因被消除后可恢复正常,故局部性活动过度要进一步寻找其原因,如是否因邻近节段活动度低下导致它代偿性活动过度。

对判断患者一般的活动度,测定要尽可能包括上/下肢与脊椎各段。有人提出检测标准可定量的 ABC 三级活动阶测试以判断为强直级、中间(正常级)与增大活动级。(图6、图7)以肩与躯干(脊柱)为例,示活动度定量测试。

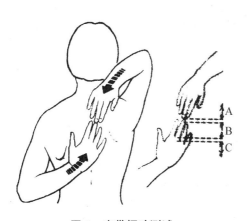 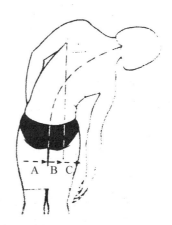

图6　肩带挥动测试　　　　　　　　　图7　躯干主动侧屈测试
A 活动度小　B 中等活动度　C 活动度大　　　A 活动度小　B 中等活动度　C 活动度大

局部性活动度过大,可发生于某一脊椎节段,某一四肢指关节或某一活动方向;局部性活动度过大多为病理性,即因某致病原因所致,常为运动系统疼痛的主要原因,例如颈1/2节段活动过度,头颈前屈时出现疼痛,亦可出现其他相关病状。

1.3.1.3　治疗

（1）局部病理性活动度过大，在脊柱有其特点，它可因相邻节段活动度降低（阻滞）导致代偿性活动过度，唯一有效的治疗方法是纠正邻近节段的活动度低下。手法应严格限于该阻滞节段，以柔和、缓慢、有控的松动予以去滞，在解除邻近节段阻滞后，代偿性活动过度的关节，有时可在几分钟内好转。

沙氏（Sachse）认为有的节段如上胸椎可能在处理后数日或数周后又出现复发，需对阻滞节段再做松动处理，以达到活动过度节段的稳定与无痛。此外如活动度过大的原因不能消除，可能导致椎间盘磨损，甚至该节段做融合固定后，活动度增大乃移至上一邻近节段。

代偿性活动过度节段在活动终末位对于粗暴、强力被动活动很敏感，由于疼痛患者会做出保护性反应——肌肉紧绷，使医者的治疗性被动活动受阻，而这种活动限制可能被误认为"阻滞"所致。为防止此等状况的出现，对节段活动限制伴疼痛者，在达到紧绷终点前要耐心的等待数秒，要求患者放松，然后才进一步操作，这样才能对于是否存在活动过度做出正确判断。由于误判错误进行去滞（或伴随处理）可导致疼痛等显著不良反应。

1.3.2　全身性关节活动度过大

全身性关节活动度过大的原因、临床特点与治疗如下。

与局部性活动过度不同，它可能是体质性或因劳动与其他原因致躯体负荷过度（如舞蹈演员、体操运动员、杂技演员等），偶有运动系统遗传的病因所致。

与局部活动度增加不同，广泛乃至全身活动度增大，超过普通人的平均值。但判断此等正常值可能存在相当局限性，其原因如下：

（1）由儿童期进一步发育生长，正常情况下，关节活动度不断减少，对于正常人不同年龄组群，如10岁、20岁两组正常平均值也存在差异，这样需要一个不同年龄段相关的正常值。

（2）统计学上男性活动度比女性为低，这样还需要不同性别的正常值。

（3）其他因素，如人种的差异，不同工作生活习惯，职业、工作性质均可影响肌力、关节活动度。如重体力劳动者（如过去的农民）其关节活动度减低。

体质性与体力负荷过度所致活动过度，临床上患者对静态负荷耐受能力差，它开始可能还不是致病性，但随着发展可能成为病态，从而临床上导致医/患的关注。体质因素，可能主要是对活动调节控制上，呈现肌肉于静态时紧张度下降，如于轻度小脑功能紊乱，有时亦有对静态或动力调控能力减弱。此等有异于正常的差异，临床上表现在其具备的活动能力与对其要求的矛盾之中，比如过久站立、久坐、抬移重物或其他负荷时出现的软弱，终于导致失衡出现疼痛以及局部关节病理性活动过度。此外某些神经系统疾患，如某些小脑疾病,锥体外系活动亢进,非典型结缔组织异常,如埃勒斯-当洛斯综合征(皮肤弹性过度综合征)以及其他遗传病,如马方综合征[蜘蛛指(趾)综合征],此时基础疾病为临床主要关注点。

体质性活动度过大作为正常变异,常在较长时间过度的静态负荷引起临床症候时才引起关注。失调发生于静态负荷肌肉,它们首先增加紧绷度,以图增加稳定,甚至在静止状态仍然维持这种紧绷,这种状态亦可能罹及相关其他肌肉。起初患者对此等负荷可能仅感不适,但随之出现疼痛,随后患者甚至放弃维持姿势,病状可与日俱增。来诊时患者常有复杂的主诉,如局部活动节段的疼痛,个别肌肉疼痛伴紧绷,肌肉止点痛,肌肉运动失调等。

治疗包括局部与全身分步骤进行的各种措施,局部肌肉检查时,有时适当的活动调控即有一定效果。此外注射局麻药,自然物理治疗等。运动系体质性活动过度常见于年轻女性,由于病状反复发作不断求医,而被贴上"问题患者"的标签,被归于精神心理问题,搁置一旁。对此等患者的处理,医者须具备诊断、治疗的相关特殊知识。

1.4　手法治疗适应证与禁忌证

1.4.1　适应证

关节阻滞导致临床病症是手法治疗的最主要指征,手法排除阻滞不仅在于恢复关节功能,而且还在于中断阻滞所致一系列病理反射。

1.4.2　禁忌证

1.4.2.1　绝对禁忌证

(1) 各种炎症与神经根压迫。如感染,急性风湿性炎症(尤其伴有颈椎不稳者);炎症活动性脊椎与其他关节变性病,严重急性肌炎,椎间盘变性凸出伴神经根受压损害,马尾综合征等。

(2) 原发性或继发转移性肿瘤。

(3) 外伤致关节不稳(脱位、半脱位),急性颈椎扭伤或鞭索性损伤,颈枕不稳,颈椎齿凸移位,脑基底部受压等。

(4) 骨质疏松,伴椎体骨质变形。

(5) 病史或临床存在脑血管损害(椎动脉为主的夹层剥离),一过性脑缺血,脑血管痉挛致一过性卒中。中风病史(包括彩超与磁共振不能排除者),或有家族史者。

(6) 脊椎节段或关节存在活动过度者(虽有人持此种观点,但多被归于相对禁忌证)。

1.4.2.2　相对禁忌证

（1）骨密度相对减低，骨软化症，但无骨骼变形与节段或关节过度活动者，但仅能作谨慎的松动手法及神经肌肉技术。

（2）椎间盘突出，不伴神经损害症状者，但若作速冲去滞矫正手法，特别注意先行诊断性测试性松动时无不良病征出现为首要条件。

（3）有出血倾向者，如奎克值低于30%者，宜仅限于松动或软组织手法技术。

（4）阻滞发生在活动过度脊柱节段或关节，可谨慎做轻柔手法。在脊椎某节段阻滞作松动时，要注意其相邻的过度活动节段，应作闭锁（参考"关节活动过度"）。

有时候某节段活动过度，乃发生在邻近节段存在阻滞时，它乃一种代偿性活动过度，在原发阻滞节段去滞后，它的过度活动可能自动消失。

（5）炎症在消解后存在的关节阻滞，可作手法矫正，但特别要注意寰枕关节（宜谨慎从事！），因可能存在寰椎韧带与翼状韧带松弛或破坏致不稳，手法治疗操作易出现并发症。

（6）个别肿瘤患者在严格指征掌控下，可谨慎作紧绷-松弛处理。

（7）轻中度外伤，如扭伤可伴有关节阻滞，常见于运动员的手/足功能紊乱，手法处理效果良好。

颈椎挥鞭样损伤，常发现有阻滞或运动过度，而一般体检或X线片（除Arlen法外）未能做出准确判断，但症状持续存在，常被误认为精神性或"神经功能障碍"，应做详细检查，考虑手法治疗是否尚有可能。外伤保险公司律师要求所有颈椎鞭束性损伤要经持手法医学执照的医师复查。

中/轻度外伤，在外伤后数小时才出现症状者，有经验的手法医师可谨慎作柔和的松动手法，注意治疗过程无痛为准则！

严重外伤，伤后即刻出现症状者，则要等待6周后经复查再考虑手法治疗可能性，骨裂、韧带损伤或其他软组织损伤，可能伤后早期包括X线亦不能做出准确诊断。

（8）轻、中度骨质疏松存在节段/关节阻滞者，宜选速冲去滞矫正以外的其他手法（如柔和松动等）。

（9）关节变性及椎间盘疾患为结构性形态变化，手法治疗不能予以改善，但若伴有可矫正性功能紊乱，在遵守手法治疗安全原则条件下，虽变性病变继续存在，但手法治疗有可能改善关节功能，从而减轻症状。

手法治疗对椎间盘突出本身虽无影响，但其邻近关节的阻滞导致的假神经根性综合征，如凸出小或仅为凸出前期的膨出而无手术指征者，手法治疗邻近关节的阻滞可明显改善症状，但宜取神经肌肉技术或牵伸手法。椎间盘突出症手术治疗后，可能余留阻滞于下腰椎或骶髂关节，出现坐骨神经痛症状，手法则有改善症状之效。但速冲去滞矫正手法一般仅宜在手术 6 周后方可谨慎施行。

（10）伴精神心理障碍者

手法治疗节段或关节阻滞，但效果欠佳或反复复发者，要考虑存在精神心理障碍的可能性。精神-躯体障碍，如脊柱病痛在颈-肩区或腰区者并不少见。所有外源性或内源性病理负荷均可能反映于脊柱，表现为肌肉紧张或关节阻滞。手法治疗有时效果较好有时不佳，后者常因其精神障碍基础犹存，有时医者还要为病痛的反复出现或症状加重负责。手法处理前及治疗过程应与患者充分交流，了解及说明情况。

1.4.3 手法治疗的并发症

最严重的是脑血供障碍（颈椎手法），发生率为 1/4 万～1/200 万，Einhoven 收集 93 篇文献共报告 129 例，最常见为椎动脉损伤（65%）。有人报告未发现手法治疗直接导致颈动脉或椎动脉损伤，有人认为椎动脉损伤较大可能是在手法治疗前已有椎动脉自发性剥离（关于手法治疗与脑血供障碍在颈椎章节有讨论）。

其他并发症有颈椎骨折脱位、颈椎肿瘤转移、胸腰椎骨折、椎间盘突出、气管裂伤、膈肌麻痹，胸腰椎椎间盘异常、脑膜血肿，马尾综合征等。

要指出的是手法治疗一般而言并发症较少，但也可能有较严重的并发症，强调正规学习的重要性。

1.5 手法治疗各项技术、设备概述

1.5.1 基本措施与条件

1.5.1.1 手的使用

手法治疗中医者手部操作应用部位：如触诊诊断可用食/中指指腹；治疗可用大鱼际，小鱼际或腕骨部，手掌尺侧，食、中指桡侧缘，食、中指中节/末节屈侧，拇指与中指腹等（图 8）。

1.5.1.2 手法治疗床

处理脊柱时，如可能一般选用手法治疗床为宜，它一般由 5 个部分组成，各部分可按需要有升降、倾斜可能，骨盆部位有弹性振动功能，便于骶髂关节的处理；胸椎部可前屈；胸肩部

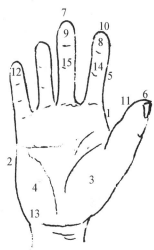

图 8　手用于手法诊断/
　　　治疗的各部位

1. 手掌桡侧缘
2. 手掌尺侧缘
3. 大鱼际
4. 小鱼际
5. 食指桡侧缘
6. 拇指指腹尖
7. 中指指腹尖
8. 食指末节屈侧
9. 中指末节屈侧
10. 食指指尖
11. 拇指指腹
12. 小指指腹
13. 豌豆骨
14. 食指中节掌侧
15. 中指中节掌侧

一般食、中指指腹尖作触诊，其余多数常用于手法治疗

空位便于侧卧活动可能,俯卧位肩胛骨可外移;头部可不同程度上/下活动等。市场上有不同的治疗床供选用(图9)。

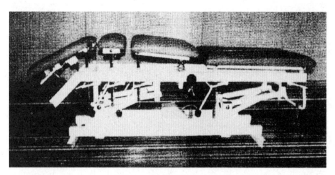

塞氏型

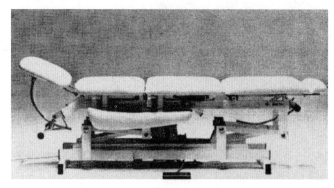

卡氏型

图 9　手法治疗床

若不具备治疗床条件,普通治疗床必要处加靠垫等,普通可转动无靠背椅较简单,亦可于坐位进行手法治疗。

1.5.2　手法治疗技术

手法治疗技术大体上可分为两大类,其一为主要针对关节周边相关的肌肉、筋膜、韧带等软组织的手法治疗;其二为主要针对关节(包括脊椎节段、关节)的手法治疗。

1.5.2.1　针对关节周围相关软组织的手法治疗

以医者手的力量直接作用于紧绷的皮肤,皮下组织、肌肉、结缔组织、肌腱以及上述软组织内的神经末端,它包含有传统的按摩手法,如缓慢横向、纵向按压展伸或按压触发痛点,特殊痛点(见后)及肌止点等,目的在于改善肌肉张力、筋膜结缔组织紧张度与活动度,促进局部血供与代谢,并影响脊柱神经反射弧。一般作为其他手法治疗(如松动与去滞)前的预先准备或联合处理措施。

软组织技术种类繁多,其中肌肉等长收缩后展伸(参考第 4 章　肌肉手法治疗技术)为重点。例如肌肉等长收缩后向非阻滞方向施力相对简单,发生疼痛与不适较少,但解除阻滞的效果也相对较小。图(10甲上、甲下)与图(10乙上、乙下)所示肌肉等长收缩后于松弛相去滞(图10甲上、甲下)示去滞原理;图(10乙上、乙下)为右侧倾阻滞病例作肌肉等长收缩后于松弛相作去滞。医者一手以手掌大面积贴覆于患者头侧方,避免用手指以免致痛,另一手按患者肩上方以司稳定。患者向抗阻方向施力3~5秒,开始时重复5次,逐渐增多至10~20次,每天两次。肌肉等长收缩/松弛锻炼,除去滞外因肌力增强对保护颈椎也有良好作用。

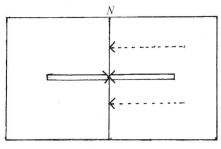

图(10甲上) 等长收缩紧绷相

右方虚线箭头示阻滞抗阻方向
右方实线箭头示患者肌肉等长收缩抗医者之力
左方实线箭头示医者向阻滞方向施力对抗患者阻力(无关节活动)
左方实线箭头示医者向阻滞方向施力对抗患者阻力

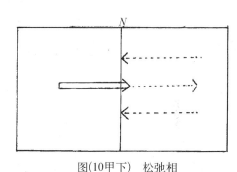

图(10甲下) 松弛相

于患者呼气松弛相,医者向阻滞方向施力去滞

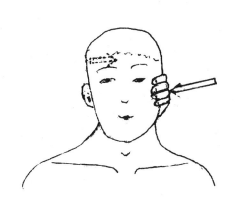

图(10乙上) 头/颈右侧倾阻滞为例,医者给予抗左倾阻力,患者向左侧倾等长收缩紧绷

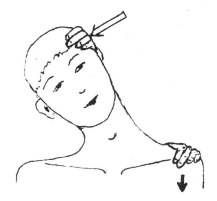

图(10乙下) 患者肌肉等长收缩后于呼气松弛相,医者向阻滞方向拖力去滞

⟸ 示阻滞与去滞方向
⟹ 示患者等长收缩方向

图10 关节阻滞作肌肉等长收缩与去滞

(以右旋或右侧倾阻滞为例)

1.5.2.2 主要针对关节的手法治疗技术

(1)松动手法

有被动与主动两种松动手法,前者由医者实施,后者由患者自行实施。松动手法的目

的在于使关节活动度增加改善其功能,使关节周围软组织张力恢复至正常生理水平,从而降解关节内压力,并通过反射作用减轻疼痛;它可作为其他手法如速冲去滞手法的预备措施,亦适于因疼痛其他手法不能进行时。

① 被动松动技术

该技术为主要常用的方法。施力的要点是柔和缓慢、分次反复进行,牵伸亦向三维方向,所施之力除作用于关节面,亦作用于关节相关软组织,如关节囊、韧带、肌腱、筋膜、肌肉等。以手指关节为例,医者可一手固定关节一端的骨骼,另一手持关节另一端骨骼活动之。对阻滞关节做纵向牵伸与切线状滑移时,注意牵伸不可过度,以免影响关节的滑动。带有成角活动时,若该关节面为凹面时,则关节面移动方向与成角方向一致,而该关节面为凸面时,则关节面滑移方向与成角方向相反,此乃凹凸定律。而成角活动通常总是在凹面一侧(即同向移位),但若固定凹面一侧,对侧凸面活动则与滑移方向相反。

被动松动的施力方向有两种,其一为向关节阻滞方向(直接法),其二为阻滞相反方向,即活动自由无碍、无痛方向(间接法)。有人主张先谨慎施行直接法,利用到达阻滞前的那段路程,邻近到达阻碍处时可感到紧绷、阻力增大,超过阻碍界限会导致有害反应加强并致疼痛,若出现疼痛,则改为间接法。当然当一开始向阻碍方向施力就出现疼痛时,亦应即改为间接法。笔者则多先向自由活动方向松动,若无明显改善再向阻滞方向柔和松动,对避免患者因疼痛致肌肉紧绷阻碍进一步治疗较具优点。

② 主动松动技术

由患者主动进行(方法参考被动松动技术),它适于特别紧张、对治疗有畏惧感的患者或有其他器质性病患,与一般情况虚弱者。总之松动技术为一较为安全、舒适的治疗方法。

(2)速冲去滞手法

① 速冲去滞三原则

速冲去滞为一对关节阻滞针对性较强的手法。较快速度、较短行程、较小力量为必须遵守的三原则,在关节周软组织保护限度内,此力将一侧关节面牵离对侧关节面,同时有轻微的旋转与移位。在无痛条件下,消除关节阻滞。(图11甲)示理想的速冲去滞手法,(图11乙)示错误的速冲去滞手法,比较两者可见(图11乙)(4)的力量过大,有人认为去滞力量应仅为正常骨骼发生骨折的 $0.5\% \sim 2\%$,这似仅有相当较粗略的理论意义,实际上难以参照,实际上仍宜以经验为准施力,以达到关节去滞为理想界限,力量不可超过节段与关节解剖允许界限,要低于诊断测试性松动所施之力。图11乙(4)尚可见施力滞留时间太长。

速冲去滞施力略带轻微旋转,但要注意这不能与旋转速冲去滞同日而语,尤其是在颈椎,旋转过多,力量太多,均可导致损伤。

速冲去滞手法,除脊柱节段外,亦可用于四肢关节。当松动手法使用后关节活动度仍

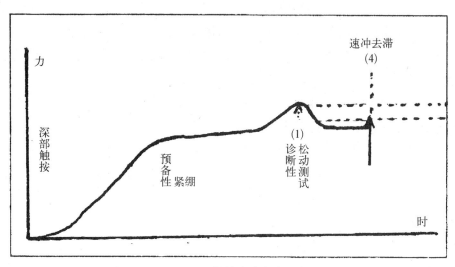

图 11 甲　理想的速冲去滞手法
（力小、时短）

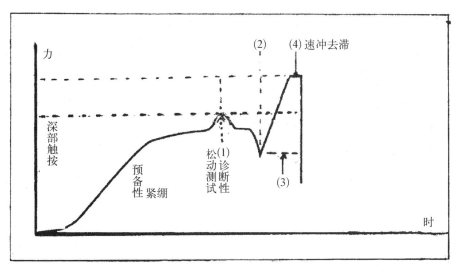

图 11 乙　错误的速冲去滞手法
（力大、时长）

不理想时。较常用于近/远端桡/尺关节,腕关节,指关节,胫腓关节,踝关节,趾间关节等。四肢大关节则较少使用。

去滞过程中有时可闻及"咔嗒声",乃因关节面间的黏着状态突然松解所致,关节自由活动后多不再出现这种响声。一般认为在去滞手法消解关节机械性阻滞同时,无损伤性的小速冲力会产生一种抑制作用,使脊柱旁自身相关的深部短肌紧绷消除,肌肉的紧张得以放松,这些都有利于减痛。施力方向虽也有直接法(向阻滞方向)与间接法(向自由活动方向)两种可能,上已提到首选间接法,由于关节的松解与关节周及相关肌肉减张,常可达到关节完全或部分消除阻滞的目的,必要时可附加直接法,但应注意以无痛为准。麦氏(Maigne)原则上仅用间接法。如所有方向均有疼痛出现,则不宜作速冲去滞手法,宜再复查是否可能存在未被发现的炎症、破坏等情况。

② 施行速冲去滞的注意事项与应严格遵循的步骤

向患者的解析说明与书面记录

在施行速冲去滞手法治疗前要告知患者,因偶发因素或罕见的潜存的病况(如尚无明显临床症状的椎动脉夹层剥离或尚无神经根压迫临床征象的椎间盘突出等),在手法治疗后有可能出现病症。谈话要做书面记录或填写于制定的表格内。对病史、临床检查、手法医学检查诊断及所采用的手法等亦应有记录。

应严格遵行的手法步骤(第一至第六步)

第一,选择适于治疗的患者体位,患者应处于放松、无不适的位置,医者取非强制、不紧绷,并与患者贴近接触的位置,所有动作要温和、流畅,不可导致患者紧张、不安。

第二,深部触压:以脊椎节段为例,手(指)紧靠阻滞关节的棘突(横突或关节突),其方向为去滞方向,治疗过程中不可滑移。

第三,闭锁邻近关节,乃使去滞力量集中局限于阻滞关节,使邻近关节,特别是活动过度关节得以保护。

有人以颈椎为例,介绍闭锁的方法:其一是医者手固定紧靠阻滞关节的邻近关节;其二是紧绷拟闭锁关节的韧带、关节囊;其三是按旋转与侧屈不同方向闭锁小关节面。

脊椎节段去滞手法操作达到基本紧绷后,宜将阻滞节段的上/下节段的脊椎间小关节面予以闭锁,然后作深部按压、速冲去滞。医者操作手作深部触按时,要紧靠阻滞关节,置于棘突、横突或关节突。阻滞关节要在屈/伸、侧倾与旋转三维中准确处于病理障碍处,关节囊与韧带轻度牵伸绷紧。"闭锁"可理解为欲入之门不可被阻,应留有间隙,而邻近其他通道则应闭锁,避免造成邻近节段的活动过度。而拟处理的阻滞关节则借最大关节面接触与周围软组织的紧绷,使拟处理关节的活动,最大限度集中于拟处理方向。闭锁原则可参考弗氏规则。

以脊椎为例,整个脊柱只有屈/伸可单独活动,沿纵轴旋转与侧屈均为混合活动,即不存在无旋转的单独侧屈,或无侧屈的单独旋转。而侧屈与旋转可同向或异向,它们取决于脊柱处于前屈/后伸或处于中立位。

弗氏提出下列活动规则(图12左、右):

其一,脊柱于屈/伸中立位的协同活动。关节面在此位置负荷最小,关节囊紧绷最小,中立位于矢状面,占活动空间很小。但弗氏认为颈椎无中立位,因它于所有位置关节面均受压,关节囊总处于紧绷状态。于中立位脊柱作侧/屈时,旋转方向总是相反(图12左)。

图示脊柱中立位作左侧屈时,脊椎向右转(随凸侧),即与侧屈方向相反。胸/腰椎于中立位侧屈时,脊椎转向凸侧,最大旋转处于前/后曲线的顶端。

其二,如脊柱处于任何非中立位(屈或伸位),脊柱侧屈时脊椎旋转则与侧屈侧相同,即同凹侧旋转(图12右)。

其三,脊柱任何活动多涉及脊柱所有活动。这样颈2～颈7不论屈伸几度,侧屈与旋转总是同一方向(即向凹侧旋转),寰枕关节为例外,它总是向凸侧旋转。

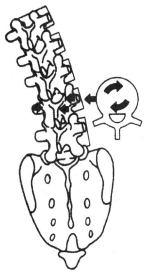 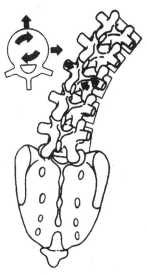

图12左 脊柱于中立位向左侧屈,脊椎向右旋转,即与旋转侧(向左)相反

图12右 脊柱于非中立位(前屈或后伸)向右侧屈,脊椎亦向右旋转,即与旋转(右)相同

胸/腰椎于中立位小范围活动中,旋转与侧屈方向相反,如右侧屈,强制左旋(凸侧旋转),于屈伸位侧屈与旋转同向,如右侧屈,伴右旋(凹侧旋转)。

上述规则在临床实践与闭锁技术有一定意义。于闭锁位置,关节的活动度最可能大的关节面接触,关节周围软组织的紧绷为最大限度受限,这样于阻滞节段上/下方脊柱得以固定,使手法处理之力直接单独作用于阻滞关节。

再以颈椎为例,向右侧屈向左旋转,则右侧小关节面紧压,左侧关节囊与韧带紧绷,即凹侧关节面闭锁,凸侧韧带软组织紧绷,而其他节段则闭锁。借屈伸动作可较准确确定闭锁峰点。

再以腰2/3为例患者右侧卧略屈曲,治疗床与腰椎下方略抬高(或以一垫抬高),使身体上部向右倾,医者左手置腰2棘突,右手置腰3棘突,患者上体尽量向左旋转,使活动达腰2棘突,骨盆则尽可能向右旋转至可以感触到腰3棘突为止,这样腰2/3上下节段关节均被闭锁,而腰2/3可做针对性去滞治疗。

第四,预备性紧绷,方向亦为速冲去滞方向,乃综合牵伸、旋转与侧屈于一体,但要防止达终点的最大紧绷,持续约 2～3 秒。适度牵伸时,关节相关肌肉还可能出现反射性松弛。

第五,诊断性松动测试,其特点是方向亦为速冲去滞方向,其力量应稍大于随后进行的速冲去滞。此手法可能提示是否存在速冲去滞的禁忌,如出现该节段相关的疼痛,尤其是放射性痛,诸如坐骨神经痛或放射性臂痛,皮肤感觉异常等,有时可出现软组织紧绷。颈椎手法治疗时出现晕眩、视觉障碍等征象(此等征象有时在第四步预备性紧绷中就出现),应及时停止手法治疗。笔者曾为一颈椎病患者(颈 5/颈 6 与枕/颈 1 阻滞)在作此测试时,患者出现 1～2 秒一过性意识丧失,立即终止继续手法治疗,随后患者迅速完全恢复正常,所以这是一个重要的安全措施。如未作此预防性诊断性松动测试,乃一医疗错误。(图 11 乙)示诊断性松动测试力量相对偏小,随后又错误地放松,而终末的速冲去滞力度又大大超过它,从而增加了损伤的可能。手法治疗前,如全麻或作局部麻醉药注射者,不宜作手法治疗。

第六,速冲去滞应严格遵循前述的较快速度、较短行程、较小力量三原则,其作用力宜略小于诊断性松动测试(第五步),严格避免力大、时长、程长、过多旋转的"撕扯"动作。医者可于吸气时做诊断性松动测试,重要的是大约在呼气的下半段作速冲去滞。患者在治疗过程中做缓慢深呼吸有利于放松。医者与患者同时吸/呼气也是一种可行的选择,于双方呼气时作速冲去滞。

复查确认治疗效果

以脊柱为例,手法治疗的效果不仅取决于适当手法技术的选择,而且还在于确定关节阻滞在整个脊柱关节系统,乃至整个机体相关疾患中所处地位。脊椎关节节段的神经支配,它与关节周相关组织以及与神经中枢及内脏的反射互动关系,椎弓关节具有双重功能,它一方面为运动器的一环,另一方面它处在该节段水平神经反射关系环中,如果关节阻滞是病况的单一病因,手法去滞常可获显著即时效果;如阻滞为肌肉、骨骼乃至内脏疾患功能失调以及精神、心理、不良工作环境等的伴随问题,手法治疗虽可消除该节段有害传入,患者病状可能有所好转,但其他病因所致反射性障碍仍可继续潜在,治疗效果可能不理想或又复发,此时切忌误以为施力不够所致,只有仔细复查,消除其他根本原因后,手法治疗才能获稳定持续效果。

2 脊椎手法医学诊断与治疗

2.1 关节阻滞临床征象与诊断

2.1.1 关节阻滞所致刺激征象

节段刺激点乃阻滞的有害刺激,可导致局部出现的种种征象,如相关肌肉的紧张度,硬韧度增加,关节周结缔组织肿胀,关节滑液增加,关节囊膨隆等可导致疼痛以及皮肤温度变化等,一般刺激点在棘突旁,脊柱相关肌肉出现刺激征象,如背深部短肌,旋转肌,前屈后伸的多裂肌的深短部,颈椎可能也在颈后项线,骶髂关节则于关节上下级的相关臀肌等处,触诊可感知皮肤,皮下组织,肌肉等不同层次出现的变化,显著程度各有差别,不同部位也有差异,筋膜可检其可推移度,对触诊的感觉要靠实践的积累。节段刺激点与诊断,治疗密切相关,特别通过关节活动可检测痛感增加或减退;相关肌肉紧张度变化,可诊断阻滞所在;而且向不同方向活动时出现的变化,可确定手法治疗的方向。

2.1.2 脊椎节段的解剖定位,椎间关节与节段刺激点

脊椎定位为手法治疗的解剖定位基础,一般选用人体容易触诊感知的骨性标志为首选(图 4,13,14,15,16),颈椎棘突于枕项后中线最高能触到的是颈 2 棘突,沿中线向下触诊,最高者为颈 5 棘突,肩胛骨下角平胸 7 棘突,胸侧下方触到的肋骨弓(第 10 肋骨下缘),大约平胸 12 棘实,髂峰约平腰 4/腰 5 棘突间隙。以骨性标志定位,虽然不能说绝对准确,但较简便,故有重要临床参考价值,要注意的是,颈 7 并不一定是颈椎最高凸起处,当颈椎过度前凸时,颈 6/颈 7 前移,尤其在颈椎前屈阻滞或颈椎变性病变严重时,则更为明显(图 3,13)。塞氏建议确定颈 7 的方法,乃先以双中指指腹从两侧沿斜方肌肌缘上前方触到第一肋骨,后由此向内触及第一肋骨-横突关节,此时在背部的双拇连线中央为颈 7 棘突。

脊椎棘突与横突并不在一个水平线上,各段其间距离各异,认知两者距离关系,对手

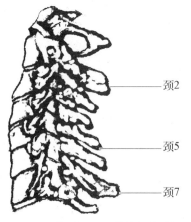

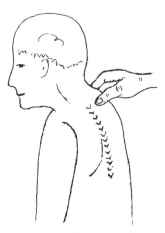

图 13　颈椎侧面图示骨性标志(棘突)

图 14　触诊寻颈 7 棘突

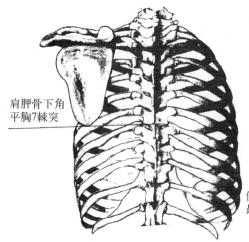

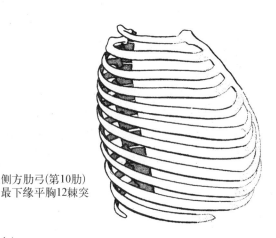

图 15甲　胸椎背部骨性标志(棘突)

图 15乙　侧位示胸 1～胸 10 前方肋骨与胸骨相连

法治疗有重要意义。塞氏按经验对脊椎各段两者距离作如下表述:颈 1～颈 7 距离为 1～1.5 横指,胸 1～胸 5 为两横指,胸 6～胸 9 为 3 横指,胸 10～胸 12 为 2 横指,腰 1～腰 5 为 0.5～1 横指(图 17)。

　　对手法医学检查结果做出诊断,并以其作为随后治疗的根据,乃以文字及数字描述椎体或关节部位与活动特点,作如下简要描述。

　　如(颈 5+,右,前屈),表示阻滞在颈椎 5,加号在颈 5 右侧,表示刺激点在棘突右侧横突附近,如加号在颈 5 左侧,则刺激点在颈 5 棘突左侧与横突附近,其右方所书的"右"表示向右侧屈与向右旋转敏感(不适或痛),若右改为左,则表示左侧屈与左旋转敏感。最后的文字表示前屈或后伸敏感(不适或痛)。

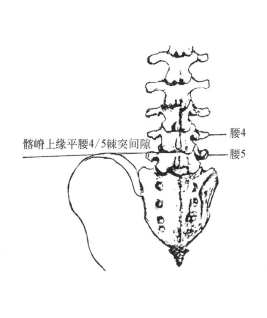

图 16　腰椎骨性标志定位

骼嵴上缘平腰4/5棘突间隙
腰4
腰5

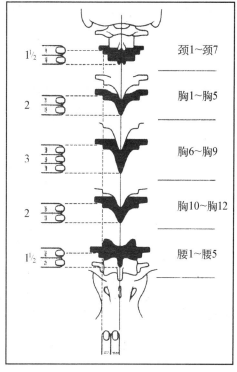

图 17　不同脊椎节段棘突与横突间距

颈1～颈7
胸1～胸5
胸6～胸9
胸10～胸12
腰1～腰5

偶有刺激点位置与旋转敏感于椎体不同的两侧,塞氏乃提出聚压和牵离概念(图18),前者指关节间隙受压变小,后者指关节牵伸分离间隙增大,两者均可能导致疼痛,但前者比后者常见,例如腰椎聚压反应阳性,临床约占 85%。

两相邻脊椎于相反旋转方向出现刺激点,常见于长时间存在的阻滞,但有时同侧出现刺激点,亦不能排除存在旋转反方向的阻滞,其特点是在脊柱单纯纵向牵伸(不伴前屈)时会出现疼痛(不过纵向牵伸带前屈则多为手法治疗禁忌)。

功能障碍所致刺激点有如下特点:活动功能障碍并伴疼痛,由于该节段所属相关肌肉紧绷,张力增大与关节囊刺激致局部疼痛,但亦可有自发痛,所属相关皮肤可有感觉减退和过敏,皮肤温度降低,阻滞消除后皮温回升,此外亦可有汗腺分泌变化等.阻滞的时间若较长,影响尚可波及周围组织,而不限于该节段的神经根所涉肌肉,皮肤等。阻滞节段的刺激带可呈现周围假神经根性综合征。

2.1.3　临床征象与各种综合征

关节阻滞可伴有一系列病症,诸如头颈、肩臂、腰背、胸壁、臀腿部等处疼痛,即各节段脊椎相关的临床综合征以及假神经根性综合征等,后者有类似脊椎节段神经病损所致放射痛,但缺乏典型的神经感觉、运动、反射等的异常。

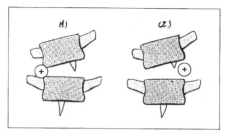

(1)① 聚压 ② 牵离

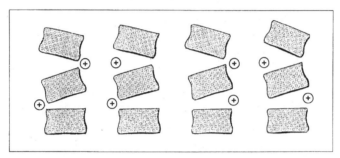

(2) 椎体左／右两侧由于聚压与牵离可致不同节段出现刺激征

图 18　两椎体间聚压与牵离及多种可能组合

　　假神经根性综合征可视为超越脊椎神经根发出的有害反应,其特点是虽为脊椎单节段的刺激,却导致多节段出现应答反应。其临床表现多种多样,包括节段功能紊乱和节段刺激点,其范围较广,包括肌肉、韧带、结缔组织、皮肤等,亦可出现与神经节段无关联的皮肤感觉紊乱。要注意假神经根性综合征,可以与真神经根性综合征同时存在,而后者是手法治疗的禁忌。关键是关节阻滞与假神经根性综合征的鉴别,前者有典型的阻滞征象,特别是具有下述三步诊断的特点。鉴别有困难时,在排除手法治疗禁忌证后,作测试性的手法治疗,也是个简单有效的方法,可以避免耗费过多时间,及诊断与治疗的费用。手法治疗后症状改善或消失,可以认定病状的主要或部分原因为关节阻滞所致;如手法治疗后不好转或好转后又迅速复发,则阻滞可能仅为病症的部分原因,要仔细分析有否其他病理原因造成继发后果,或因节段神经反射所致。另一方面,患者来诊时常在外已做过诸多专科检查,但症状未获改善,故详尽检查与分析不可或缺。

　　临床上常见的各种综合征,可能与阻滞相关者兹分述如下。

2.1.3.1　颈椎综合征

上颈椎指枕～颈 3,下颈椎指颈 4～颈 7。

(1)上颈椎综合征:可有头痛、晕眩、听力障碍,或听力障碍偶有咽部异物感,少数有提肩胛肌腱病,但上述症状的原因却可能多样,梯氏认为 50％头痛,40％眩晕与上颈椎关节功能紊乱有关。

（2）下颈椎综合征：疼痛常向肩臂，甚至手部放散，故亦被称为颈臂综合征。首先要排除神经根性综合征，后者为手法治疗禁忌证。而阻滞所致明显痛区为感受器痛，它与神经根受压所致疼痛不同，后者局部界限清晰，前者模糊，而且关节阻滞所属相应肌腱、肌肉收缩紧绷可以触知，各节段阻滞相关症候如下。

颈4/颈5：痛在肩前至肘部，罹及的肌肉有三角肌、冈上肌、冈下肌等，可伴有肩周炎。

颈5/颈6：痛在肩前，手臂外侧，拇指，罹及肌肉有肱二头肌、肱桡肌等，可能的伴随疾患为肱骨外上髁炎、桡侧胫突炎。

颈6/颈7：痛在肩臂后部及食、中、环指，涉及肌肉有肱三头肌，可伴肱内上髁炎，有时要与腕管综合征鉴别。

颈7/颈8：痛在手臂内侧及环、小指，罹及肌肉为小鱼际肌。

相反方向，即从远端向近端的放射痛，病变在臂部与肩带亦可放散至脊柱，对肱骨髁上炎患者，同时检查脊柱是必要的，因为相伴和导致症状的原因有可能是颈椎关节阻滞，但后者可能临床症状不明显，但经详细检查并消除阻滞直接影响治疗效果。

2.1.3.2　胸椎综合征

胸椎解剖有其对手法医学诊断与治疗值得注意的特点，胸椎除椎间关节外，还有肋骨椎体关节与肋骨横突关节，各关节虽形成一整体或症状相似，但治疗时却需用不同手法技术。胸椎间或肋骨胸椎关节阻滞，可导致臂痛、背痛以及肋间神经痛、胸壁痛、上腹痛等。胸椎由于与内脏以及神经系统之间存在较紧密的关联，一端功能紊乱会影响另一端。下颈椎、上胸椎及肋骨关节阻滞所致疼痛可向胸壁心区放散，而无心脏器质性疾患，对此手法治疗常可奏效；缺血性心脏疾患亦可导致上胸椎节段发生伴随阻滞，此类由神经反射所致阻滞，在心脏疾患处理后，临床症状可能继续存在，只有在有效手法治疗后才能消除。临床有典型心律失常病例，颈胸交界处一旦发生关节阻滞就出现典型症候，阻滞经手法治疗消除后心电图示心率正常。

2.1.3.3　腰椎综合征

腰椎综合征的原因多样，复发性腰椎关节阻滞，主要原因为静力与肌肉平衡紊乱，赫氏报告700例腰背痛中，63.27%为真性或功能性两下肢不等长，髂骨翼上缘两侧不等高，或腰骶椎发育不良等文献上经常提到。两下肢不等长，首先应区别真性或功能性下肢不等长，一般认为功能性两下肢不等长，常由骶髂关节阻滞，腰-骨盆-髋区肌肉平衡失调，或因疼痛取保护性姿势及髋膝关节挛缩等所致，首先应予纠正。而后若确存在真性两下肢不等长时，才考虑以鞋垫、鞋跟增高等予以矫正，查氏认为双下肢不等长达3～9 mm很常见（人口中约占40%～70%），而且超过70%有症状，因不等长可导致脊柱侧弯，旋转等不良变化。18岁以上应予矫正处理，因为它不仅为一机械性障碍，而且会导致脊椎神经，肌肉等失衡。

对下肢不等长的诊断方法,以水平仪、量尺或足底垫高等均不甚准确,髂嵴高度差也不足以做鞋垫增高的主要依据。X线片主要以骶骨基部与水平线差作为指标较为准确。若缺乏 X 线检查条件,上述较简单的临床检查方法,可权做参考。

反复出现症状的两下肢不等长,轻者可垫高 0.5 cm,超过 0.5 cm,则要分次逐渐垫高,每 0.5 cm 需间隔 6 个月,直至两侧完全等长。高龄患者长期不等长,导致代偿性脊柱侧弯,甚至脊柱出现变性病变者,宜仅予部分矫正为妥。腿长一侧鞋底能垫高吗? 有人做过尝试,以骶骨基部居水平位为准,将长腿垫高。

另一个导致复发阻滞致慢性腰椎综合征的是肌肉平衡失调,故常规检查应包括肌肉是否缩短或减弱等,妥善处理肌肉平衡失调乃手法治疗成功的重要条件之一。

2.1.3.4　坐骨神经痛

一般指因神经根紊乱所致由腰臀部向腿部放散的疼痛,典型者因椎间盘突出或其他占位性病变压迫神经根所致。但不限于此,下面罗列还可能导致坐骨神经痛的其他可能原因:如下腰椎椎间关节阻滞,相应关节活动过度,尾骨痛,脊椎炎症或破坏性病变等。临床上对坐骨神经痛,首先要排除炎症与破坏性病变。其次要鉴别阻滞是否同时有椎间盘突出,或仅为节段性功能紊乱,前者伴神经根压迫,不宜作手法治疗。重要的是,关节阻滞可同时存在椎间盘突出压迫神经根,必要时要做磁共振、CT、脊髓造影,或小心地进行测试性检查,并观察病程发展,以进一步做出鉴别诊断。

2.1.3.5　骶髂关节阻滞

乃下腰痛与坐骨神经痛临床常见的原因,常发生于不同程度的损伤或维持姿势机制失衡等。年龄较老者的骶髂关节,尚存在一定活动度,对传统医学还是一个较新的认识,临床上骶髂关节阻滞常长时间当作坐骨神经痛,椎间盘变性(膨出或突出)治疗,手法医学工作者较早认识到这些关节存在一定活动度(即便较小),但它无主动活动,仅被动参与脊柱与下肢的活动,骶骨与脊柱、髂骨以及下肢的功能关系密切。腰椎前屈时,骶骨与髂骨间有一"点头活动"。此外"活动轴"是虚拟潜在的,但在教学中可作为有助于理解的思维模式,腰椎前屈时骶骨有一沿水平轴的"点头活动",于骶 1 向腹侧,于骶 3 向背侧;腰椎背伸时则相反为"仰头活动",行走时其活动比较复杂,如左脚立地,左髂骨沿水平轴向背侧转,而骶骨沿右对角轴(想象由骶骨右上角向骶骨左下角转),左基部为主向前下方,右下骶骨向背侧转;右侧抬高的活动腿向后方时,髂骨向前转,活动腿向前摆动,脚跟着地时,上述程序则相反,此时右腿立地,右侧髂骨向背侧,骶骨沿其左对角线旋转,左髂骨向前方旋转。简而言之,骶骨/髂骨除了有一沿水平轴的"点头/翘头"动作之外,还有一沿对角线的活动(图 19 甲、乙)。上述各种活动过程均可能发生阻滞。髂骨向头端或足端推移,则多因外伤所致。

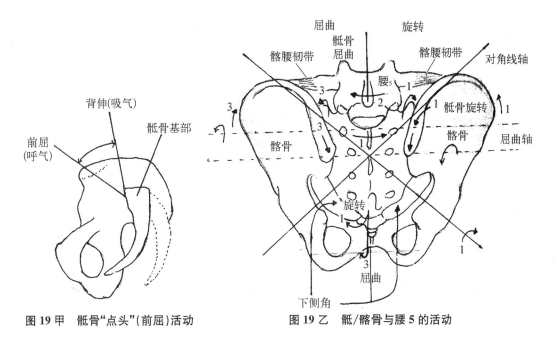

图 19 甲　骶骨"点头"(前屈)活动　　　图 19 乙　骶/髂骨与腰 5 的活动

2.1.3.6　尾骨痛

腰骶下部痛时,疼痛可能向一侧或两侧大腿后方放散,临床常易忽略尾骨功能紊乱可能性,患者诉坐硬座垫时痛,有时诉有跌倒或难产病史,可作局部触诊,必要时作肛门指检,尾骨部肌肉常有显著紧绷。

2.1.4　临床检查

临床一般医学检查乃检查的首步,为手法医学诊断的重要基础。

(1) 首先是了解疼痛、功能障碍病史,包括疼痛发生的背景,疼痛范围以及功能紊乱等。

(2) 静态、动态观察。

静态:如总体姿势,有否脊柱侧屈,骨质疏松症(圣诞树征)等。

动态:观察如步态,足尖/足跟行走(如腰椎椎管狭窄时),足尖行走因腰椎前凸增加,可出现症状或症状加重,脚跟行走时,因腰椎前凸减少而症状减轻。

脊柱前屈作脊柱活动度较简单的评估,如以双手指尖与地面的距离,或作舒氏、欧氏较详细的测试,从颈 7 棘突向下 30 cm,定为胸椎段,前屈时增加 10% 为正常,若超过 10%,可能有个别节段因功能紊乱致临近节段代偿性活动度增加所致。由骶 1 向上 10 cm 定为腰椎段,脊柱前屈时如增加 10% 为正常,超出则为异常,显著阻滞时临近节段活动度代偿性增加可达 10% 以上。触诊棘突,观察脊椎各节段在活动(屈伸,侧屈,旋转)时的变化,包括呼吸时胸廓、肋骨、肋间隙的变化。此外还要了解髋关节活动度,坐骨-腿肌有否短缩等。周围神经检查,包括动力、感觉、反射、锥体束征以及脑瘫痉挛,手足徐动症等。

2.1.5　手法医学针对性检查与诊断

2.1.5.1　脊椎关节阻滞的三步诊断法

为手法医学诊断的重要方法,它由毕氏根据塞氏经验概念基础上加以概括,补充而成。

第一步　为节段活动功能检查与终末感觉。首先要对病患脊柱节段水平位置加以确定。功能活动包括屈/伸、侧屈、旋转三个主要方向,后两者两侧加以比较是否有差异? 此检查的目的在于确定关节活动正常,活动低下或活动过度。如存在活动过度,则原则上属手法治疗禁忌,如活动度低下,但不伴刺激征象,如正常老年人,活动度超常,亦见于正常儿童,均不具备手法治疗的指征,此外关节活动度减低,亦可发生于严重的变性病变,它仅为脊柱病变及其自愈功能而限制关节活动而已。除此之外,炎症破坏性病变以及骨关节外伤和椎间盘突出亦可致关节活动低下,亦不存在手法治疗指征。后数种病况,也只有当剩余的关节活动度中存在阻滞,才有手法治疗的指征,上述阻滞以外的种种关节活动度减低,除病史、临床检查外,必要时还应做化验,各种图像辅助检查等予以鉴别。

终末感觉:即感受关节活动终末的状况,称之终末感觉,他主要指被动活动终末时的感觉,有时主动活动亦可感知(如以肘关节为例,牵伸只有被动可达到,但终末感觉于肘关节主动屈曲与伸直时可以感受)。生理的碰撞发生于主动活动的终末,它受制于关节所属的软组织,其"终末感觉"为带弹性的震颤,而被动活动因软组织的紧绷度增加,可感觉到解剖的碰撞。此种终末感觉为略带硬韧的弹性感,手法治疗应限于关节活动容许范围内,超过解剖的碰撞范围,可导致软组织损伤、脱位,乃至骨折。

一般关节活动终末为有硬韧碰撞感,关节积液则有面团样阻力感。疼痛亦可导致关节活动度减少;关节活动度增加可于一个或多个或所有活动方向,致关节处于松弛状态,但活动接近生理解剖界限时,软组织阻力显著增加;注意放射性紧绷时,活动过度的关节(不宜手法治疗)亦可出现活动度减少,以致造成诊断错误。故正确判断终末感觉是手法治疗成功的关键之一,当然这要靠经验的积累。

第二步　触诊寻找是否存在节段刺激点。刺激点的出现,可能是对关节阻滞等有害刺激的反应所致,如关节阻滞导致脊椎旁相关深肌紧绷以及关节囊及周围结缔组织肿胀。触诊可发现扁豆至豌豆大小范围的硬韧小区有压痛,但刺激点亦可能是脊椎炎、肿瘤、活动性脊柱变性病,乃至椎间盘突出同时有神经根受压、损害等所致。其存在仅提示关节内或关节周的病况,但不一定是关节阻滞,他们不但不是手法治疗的适应证,而且甚至是手法治疗的禁忌证。故下述第三步才是诊断关节阻滞的关键,图(17)示从棘突寻找阻滞所致椎旁刺激点的距离关系。

第三步　功能性节段刺激征的诊断。它乃一种激发测试,亦可称之"功能性节段激发阻滞刺激点诊断"。

阻滞所致关节活动度降低的特征是关节活动限制不是在活动所有方向,而可能是仅一个或多于一个活动方向限制(活动终末感觉在阻滞方向有变化)。激发可采取下述方法:医者检查手停留在椎旁刺激点局部,另一手向阻滞方向活动关节时,检查手对刺激点有明显感知,患者对压痛的敏感度增加,而当向非阻滞方向活动时,医者对刺激点的触感减弱,患者对压痛敏感度亦减低。第三步诊断方法,可确定存在阻滞与否,是否有手法治疗指征以及速冲去滞矫正手法的方向。

2.1.6　脊柱各节段功能活动检查

寻找刺激点(附临床特征)以及手法治疗技术。

脊柱除屈/伸(前/后)、侧屈(左/右)、旋转(左/右)外,还有前/后、侧向(左/右)与头/足(上/下)以及切线方向活动。脊柱各段的活动范围、方向不尽相同,它取决于关节形态,肌肉、椎间盘、韧带、关节囊等不同状况。寰枕关节活动较为特殊,枕/颈1主要活动有屈/伸(10/25°)、侧屈、旋转以及轻度位移,颈1/2主要为旋转(左右各25°)。

图20将椎体置于四个象限中,纵线右为前后两旋转方,中线左为前/后两易位方,旋转时左/右横突发生浮沉不同活动,棘突则只有左右移动,注意棘突移动方向与椎体移动方向相反。

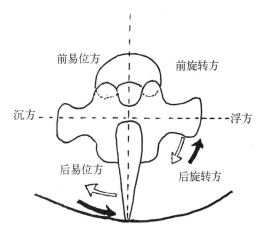

图 20　椎体旋转阻滞(体痛感及其他阻滞征,以右旋为例)示意图

⟸阻滞方向
⟹治疗方向

此图特别对腰椎与颈椎手法医学的诊疗有实用参考价值。

图示从头端向足端观察椎体水平位旋转阻滞及应选择的手法治疗施力方向,实心箭头示椎体向右旋转时,棘突向左,右侧横突上浮(向皮肤方向),左侧横突离皮肤下沉,治疗方向为从左向右推压棘突,从后向前推压右侧横突。

2.1.6.1　腰椎

定位的骨性标志,髂嵴最高位约居腰4、腰5棘突间作为参考定腰椎各椎体位置(图16)。

（1）检查与诊断

① 一般功能动态观察

患者取立位，双脚分开，膝保持伸直位，医者立或坐于其后方，一手扶肩，一手扶对侧大粗隆，以防骨盆或肩部旋转等移动，棘突可以色笔标示，令患者作不同方向活动，可观察身体与棘突的大体变化。如节段功能紊乱，可出现一侧活动限制，左右侧屈，正常为30°～40°，凹侧出现疼痛，可能提示脊椎关节或椎间盘病变，凸侧出现疼痛可能为腰方肌短缩之故。注意某处棘突有否活动迟缓，它可能表示其头端关节有阻滞致活动度减低（图21，22）。其次可以一手食、中、环手指指腹置于三棘突（中心及上／下两棘突）然后作不同方向活动（如侧屈，前屈／后伸，旋转等），观察棘间距离变化（图23，24）。

前移征：患／医者立位如上述，患者双足均匀负荷，医者双拇按于棘突旁一横指处，令患者前屈，注意医者拇指略紧按于肌肉（深部为横突）而不是轻触皮肤，如一侧手指比对侧前移多，该侧为阳性征（图25）。

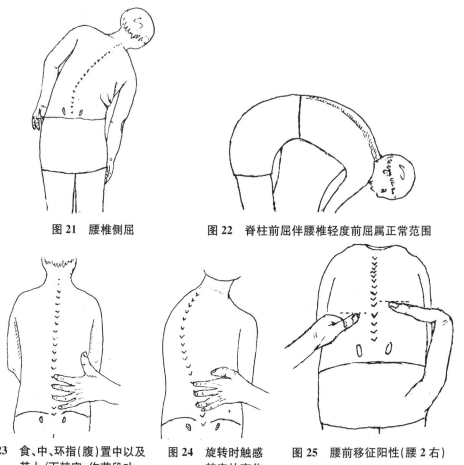

图21　腰椎侧屈　　　　　图22　脊柱前屈伴腰椎轻度前屈属正常范围

图23　食、中、环指（腹）置中以及其上／下棘突，作节段功能测试（侧屈，前／后屈）　　图24　旋转时触感棘突的变化　　图25　腰前移征阳性（腰2右）

② 排除节段活动过度

患者侧卧,屈髋宜超过 90°,若小于 90°,腰椎前凸(后凹增加),可导致关节闭锁。医者立于患者腹侧,以其头端手的大鱼际固定拟处理椎体的上邻椎体棘突,足端手(检测手)食指置入椎间隙,医者靠患者膝部的腿,向患

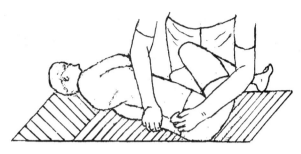

图 26　排除腰椎节段活动过度

者背侧顶住,(但不宜增加腰椎前凸或后凸),食指感知足端椎体与头端椎体间的活动度是否超常(图 26)。

③ 节段功能活动度

取上述三指触按中央与上下椎体法,技术略难,但较准确。亦可以用手指腹按于椎间隙感知其动态,技术上较简易,但准确性较差。可同时作旋转与侧屈检测(图 23、24),双侧有轻微不同,并不一定为病理性。此项检查,主要是排除有否关节过度活动,从而排除手法治疗的可能性。虽可取立位,如图所示,但坐位较宜,同样可作屈伸、侧屈、旋转 6 个方向活动。因两侧均衡负荷,可避免骨盆旋转。

④ 刺激点

在棘突旁约 2 横指(见图 17,28)。患者取俯卧位,身体松弛不要紧绷,治疗床(如可能)头部宜略放低,可避免颈椎后屈,放低腋板,双臂下垂,医者立于拟检查关节的对侧,一手中指腹置棘突旁,上下两棘突之间伸脊肌处,垂直深按之(图 28),另一手拇/食中指可持下方手中指末节辅助加力(图 31 乙)。局部软组织硬韧度增加与压痛,为刺激点阳性。按压宜有一定深度,不宜过浅,并避免误按压棘突致痛。附带提及,如存在刺激点,但无肌张力变化,亦无反应减退方向;或两侧敏感度无异,要考虑可能为结构性改变,而非阻滞。

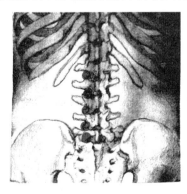

图 27　腰椎刺激点

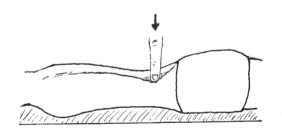

图 28　横侧腰椎节段刺激点

⑤ 触发痛点

为骨骼肌局限性硬韧区并有压痛,触诊时压痛不仅在触发痛点区,亦可有放散痛于邻

近的肌肉,肌腱与关节。急促触按除有痛感外,还可能导致局部出现抽搐。

氧分压测定示硬韧区周边呈高氧状态,中央为低氧状态。肌电针测定触发痛点中央示高频低幅图像,活检示挛缩结节,其发生机制还不清楚,西氏提出"终板假设",认为局部受损时释放乙酰胆碱伴肌肉细胞膜去极化,并有钙离子浓度增高,从而出现挛缩结节,它消耗能量并挤压邻近的毛细血管致局部缺氧,进一步损伤终板。

⑥ 按诊断第三原则,做旋转,后伸观察刺激点的变化,并做书面记录

例如"腰+3,左,后凹",腰3表示解剖位置,"+"在数字"3"的左边表示刺激点在腰3左,如"+"在腰3右边表示刺激点在腰3右,其后的左右表示旋转阻滞方向,最后的后凹,表示腰椎后凹功能障碍。依此可做出治疗选择,即腰3,右旋、后凸,此乃按阻滞相反方向进行。如向阻滞方向施力,则先测试阻滞前是否存一个自由活动段,由此逐渐增加活动度,但去滞费时较长,一般仍以选择向自由活动方向为妥。如无自由活动方向存在,一般不宜作去滞手法。手法作用点如于棘突,可推按或牵伸,于横突则只能推压。作旋转测试时,医者检查手指位置如前,另一手持握患者对侧上臂,并向背侧牵伸,直达相关椎体联动为止(图29甲)。作腰椎屈伸检查,可利用患者呼吸相,医者检测手置刺激点处,令患者做深呼吸,深吸气时患者腰椎向后凹方向活动,呼气时向前凹方向活动。

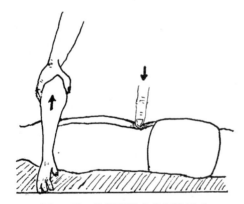

图 29 甲　检测腰椎左旋阻滞敏感

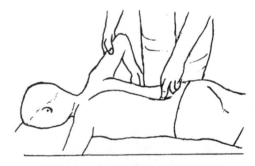

图 29 乙　检测腰椎右旋阻滞敏感

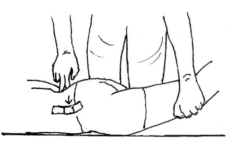

图 30　测试腰椎前凸(后凹)节段阻滞敏感点

注意手指保持同等均匀压力,否则可能结果不准。做前凸测试时医者可将手置膝前方,上抬大腿(图30),做后凸测试时,如用手法治疗床,可将腹块抬高,如无此可能,则以腹枕将腰椎置后凸位(图31甲、乙)。

(2)手法治疗技术

① 非特殊性手法治疗

包括松动以及患者加一定对抗性紧绷的肌肉等量技术等。

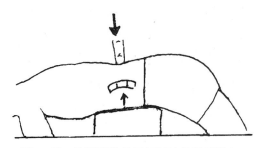

图 31 甲　检测腰椎前屈(后凸)节段刺激点

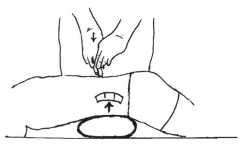

图 31 乙　检测腰椎前屈(后凸)节段刺激点
(另一手稳定加强下方中指)

轻度前屈松动

患者取仰卧,此手法对急性腰痛效果亦佳。患者屈髋/膝关节,双手握床缘为好或治疗床脚略抬高,医者立于治疗床足端,双前臂交叉,紧贴于患者腘窝下,但桡骨远端不要紧压腘窝致痛,医者双前臂上提,使患者腰椎轻度前屈,然后沿身体纵轴方向牵伸,故有前屈牵伸与纵轴牵伸作用(图 32)。

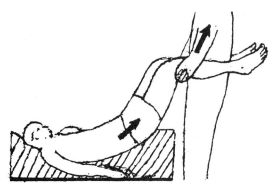

图 32　腰椎牵伸松动

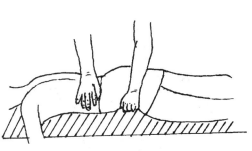

图 33　腰椎旋转松动

旋转松动

患者取俯卧位(图 33),医者立于床侧方患者腰部水平,足端手扶患者对侧髂前上棘下方,头端手整个手掌按于下胸椎腰椎之间,若做个别节段处理,则手掌置于节段上一椎体,以足端手,抬高骨盆至首遇障碍处,头端手相应做适度向侧前方推压。此时亦可结合肌肉等长收缩后松弛法(肌肉能量技术),患者骨盆向医者于骨盆前下方手的方向下压紧绷约 10 秒,在呼气时松弛,医者在此松弛相作松动展伸,注意力量不可过大,用力不宜向有害反应加强方向。

经髂骨或骶骨作旋转牵伸(即钩状牵伸旋转)

患者侧卧,头部稍垫高,医者立于患者骨盆位侧方,膝顶治疗床,避免患者因恐滑下床而紧张紧绷。头端手握患者上臂(患者屈肘,手置胸侧),医者足端腿以髌韧带顶住患者上方膝部(膝对膝),医者上方手与足端膝部作预备性紧绷,医者足端前臂尺侧肌肉置髂骨或骶骨(图 34),作髂骨或骶骨深部触按,向外及足端作预备性紧绷与预备性牵伸,如有局部疼痛,可能因预备性紧绷用力过强,但要注意有否隐藏的脊柱变性病变,严重骨质疏松,假根性痛,甚至隐藏有椎间盘突出的真根性痛,在预备性紧绷时,神经根受累所致,此等乃手法治疗禁忌证。不过对骶髂关节的旋转作用力,经骶骨比经髂骨较弱。

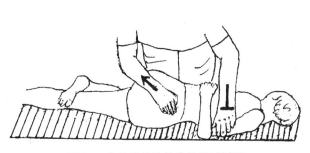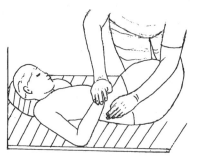

图 34　非特殊性旋转牵伸(经髂骨)　　　图 35　辅助手于胸廓对持以
　　　　　　　　　　　　　　　　　　　　　　　　缩短预备性紧绷距离

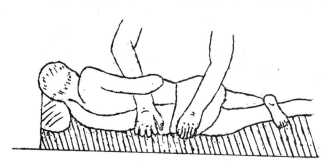

图 36　患者紧绷肩带肌,从而下腰椎与
　　　　骨盆处肌肉松弛,利于手法操作

腰椎阻滞但伴有节段活动度过大时,可将预备性紧绷的行径缩短。其一,可将患者手置于胸骨下方,医者手按其手背(图 35);其二,医者辅助手置于患者胸、腰椎交界处,用力向下压向患者腹侧,患者以肘关节从背侧向前弯压医者前臂,为此患者肩带肌肉紧张,从而治疗侧下腰椎与骨盆的肌肉得以反射性松弛,便于进行手法治疗的进行(图 36)。

胸腰交界处展伸(图 37)

为一处理胸/腰交界功能紊乱较为有效的手法,乃向另一侧展伸腰方肌,患者侧卧于治疗床近床缘,医者立于患者对面。治疗床腰块抬高,(或以枕头垫高),两手中指置胸腰部,离床面向上,在软组织保护下,(防止刺激骨膜致痛)置于胸 12、腰 1 棘突,在食指环指帮助下,双腕尽量屈曲,前臂平放于胸廓与髂骨,双手中指与前臂呈一稳定桥状,注意在手法操作中两者仍保持桥状。于胸廓处的前臂反复柔和地将胸廓向上/头端提,同时于髂骨处的前臂向上/足端提,两者将肌肉向上/下侧方牵伸。

压痛点技术:亦属较保守的保护性手法技术(图 38)。

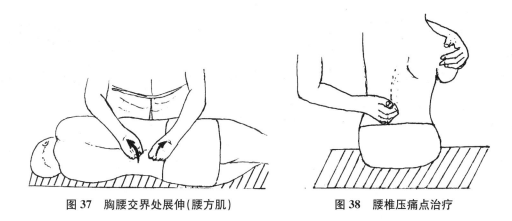

图 37　胸腰交界处展伸(腰方肌)　　　图 38　腰椎压痛点治疗

患者宜取坐位,如因疼痛则可改为俯卧,医者立于腰椎出现刺激点的对侧,医者一手从前方扶患者对侧肩,另一手(半握拳)以中指轻轻按压对侧刺激点,被动活动患者躯干,寻找紧绷度最低点,按压一到两分钟。观察不同位置局部组织紧绷度,每15秒改变压力力度,然后恢复至起始位置,再作局部检查。此技术效果类似查氏对抗点法或触发痛点技术。在速冲去滞手法治疗中,如肌肉显著紧张时,可作为预备性治疗措施。

肌肉能量技术与肌肉-筋膜处理

腰椎区常用的肌肉能量技术。患者/医者手的位置类同桥-钩(状)展伸手法,患者的肌肉等长收缩紧绷锻炼方向与松动阻滞方向相反,一般松动乃利用组织阻滞前的自由活动段,患者进一步向阻滞方向使力会使有害反应增强,增加肌肉紧绷度并导致疼痛(图 39)。

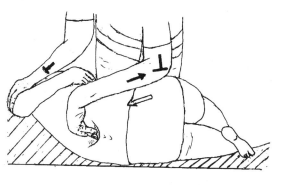

图 39　腰椎左旋阻滞治疗手法
➡ 医者治疗方向
⬅ 患者使力等长肌肉收缩方向

患者取侧卧,旋转阻滞侧在下方靠床,如卧于左侧,为左旋转阻滞,医者立于患者前方,头端手的前臂靠患者胸部,头端手置于患者上臂靠肘关节处,足端手置臀部,中指置于拟处理的头端相邻椎体的足端棘突,患者上方腿、髋、膝屈曲并沿床缘下垂。医者近头端腿紧靠治疗床,近足端腿与膝部顶住患者上方腿,做预备性紧绷,头端手尽量下按患者及上臂,达到拟处理节段的第一阻碍处;足端手向相反方向牵伸旋转骨盆,直达阻碍处,令患者作对抗性肌肉紧绷,但不宜过强。紧绷保持 5 秒左右,于呼气相放松紧绷,然后在新达到的阻碍(比此前的距离增大),重复上述操作多次至阻滞消解。

肌肉-筋膜技术：腰椎，胸-腰椎交界，以及腹部（内脏-脊柱）功能紊乱，可考虑应用此方法。借分层触诊以及检测各组织层之间的推移活动紊乱，患者可取腹卧或仰卧。

俯卧位：患者双臂于两边床缘下垂，以尽量达到肌肉松弛，双脚伸出床缘亦可，医者立于床侧腰椎区，交叉双手，其头端手（图中右手）以鱼际置腰骶交界处，其足端手（图中左手）鱼际置于胸腰椎交界处，与软组织稳定接触后，对相应组织层，做牵伸与水平移位，确定障碍方向与自由活动方向，向后者施力，作肌肉-筋膜手法操作（图40）。

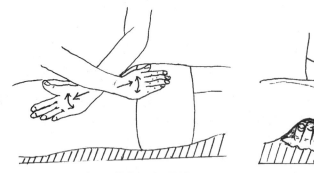 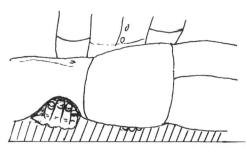

图40　俯卧位腰椎部肌肉-筋膜处理　　　　图41　仰卧位腰椎部肌肉-筋膜处理

仰卧位：亦可包括处理下胸椎在内，医者立或坐于患者腰椎区侧方，其头端手（图中右手），置于下段胸椎下方，足端手（图中左手）于骶骨下方，首先头端手向头/腹方，足端手向足端作，后亦向侧方牵伸，确定障碍方向与自由活动方向后，作肌肉-筋膜手法操作（图41）。

② 特殊针对性速冲去滞（参考非特殊性手法治疗）

在腰椎区域，旋转阻滞较常见，故带有旋转的手法使用较多（图42）。

桥钩状手作旋转展伸，同向技术

此手法可用于速冲去滞，但亦用于松动。患者取侧卧位，旋转侧靠治疗床，图示右旋转阻滞，乃向右侧卧，医者立于床缘，面对患者，医者足端手为治疗手（图中右手），取桥钩状手势，中指腹带肌肉等软组织置于拟处理的腰2～腰4棘突（如腰3右旋阻滞）前臂则置于患者髂骨作深部触按。桥钩状手，稳定于骨不可移动，以保证处理过程中腰椎与骨盆之间无显著移动，另一辅助手于患者对侧上臂近肘关节屈侧作对抗旋转，医者置于阻滞棘突头端相邻脊椎棘突的食指感知到对抗旋转达到闭锁效果为止，这样治疗手旋转去滞的力量不至于传导至头端相邻脊椎。

另一种闭锁手法（图43），主要用于脊椎活动过度，乃将患者近头端治疗手以大鱼际，向下顶住头端临近椎体棘突，患者则以其上方手弯曲肘关节向前向下按压医者肘关

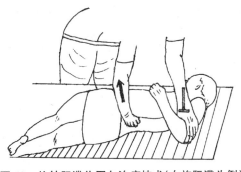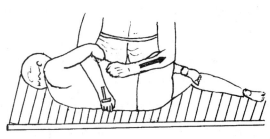

图 42　旋转阻滞作同向治疗技术(右旋阻滞为例)　　图 43　另一种闭锁手法

节,则更加强闭锁稳定作用。

治疗手中指借助食、环两指之助作深部触按与预备性紧绷后施测试性松动,此时如先前暂无症状的椎间盘突出被激惹,致压迫或紧绷神经,梅氏称之"小提琴桥码上紧绷的琴弦",出现感觉异常或坐骨神经痛样征象,即应立即恢复至原位,不宜继续进行速冲去滞手法!虽然有人提到反应性神经根水肿,亦可出现神经根刺激征象,但鉴别存在困难,一般仍宜暂停去滞手法为妥。如无禁忌证出现,作速冲去滞时,注意带动脊椎活动的动力,乃依靠医者骨盆的弓状旋转。关于手法治疗的用力度,塞氏提出的 9∶1,即 90% 的力量,用于深部触按与预备性紧绷等,而速冲去滞力量仅 10%!在临床实践中认为似以 3∶1 的比例可能较为实际。

在同向技术中,如出现上述禁忌证时,可改用下述异向旋转去滞手法,即向自由活动方向施力。

异向旋转速冲去滞(图 44)

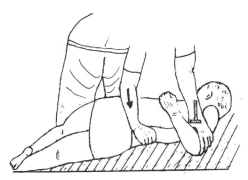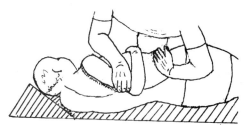

图 44　旋转阻滞作异向手法治疗技术　　　图 45　经横突作旋转速冲去滞手法

腰 4,右旋阻滞,患者卧于易位方

以腰 3 向右旋转组阻滞为例,患者侧卧,旋转阻滞敏感侧在下方靠床,医者立于床侧,面对患者,足端手大鱼际在连带软组织保护下按压于拟治疗的腰 3 棘突,向下(床)方作预备性紧绷,医者足端腿顶住患者上方膝部,在深部触按,预备性紧绷下作诊断性测试松动,同时加强膝部的预备性旋转紧绷,头端手按压患者上臂(肘关节近端)如前述,然后于腰3棘突处的大鱼际以较小力量(约1/3)向下(床)面作速冲去滞(与阻滞相反的自由活动方向)。

经横突作旋转速冲去滞手法(图45)

以腰3右旋阻滞为例,取类同上述异向去滞技术原则。患者左侧卧于易位方,旋转阻滞侧在上,医者以足端手(工作手)的腕尺侧豌豆骨按压拟治疗的腰3横突,医者头端膝紧靠床缘,足端膝顶住患者上方膝部,医者尽量前屈向对侧,使其前臂与患者背部近垂直,近头端于前臂置于患者胸廓,手则握持患者上臂形成对旋转的对持,膝部加强预备性旋转紧绷,近足端手向腹侧作预备性紧绷后向阻滞相反方向(自由活动方向)作旋转去滞。腰5不适用此法,因其横突紧靠髂骨,并被韧带覆盖。

棘突间桥钩状式牵伸作腰椎前屈去滞治疗腰椎前凸(后凹)(图46)

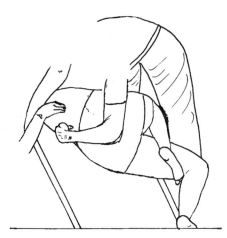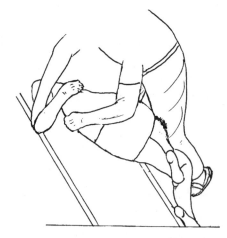

图46　腰椎前凸(后凹)阻滞(不伴旋转阻滞)作后凸去滞

图47　腰椎前凸(后凹)阻滞伴旋转阻滞(腰1右旋)作腰椎后凸法(Ⅰ)及旋转去滞

腰椎纯粹前屈(前凹、后凸)阻滞不多见,而前凸(后凹)阻滞则属多见,后者可选用棘间桥钩式牵伸手法使腰椎前屈(后凸)。此手法不仅用于治疗腰椎后凹、前凸,亦可用于脊间增生关节炎(强直性脊柱炎)早期,即在后凸骨性固定之前,展伸脊肌作为预防进一步恶化的措施。患者取侧卧,头部略垫高,医者立于腰椎侧方面对患者,医者近头端腿抵治疗床缘,患者上方腿以膝抵医者近足端大腿,医者向前顶,使患者髋关节屈曲,并达到腰椎后凸、作预备性紧绷,医者近足端手为工作手(图中左手)的中指指腹按住棘突上缘,向足端作预备性紧绷,前臂屈肌置骶骨,两者形成桥钩状,注意保持固定此位置,医者头端手(图中右手)握患者肘关节上方上臂处,反向对抗旋转,使头端邻近椎体关节达到闭锁作用,在诊断性测试性牵伸后,向足端作速冲去滞,同时加强髋关节与腰椎前屈。此手法及下述手法可能有椎间隙减压效用,对椎间盘轻度膨出有良性作用。

腰椎前屈(后凸)旋转牵伸速冲去滞,治疗显著腰椎前凸(后凹)伴旋转阻滞。塞氏曾提出5种手法,较为有效常用的有下述3种腰椎后凸法(Ⅰ、Ⅱ、Ⅲ)。

腰椎后凸法(Ⅰ)

乃一较常用的方法(图47),尤适于上段腰椎与胸-腰椎交界处,图中患者伴腰1右旋阻滞,医者足端手(图中左手)置腰1棘突呈桥钩式(如上述),头端手(图中右手)置患者上臂近肘关节处,作反向对抗旋转,使头端邻近椎关节闭锁,侧卧位旋转阻滞侧在上,其余手法如上述,但医者足端髌韧带不是从上向下顶住患者上腿韧带,而是从远端顶住胫骨头向上,使膝屈曲加强,从而旋转度更大,腰椎后凸亦更加强。

腰椎后凸法(Ⅱ)

此法尤适用于顽固性腰骶交界处腰椎前凸(后凹)敏感(图48),患者伴腰5右旋阻滞。取侧卧位,身体背部离对侧床缘约两手掌宽,医者头端腿的膝以45°角从头端向下置患者腹股沟部,足端腿与头端腿夹住患者上方腿以加强髋关节屈曲。医者膝部为支点使髋屈曲并加强腰椎展伸,工作手呈桥钩状(图48),亦可用异向旋转去滞手法(图44)。

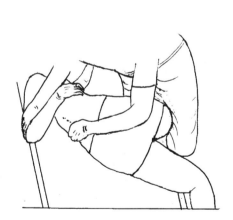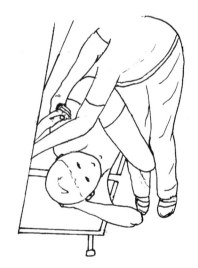

图48　腰椎前凸(后凹)阻滞伴旋转阻滞(腰5右旋)作腰椎后凸法(Ⅱ)及旋转去滞

图49　腰椎前凸(后凹)阻滞伴旋转阻滞(腰3左旋)作腰椎后凸法(Ⅲ)及旋转去滞(腰椎速动后凸法)

腰椎后凸法(Ⅲ)

腰椎速动后凸法(图49)。此法尤适用于强壮、体重而难以矫正的腰椎前凸(后凹)伴旋转阻滞,图为腰3左旋阻滞。患者侧卧,旋转敏感侧在上方,髋极度屈曲,小腿垂悬于治疗床缘下方,医者立侧方,面对患者,两腿夹住患者腿近膝处(胫骨头),医者稍屈膝,向前使患者屈髋屈腰(后凸),同时作预备性旋转紧绷,治疗手(图中右手)作桥钩状,参见图(49)或异向手法技术,参见图(44),另一手(图中左手)握患者对侧上臂近肘关节处。在诊断性测试松动后,医者迅速加大屈膝度,同时作有力的腰椎后凸与旋转速冲去滞。

2.1.6.2　胸椎

(1) 检查与诊断

胸椎因其解剖结构上的特点,检查有难度(图15甲、乙)。胸椎前方经肋骨固定于胸骨,后侧方与肋骨形成关节,故其节段活动度比腰椎显著受限。其功能紊乱出现的相关临床征象可来自胸椎节段,但也可能来自胸椎肋骨关节,鉴别有其难度,但临床上鉴别有重要性。由于其解剖结构胸椎不存在前移征,侧屈与前屈的"舒""欧"征象(参考腰椎)亦较缺乏说服力。

① 胸椎关节节段活动度的检查方法

与腰椎类似,亦以触诊棘突为主(图50)。可作左/右方旋转、前屈/后伸、左/右侧屈。辅助手可置于患者对侧肩部,触诊手(感知手)除感知活动时棘突的位置变化外,还可感知相关刺激点的变化,后者提供准确阻滞方向与治疗方向的重要信息不可或缺。患者可取立位、躺位或坐位,一般多取坐位或卧位,较少取立位,因下方稳定性不如坐位(图51,52,53)。俯卧位作旋转测试,可上提臂(图29)。图(54)示俯卧位作上胸椎(胸8以上)后屈(前凸)测试,图(55)示中/下段胸椎(胸8以下)作前凸(后凹)测试。临床上常首先可作一简单的震颤测试,可对节段的稳定性、活动敏感、痛点等做出粗略判断。患者取俯卧位,先作预备性紧绷然后进行系列震颤测试。

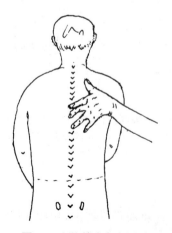

图50　立位检查各向活动

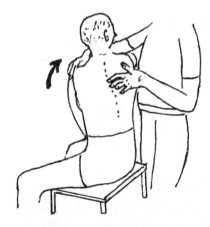

图51　坐位旋转测试

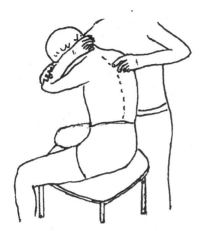

图 52　坐位胸椎前屈(后凸)测试

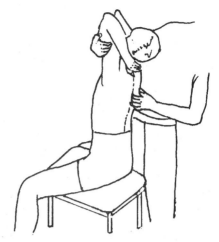

图 53　坐位胸椎后屈(前凸)测试

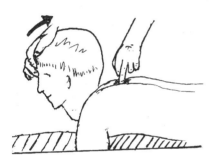

图 54　上胸椎(胸 8 以上)后屈(前凸)测试

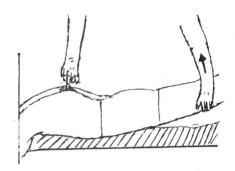

图 55　中下段胸椎(胸 8 以下)前凸(后凹)测试

震颤法(Ⅰ)(图 57),检查手的食/中指置被检查关节,另一手手掌伏按检查手指上作震颤测试。

震颤法(Ⅱ),医者检查手食/中指稍分开置检查关节棘突左右两横突上,另一手握检查手腕关节,由下向头/前方,作不同的震颤按压;两手指同时加力或分别以食指或中指按压一侧横突,做出比较(图 58)。

震颤法(Ⅲ),检查手的拇/食指捏持拟检查的椎体棘突作震颤;亦可以另一手握检查手腕关节作震颤(图 59),亦可以另一手手指触摸相关关节等,对稳定性、敏感、痛点变化等做出初步判断。

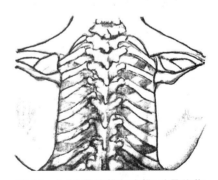

图 56　上/中段胸椎及胸椎-肋骨关节

注意震颤的施力方向,为上/下方,而不是向腹侧施力。

② 胸椎刺激点

塞氏由棘突寻找脊椎横突-肋骨关节刺激点的方法:

横向左/右关节点距棘突 1.0~2.0 cm;纵向不同段横突与棘突的距离不同(图 17)。

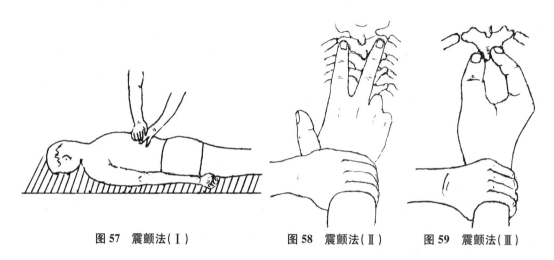

图 57　震颤法（Ⅰ）　　　　图 58　震颤法（Ⅱ）　　　　图 59　震颤法（Ⅲ）

胸椎棘突的解剖定位,如由颈椎向下触诊,颈 3/颈 4 棘突很短,且位置较深难以触及,向下首先触及的可能为颈 5、颈 7 棘突(可能居最高位),但偶尔颈 6 或第一胸椎棘突居最高位。有人以肩胛棘为准,但该棘为斜行外高内低,加上肌肉覆盖可能不易定位,可靠实用的方法还是常用的肩胛骨下角连线经胸 7 棘突定位(图 15,56)。

在上述活动度检查中还要检测刺激点的相应变化,以帮助确定阻滞方向及手法治疗方向。

(2) 胸椎手法治疗技术

① 非特殊性手法

胸椎前屈纵向牵伸(图 60)

为一般牵伸松动,患者取坐位略向前倾,背部靠后方医者胸腹部,双肘关节屈曲,双前臂交叉,双手扶对侧肩(埃及法老位),医者从后方以双手扶患者肘下方,在患者呼气时作双手反复向上牵伸,注意手法过程患者胸椎保持后凸位。此手法亦可用于速冲去滞。

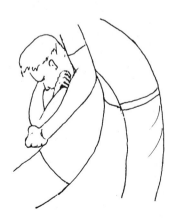

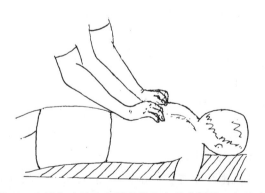

图 60　胸椎前屈纵向牵伸松动　　　　图 61　由足向头端作胸腰脊椎旁交替节律性深部按摩

胸椎前屈松动按摩与去滞(图 61)

患者取俯卧位,治疗床置于胸椎后凸位(或以垫枕于胸下方),医者立于床侧面向患者头部,在胸椎后凸峰的足端,医者双手大鱼际置于棘突旁约一横指横突处作深部按压。向头端作预备性紧绷,如以"沉跟转"切线方向向上施力,则抬起的双足根下沉时以带弹性的骨盆震动带动双手短暂施力,向胸椎后凸峰的头端施力(图 62),双手亦可交叉以小鱼际作深部按压与预备性紧绷后切线方向施力(图 63)。向足端去滞,双手鱼际平行置后凸顶峰头端向足端施力。为防止与颈椎交界处脊椎后凹,治疗床床头可略放低。

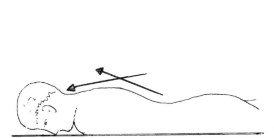

图 62 箭头表示向头端施力的切线方向及与脊柱后凸的关系

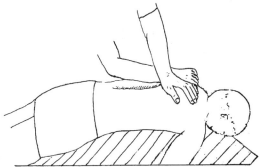

图 63 胸椎后凸顶峰向头侧去滞,双手交叉,以小鱼际沿切线方向施力

压点技术:按压刺激点技术与腰椎类同(图 64 甲、乙)。

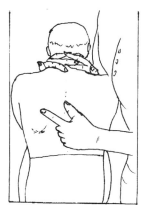

图 64 甲 医者左手中指中节置左上浮横突(以左旋阻滞为例)

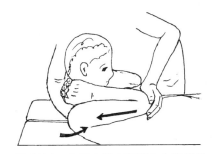

图 64 乙 右手中指中节置左上浮横突(以左旋阻滞为例)

左手按患者鹰嘴处,注意施力方向不是向治疗床,左/右手(与图 64 甲)互换

此法亦可用于特殊性速冲去滞。患者先取坐位,双侧手指交叉于颈后,医者立于阻滞对侧,面向患者以屈曲中指的中节置于拟治疗的椎体横突,食指伸直为好,医者使大鱼际

可置于头端相邻椎体的横突,医者以胸部将患者肩与上臂下压,尽可能使处理的脊椎处于后凸顶点(图 64 甲)。图(64 乙)示医者左手手指顶住患者病侧肘关节后方,保持治疗手中指位置,作测试诊断性松动后,患者上半身后倾,医者手背靠于治疗床,使中指中节向前顶,另一手掌压患者肘后方与治疗床上的中指中节相压。施力于呼气相肌肉松弛状态进行为宜。于患者肘部的手掌,施力亦非直接向治疗床,否则可能力量过大导致腰椎过度后凹(图 64 乙)。

可能的技术缺陷:施力时后凸太少,大鱼际按压稳定头端邻近脊椎体力量不足。

肌肉能量技术与肌肉-筋膜处理:

作为另一种松动治疗方法,原则上可先作肌肉等长收缩后接着进行各种松动技术。

坐位肌肉能量技术

医者立于阻滞对侧(以向左旋敏感为例阻滞方对侧为右侧),患者阻滞对侧臂(右)屈肘,手后伸,前臂靠肩,医者向阻滞侧伸出左手大鱼际置于对侧(阻滞侧)横突,另一手(右)在患者右上臂下方穿过,手掌握患者阻滞侧肩部与上臂近端(左),患者向阻滞侧做左侧倾达第一阻碍处为止,其时医者在患者阻滞侧横突的左手向腹侧作预备性紧绷,同时患者向左抗阻旋转,其右侧肩亦略朝医者前臂部向后/下按压,紧绷 5~6 秒,于松弛相检测第一阻碍限度是否已增大,然后在此基础作新的进一步上述抗阻施力(图 65)。

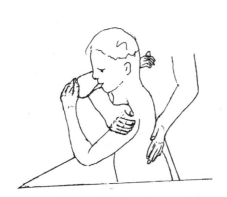 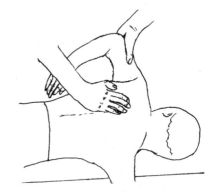

图 65　胸椎肌肉能量技术(左旋敏感)　　图 66　俯卧位胸椎能量技术(左旋敏感)

俯卧旋转松动技术

医者立于阻滞侧(如向左旋转敏感,医者立于左侧),其足端手(图中右手)小鱼际置于拟治疗脊椎的横突,另一手(图中左手)握患者阻滞侧上臂连带肩部向背侧牵拉,医者可以头端膝(左)上提置于治疗床上与患者肩部侧下方以支持之,患者肩部向相反方向对抗医者右手阻力,紧绷 10~15 秒后,第一阻碍可能松动。可多次重复上述操作达新的阻碍并松动之(图 66)。此乃先试向阻滞方向松动,但当活动一开始即出现阻碍时,则要改向自由活动方向,即对抗医者左手阻力作松动,此时医者左手起牵拉及对抗向前的右旋作用。

俯卧位肌肉-筋膜处理

各家分别用此手法于胸椎、肋骨-脊椎关节紊乱,胸部痛以及内脏功能紊乱所致胸部、上腹部疼痛病状,胸椎与肋骨-胸椎关节所致疼痛,可首先选用此手法。患者取俯卧位(图67),医者面朝患者头部立于患者臀部侧方,双手大面积置两侧中/下段胸椎棘突旁,双拇方向与脊柱平行。注意阻滞限制与活动自由方向。先向自由活动方向施力达到紧绷处作预备性紧绷维持15秒,放松时在自由活动终末尚可扩大一些活动范围,然后同样向阻滞方向重复进行松动。

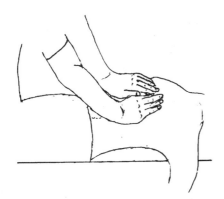 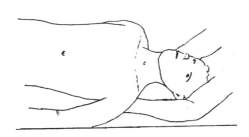

图 67　俯卧位作胸椎肌肉-筋膜处理　　　　图 68　仰卧位作胸椎肌肉-筋膜处理

仰卧肌肉-筋膜处理(图 68)

医者坐于治疗床头端双手平放于患者背部胸廓下方,做类似(图67)俯卧位手法。

胸前区肌肉-筋膜处理

胸前上区域病痛,亦可于仰卧位作肌肉-筋膜处理(图69)。医者取立位或坐位于治疗床头端,医者双手指尖向足端呈聚合状平坦置于上胸廓(依病痛不同水平选定位置)。双手检测各软组织层的可推移性,寻找阻滞与自由活动方向,明确其为头-足方向或内/外方向阻滞,然后按前述肌肉-筋膜技术处理。如病痛主要在胸廓前/中或下部,可作另一种肌肉-筋膜处理(图70)。卧位同上,医者站立或坐于患者骨盆侧方,面向患者头部,双手置患者胸廓前/侧方,检测软组织不同方向,个别层次可推移度,确定阻碍方向后,可先做向活动自由方向的肌肉-筋膜操作,然后向阻碍方向操作,操作中注意第一阻碍点很重要。

胸上尖部肌肉-筋膜处理(图 71)

患者取仰卧位,医者坐于治疗床头端双手置胸前上部,拇指平放于锁骨上/背侧缘,首先触感前/中斜角肌,后向各方向推按直达紧绷界限,然后作进行性肌肉松弛,后逐渐超

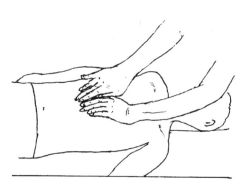

图 69　前上胸区肌肉-筋膜处理

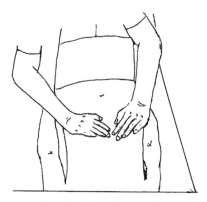

图 70　前中胸区肌肉-筋膜处理

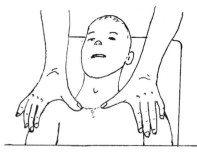

图 71　上胸尖处作肌肉-筋膜处理

越第一阻碍,拇指亦可以类同方式,向背侧处理紧绷的胸膜的韧带。

② 特殊针对性(速冲去滞)手法

原则上与腰椎手法类同,要注意阻碍在胸椎关节或肋骨-横突关节。

双手交叉向腹侧去滞(图 72甲、乙)

常用于胸椎后凸患者,效果较为显著。患者俯卧治疗床调为胸椎部后凸位,拟处理的胸椎处于后凸的顶点,如无专用手法治疗床,可以垫于胸前下方垫高,医者立于床侧方,双腿略分开,双手交叉 90°,手腕尺侧豌豆骨置于拟治疗椎体横突,另一手豌豆骨则按对侧足端或头端邻近椎体的横突,相应作深部触按,但仅于拟治疗的椎体横突向腹侧作预备性紧绷,一般另一侧手于横突处只起固定作用,除非邻近两椎体都有阻滞(如胸 4 左旋阻滞,胸 5 右旋阻

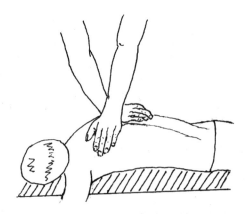

图 72甲　伏卧位,双手交叉,豆状骨置上/下胸椎相对侧横突向腹侧作加压去滞

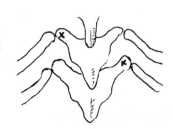

图 72乙　双手腕尺缘豆状骨置上/下椎体横突

滞），则可两侧横突同时加力作预备性紧绷。先作诊断性松动测试后去滞，去滞可借"沉跟转"手法，速冲力不来自肩部，速冲时仍保持一定踮足位，即足根不完全着地。双手交叉另一优点是治疗多节段阻滞时，医者不必向另一侧换位，只要更换手的位置即可处理不同节段的阻滞。

可能的技术缺陷：胸椎前屈不足，由肩部施力。

胸椎悬吊牵伸手法

胸椎悬吊牵伸，效用颇佳（图 73）。此手法最为常用，医者立于患者后方，患者双手手指交叉于颈后，医者双手由患者腋下穿过向前，从前方握住患者前臂近腕关节处着力于肘部，使患者肩胛骨向外向前，医者前臂置于患者胸廓前方，在此作向背下方的预备性紧绷，患者伸直膝关节略倾向后，双足略向前移，身体略向后倾，医者注意使患者胸椎略有后凸，使拟处理的胸椎横突处于后凸顶点，医者收缩的胸大肌处于拟治疗的椎体横突下方，以胸部作深部触压与向前上方的预备性紧绷，医者为保护自己的脊柱，可将一侧腿向后移，另一腿则向前移靠患者侧方，胸肌向前上作测试性速冲加强预备性紧绷，然后以胸肌作一弹性短暂速冲去滞，但不要将患者双脚提离地面。

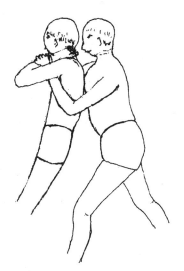 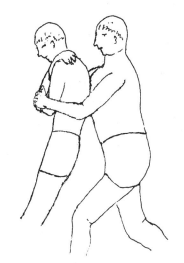

图 73　胸椎悬吊牵伸手法　　　　图 74　肩关节活动限制患者作胸椎悬吊牵伸手法

肩关节活动限制的患者作站立悬吊牵伸（图 74）：患者双手不放颈后，而是交叉放于对侧肩部（如埃及獏状），医者从患者后面其前臂将患者双肘上方压于自己胸廓，然后如前述作预备性紧绷，后再施速冲去滞。

坐位作悬吊牵伸

如患者与医者身高悬殊太大，手法可依此进行（图 75）。上胸椎（胸 1～胸 4）阻滞更宜在坐位进行,因要求患者较大后倾度,立位难以达到(图76)。医者一侧膝跪地,另一膝屈曲约120°,其余动作参前述。肩部活动有限制者双手不置于颈后,而是交叉置于对侧肩部,其余手法如前(图77)。

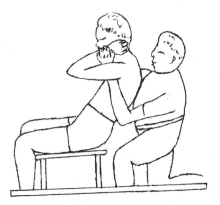

图75　坐位斜坡胸椎牵伸手法

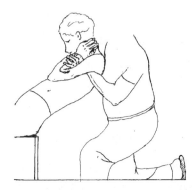

图76　胸椎高位(胸1～胸4)坐位悬吊牵伸

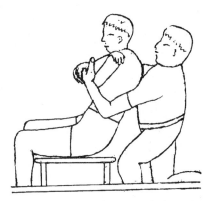

图77　坐位斜坡胸椎牵伸手术,适于肩关节活动有限制者

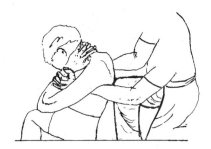

图78　以膝替代胸大肌作前顶去滞

膝顶背部去滞

以膝代替胸大肌(图78)。操作中要注意施力应向前上方向,如单纯向腹侧的速冲,可导致损伤。

上胸椎异向旋转牵伸去滞(图79)

以左旋阻滞为例。处理上胸椎旋转阻滞,有时可能遇到困难,除上述方法外,亦可选用此手法。患者取俯卧位,治疗床头宜少许前屈(后凸),患者双侧手臂经治疗床腋部空隙下垂,医者立于旋转敏感对侧,身体与治疗床呈90°面向患者头部,其离床手(图中右手)拇末节稍屈曲,在软组织保护下,呈90°顶住拟处理脊椎的棘突,向左作预备性紧绷;近床手(图中左手)置于患者枕部起到固定头部与牵伸及预备性紧绷作用,患者头部可左倾10°～

15°,治疗手(图中右手)的肘关节尽量向水平位下
沉,作诊断性松动测试后借盆骨的弹性转动作椎
体向右旋转速冲去滞。

可能的技术缺陷:头部转向相反,牵伸不足,
旋转过度。

另一种较为简单的上胸椎异向旋转牵伸,可
以腕尺侧豌豆骨代替上述作用于棘突的拇指,置
于旋转敏感侧横突(图中左侧横突),作速冲去滞,
近床手于枕部的作用同上述。

横突向腹侧按压速冲去滞(参见 45 页压点
技术)。

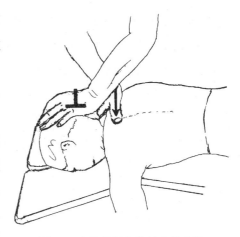

图 79　上胸椎异向旋转牵伸去滞
(胸 3 左旋阻滞为例)

2.1.6.3　胸椎-肋骨关节(图 80)

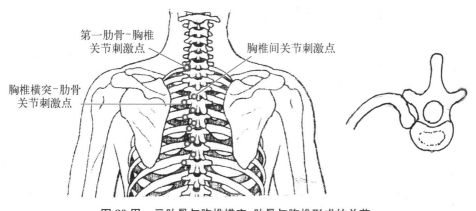

图 80 甲　示肋骨与胸椎横突,肋骨与胸椎形成的关节

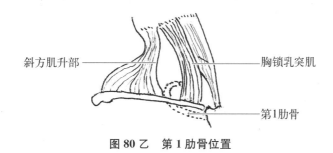

图 80 乙　第 1 肋骨位置

(1)胸椎-肋骨关节检查与诊断

① 活动测试

患者可取坐位或仰卧位,借呼吸时肋骨活动度的变化检查肋骨-横突关节,但肋骨-胸
椎关节与肋骨横突关节常难以严格分开。呼吸时一侧活动减弱或消失可能提示存在关节

阻滞,而个别肋骨活动障碍有时可影响整个半侧胸廓的活动。对较消瘦的患者,有经验的医者,肉眼观察呼吸时半侧胸廓是否少动或者不动,可以判断关节阻滞或其他原因所致的活动限制,但由于可能存在的胸廓解剖结构的不对称,故须左/右、上/下加以比较以鉴别结构性或功能性障碍。

检查第1肋骨-横突关节,患者取坐位,医者立于后方,以中/食指沿斜方肌升部前缘,于锁骨中点斜方肌止点缓慢向内侧凹陷中触及第1肋骨后缘后,延至第1肋骨-横突与之相邻向前走行的为第1肋骨。胸式深呼吸可感受到其活动度(图80乙)。

检查第2~4肋骨,患者取仰卧位,医者立于治疗床头端,以双手食/中指于胸骨旁1.5横指处触感拟检查的肋间上缘,作胸式呼吸比较两侧肋骨的活动度(图81)。

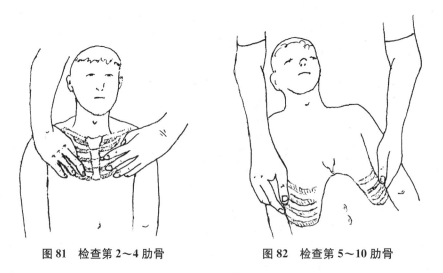

图81　检查第2~4肋骨　　　　　　图82　检查第5~10肋骨

第5~7肋骨,同上位置,双手食/中指置腋中线(图82)。

第8~10肋骨,同上位置,双手食/中指置腋后线(图82)。

第11~12肋骨,(活动肋-浮肋)同上位置。可立即作刺激点检查。

② 刺激点

骨性标志(如棘突)与刺激点以及相关诸点的距离,欧美作者的报告中,因欧美人与国人的种族差异一般偏大,此外当然还有个体间的差异,其数字在欧美人应用上也仅有参考意义。建议取大体值作为国人临床参考,胸1~胸4以及胸10~胸12的棘突与横突(胸椎-肋骨刺激点)的距离为两横指(约3.8 cm),胸1~胸9的棘突至横突,上述刺激点的距离为3横指(约5 cm),参见图(80~83)。患者取俯卧位,近头手中指垂直触按刺激点(注意不可以指甲),另一手拇指握持触按皮肤的中指/末节以加强之(图84)。操作中尽量避免局部刺激至有害反应使肌肉紧绷,影响检查的进行。中指从肋骨角开始沿肋骨向脊椎方向移动,注意髂-肋肌的胸廓部对疼痛很敏感,在伸脊柱肌(提肋肌)旁指腹要仅按于肋骨上缘,小心轻柔推开肌肉,手指不可伸入脊柱肌,手指移至离肋骨-横突关节约一横指处,此乃提肋肌的止点(图83),乃刺激点所在,第2～4肋骨由于肩胛骨与其周边肌肉关系,这里沿狭窄的伸脊柱肌与菱形肌可直接达到提肋肌止点。加强胸式呼吸有利于找到刺激点。在提肋肌处可触及韧度增加的压痛点,手指保留此处,令患者做深呼吸,但注意不是吸(呼)气的终末,因终末位可能增加肌张力导致误判。

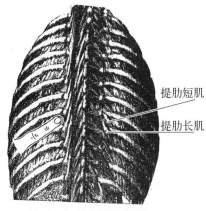

图 83　提肋肌止点手指末端指肋骨-横突关节　　　图 84　寻找中/下段肋骨横突刺激点

　　手法医学诊断记录。如"肋骨-胸椎(横突)关节7+,吸气"表示第7胸椎右侧肋骨-胸椎(横突)关节吸气阻滞,可依此作呼气去滞治疗。

　　③ 关节阻滞若干类型

　　吸/呼气阻滞,内/外旋阻滞,前/后移阻滞及肋骨挤压伤等,要予以区别:吸/呼气阻滞,正常肋骨向头端与足端的活动发生阻滞,可用指腹触诊作功能检查,并可于吸/呼气时检查刺激点的敏感度及其变化。

　　旋转阻滞

　　第2至第10肋骨头与胸椎椎体的头端与足端各有椎间盘相连,这样在胸椎每次旋转时肋骨头会沿其纵轴旋转,在旋转时右侧肋骨的头端缘突显易触及,左侧则不明显,不易触及,头端(上方)胸椎对足端胸椎向右旋转时(不可能向左),右侧相关肋骨头向外旋,其上缘可明显触知,在主要是处理胸椎关节相伴的肋骨阻滞时,它多半会自动消解,若不能消解则要作相应处理。

　　肋骨移位(向前和向后移)

　　若吸/呼气均阻滞,于提肋骨肌于肋骨止点的刺激点于吸/呼气时敏感度均增加。向前移位时,相关肋骨的肋骨角凸出减小,但前方在骨与软骨交界处前方外侧肋弓却明显触及,向移位则相反。肋骨挤压外伤时可能前/后或侧方受到挤压(交通事故或运动外伤)。

　　前/后挤压时相关肋骨与腋线区明显有触感,胸前/后则不明显。侧方挤压伤的表现则与之相反，即胸前/后疼痛敏感，而侧方则不敏感，此类阻滞疼痛明显，有时可能与肋骨骨折混淆。

（2）肋骨-胸椎关节阻滞手法治疗

对肋骨-胸椎关节有一系列作用于肋骨的松动或速冲去滞手法，既作用于肋骨-横突关节同时亦作用于肋骨-胸骨关节。

① 第1肋骨以下肋骨-胸椎关节阻滞非特殊性手法

双侧松动

患者取俯卧位，胸椎后凸，避免胸椎关节与椎间盘后方纤维软骨环的损伤。患者双肩从治疗床腋部空隙处下垂，使肩胛骨尽量外移，此对高位肋骨-胸椎活动障碍的处理尤为重要。向吸气方向施力治疗呼气阻滞时，医者立于床侧，面向患者头部（图85），双手大鱼际从足端向上置于第10肋骨的肋骨角，指尖向内上方，手指亦可跨越棘突相互交叠，双手与肋骨平行，医者肘关节尽量屈曲下沉，以保证切线方向施力尽量减少向前（腹）侧的力量于肋骨角的鱼际作深部触按。预备性紧绷后足跟离地向下沉，转动骨盘，同时双手向头端施力，此手法适于第5～10肋骨，可柔和反复有节奏地进行多次松动，此法偶用于速冲去滞则力量稍偏大，但只能够进行一次。此手法用于呼气相治疗吸气阻滞时（图86），医者立于治疗床头，双手大鱼际置于肋骨角，从头端向足端作深部触按，预备性紧绷，双手与肋骨呈直角，施力方式类同上述治疗吸气阻滞。

可能的技术缺陷：向腹侧施力过大。

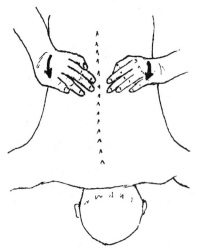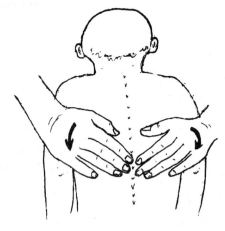

图85 向吸气方向施力作非特殊性肋骨-胸椎关节松动　**图86** 向呼气方向施力作非特殊性肋骨-胸椎关节松动

侧卧位展伸松动

对吸/呼气肋骨活动限制患者取侧卧位，胸椎略处后凸与侧凸位，阻滞则在上方，该处治疗床稍抬高,如为普通治疗床,则予以垫高,拟治疗的肋骨处于凸起的顶峰(图87),医者立于治疗床头侧,医者头端手(图中左手)握持患者伸过头的上方手臂,并向上牵伸,对吸气障碍,医者足端手(图中右手)以大鱼际置于阻滞足端邻近肋骨,以对抗上提手的力量作伸展;对呼气障碍则对抗手臂向上牵引,医者足端手置阻滞肋骨上缘,使肋骨向足端下沉松动。肩关节有活动限制的患者(图88)让患者手臂内收经胸前下垂,医者立于患者后方其头端手为治疗手(图中右手)的尺缘置于预定松动方向,呼气障碍置肋骨上缘,吸气障碍者置肋骨下缘,作预备性紧绷,足端手为辅助手(图中左手)与治疗手交叉向头端,鱼际置于肩胛骨下角,同上作预备性紧绷,治疗手向阻滞方向作柔和有节奏地反复松动。注意操作勿超过疼痛界限。

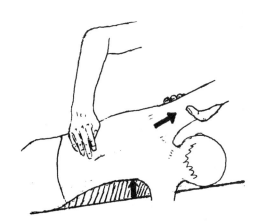

图87 侧卧位展伸松动治疗吸/呼气肋骨活动限制

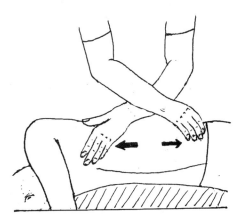

图88 肩关节活动有障碍者,肩内收位侧卧作肋骨松动

② 特殊性去滞手法(第1肋骨以下)

向前/外侧作肋骨-胸椎横突关节松动去滞(图89)。患者取俯卧位于胸椎略后凸治疗床,医者立于阻滞对侧,足端手为辅助手(图中左手)的尺缘置于拟处理的肋骨-胸椎关节的胸椎横突,该横突宜处于手尺缘中央,使该处成为固定点。医者近头手为治疗手(图中右手)尺缘较大面积置于肋骨上(增加与肋骨接触),向外较轻微向前作预备性紧绷,作诊断性测试松动后,于呼气时向外(轻微向前)作松动去滞(此手法亦可归非特殊性去滞)。

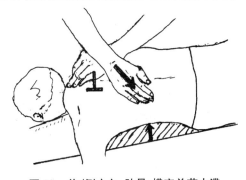

俯卧位异向去滞(向自由方向施力),操作较简单,适于第5~10肋骨去滞。治疗床抬高处于胸椎后凸处。

图89 前/侧方向-肋骨-横突关节去滞

呼气敏感(阻滞)者乃向吸气方向给力(图 90),医者立于拟治疗一侧面向头端治疗手(图中左手)大鱼际由足端向头端置于肋骨角与肋骨平行,另一手(图中右手)置于患者对侧治疗床以资支持,作深部触压,预备性紧绷后在测试性松动后作短暂去滞(施力如前述)。

吸气敏感(阻滞)者与呼气方向给力,医者立于治疗床头侧,治疗手大鱼际从头端按压于肋骨角,与肋骨角呈直角,另一手放于患者体侧,避免患者身体移位,治疗手深部触按作预备性紧绷,在测试性松动去滞后向足端短促速冲给力,不论吸气或者呼气敏感阻滞去滞手法均在呼气相进行,因此时吸气肌松弛。

可能的技术缺陷:固定不足,向腹侧(而不是切线方)用力过大。

侧卧位作速冲去滞(图 91)

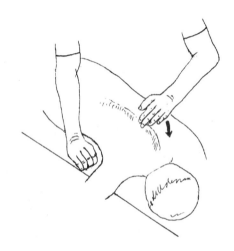 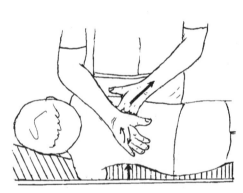

图 90   治疗呼气阻滞于吸气时作肋骨-横突关节去滞矫正手法

图 91   侧卧位浮肋肋骨-横突关节,呼吸气去滞
头端手近足端箭头示呼气去滞方向,头端手近头端箭头示吸气去滞方向,足端手将肋骨牵离胸椎

主要用于下端俩浮肋去滞。患者侧卧位,治疗床凸起(或垫高)使治疗部胸廓下部顶向上方(胁部展伸)。头部稍抬高,治疗侧患者下方手臂沿床沿下垂,使肩胛骨尽量外移,医者立于患者胸前,患者身体平靠医者大腿,注意严格侧卧不向前或向后倾甚为重要。足端手(图中左手)中指屈侧紧贴于拟治疗肋骨近端指间关节屈侧置于肋骨角,头端手(图中右手)鱼际置于下方足端手中指背侧。施力之一乃利用头端手鱼际之力经下方足端手中指将肋骨拖离胸椎,并向外作预备性紧绷;进一步施力如下:呼气阻滞作吸气方向去滞时,下方手(图中左手)中指屈而置于肋骨下缘,上方手鱼际按下方治疗手中指,将下方治疗手上提;吸气阻滞向呼气方向去滞时,下方手中指置肋骨上缘,上方手鱼际按压下方治疗手中指向其尺侧下压。去滞手法亦宜在呼气相进行,避免肌肉紧绷。去滞前依序先作

深部按压,预备性紧绷与测试性松动。

可能的技术缺陷:深部按压不够,患者不处于严格的90°侧卧位。

帕氏上端肋骨去滞法(图92甲、乙)

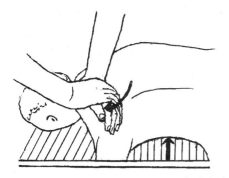 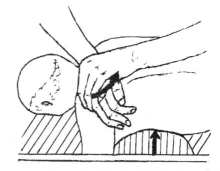

图92甲 帕氏上段肋骨呼气阻滞作吸气方向去滞   图92乙 帕氏上段肋骨吸气阻滞作呼气方向去滞

俯卧位对上段肋骨,即使能将肩胛骨尽量外移,也难以进行前述各种手法,仰卧位亦不能借呼吸时的敏感情况进行适当处理。奥地利帕氏对第2~4肋骨建议另一种手法。患者取俯卧,治疗床中部抬高,使胸椎处后凸位,医者立于拟治疗胸廓的对侧,按异向原则向呼气方向施力,治疗吸气阻滞(图92甲);向吸气方向施力治疗呼气阻滞(图92乙)。工作手(下方手)的豌豆骨按压于棘突旁尽量靠近脊椎或横突,速冲时既不可加压豌豆骨位置亦不可移开。吸气方向去滞时,下方工作手置肋骨下缘,呼气方向去滞时工作手置肋骨上缘。

吸气方向去滞时医者足端手为治疗手(位置固定手,图中左手),头端手(图中右手)为推力手位置固定手(下方手)均用手掌尺缘的掌面,先于离肋骨上/下缘约一横指处将软组织向肋骨方向推移至受阻为止;呼气方向去滞时,医者头端手(图中右手)为治疗手及位置固定手-足端手(图中左手)为推力手。借上方推力手屈曲拉动下方手作速冲去滞。此技术亦可用于松动,但仅施以柔和和节奏性重复动作。

第2~4肋骨以拇指指腹去滞手法

上段肋骨,由于解剖关系,暴露可供操作的范围很小,致松动或去滞操作存在困难(图93)。上臂经治疗床腋部空隙下垂于治疗床外,虽借肩胛骨外移操作空间有所增大,但可操作范围仍然比足端各肋骨间隙显著较小,帕氏乃以手掌尺侧的豌豆骨按压操作,在毕氏书中(2011年)提到关于此手法与帕氏的个人咨询。临床上以拇指代替掌腕尺侧的豌豆骨去

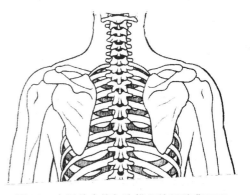

图93 肩胛前内缘与胸椎间的间隙背面观

滞,因占位较小,作用点局限集中,且易于控制定位,较为有效、便捷。

医者立于阻滞侧,头端手(图中右手)以拇指指腹分别置于肋骨上/下缘,另一手可置于患者对侧体侧。对呼气阻滞(图94)医者面对患者头部,拇指指腹在肩胛骨内缘于胸椎之间,向头端按压肋骨下缘,在深部按压,预备性紧绷与测试性松动后,于呼气相(因肌肉松弛),但亦可于吸气时去滞(因肋骨上提),向上推压肋骨作深部触按,对吸气阻滞(图95),医者面对患者足端,拇指指腹向足端按压肋骨上缘,在深部触按预备性紧绷与测试性松动后,在呼气相向足端施力去滞。如嫌去滞力量不足,可以另一手拇指指腹加按于下方触按手拇指上方,操作力会有明显增大(图96)。

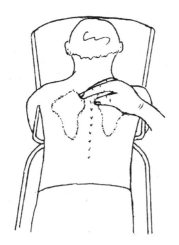 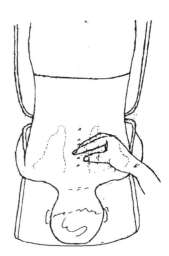

图94　拇指向吸气方向去滞(治疗呼气阻滞)　　　　图95　拇指向呼气方向去滞

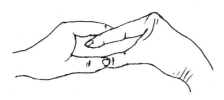

图96　另一手拇指加强去滞力

③ 第1肋骨-胸椎关节手法治疗

检查时以双手中指沿斜方肌前缘(降部)触诊第一肋,再向内延达第1肋骨-胸椎横突关节间隙,注意有否阶梯状或关节有害反应所致关节旁紧绷与压痛(提肋肌张力增加,乃阻滞征象),在吸气与呼气时还要触感刺激点压痛与局部软组织的韧度紧张变化。由于解剖特点,松动或去滞只能在一个方向进行。对第1肋与第1胸椎关节检查与处理的指征不限于关节局部存在的征候,而且还包括假根性颈臂综合征,胸椎综合征,腕管综合征,甚至肩关节痛或活动限制等。此外阻滞的存在不仅造成相应症候持续,而且还可能是下颈椎,上胸椎关节阻滞治疗后症候复发的原因。

下述非特殊性松动与特殊性速冲去滞手法可按需要选择,并有通用可能。

非特殊性松动技术(图97)

本手法即"提肘"手法,较简单,亦曾推荐于儿童治疗。患者取坐位,医者立于治疗床头端,患者肘极度屈曲,医者从后方,以交叉的双手手指持握患者肘下方,患者放松,略向后紧靠医者,医者严格垂直向上提起患侧肘作预备性紧绷,在呼气时加强紧绷,可重复上提松动多次;但亦可在呼气时迅速向上提冲作速冲去滞,此手法的作用乃经锁骨与第 1 肋骨间的锁骨下肌作用于第 1 肋骨。此手法亦可于呼气时作向上松动。

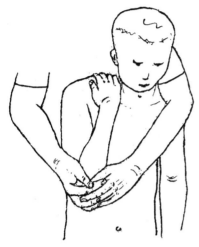 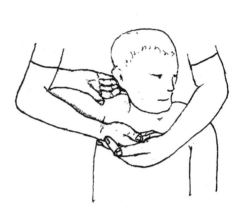

图 97　第 1 肋骨-胸椎关节,非特殊性提肘去滞手法

图 98　颈项手法

特殊性松动去滞

颈项手法(第 1 肋骨呼气阻滞作吸气去滞)(图 98):患者取坐位屈肘,阻滞侧肩外展外旋 90°,使锁骨下的第 1 肋骨向前凸起,手指置于颈项后,医者立于患者后方,以其近阻滞方手(图中右手)为治疗手,屈肘 90°,其前臂略向后上方,按压住患者上臂,手的尺缘置于第 1 肋骨近胸骨端的下缘;另一手(图中左手)的手掌托持治疗手手背予以支撑,辅助加强治疗手(图中右手),作预备性紧绷后,向吸气方向作反复松动,在预备性松动后亦可作速冲去滞。

双手分别压/倾去滞手法(图 99)

患者取坐位,医者立于患者后方,患者略向后靠于医者大腿,医者于阻滞侧的手为治疗手(图中右手)以桡侧缘,从上外方以 60°~70°角置于阻滞侧第 1 肋骨与横突关节外侧大约 1 横指作向内下的预备性紧绷,医者另一手(图中左手)的肘关节靠于患者对侧肩上,手扶头顶侧方,在测试性松动后迅速将患者头部向阻滞侧侧倾,使斜角肌松弛,在颈部的治疗手(图

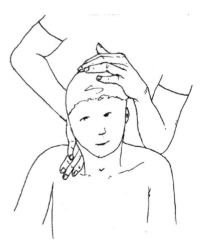

图 99　第 1 肋骨双手分别压/倾去滞手法

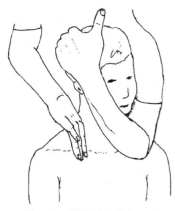

图 100　（肘悬吊）去滞手法

中右手）则向内下略向前作用于第 1 肋骨近关节处作速冲去滞。操作中要注意手的位置在速冲前及速冲时固定不变，如太向下倾向于水平位则速冲可能会不当地作用于下颈椎。

此手法亦可借肘关节悬提颈椎的方法进行（图 100），但要注意仅轻微牵伸，尽量不要有旋转，患者头向阻滞侧微倾。

病例：

姓名：M. M，女性，30 岁。

第一次来诊于 2016 年 7 月 8 日诉左胸背上方、左肩、左颈部疼痛已有 7 月有余。疼痛多于日间，但亦有夜间痛，胸背部痛常于呼气时加重伴惊恐感，颈部疼痛较轻，有时伴眩晕。2016 年 4 月 6 日曾在外作颈胸椎部磁共振检查，示颈椎自然后曲度减少，颈胸椎交界处有轻度成角，但椎间盘及其间隙无明显异常。

检查：胸椎 3、4、5 主要压痛在左棘突旁约 2.5 cm 处，胸椎左旋活动终末限制并伴疼痛，左肩活动，尤其外展时伴疼痛，但无典型 80°～120° 外展痛，肩峰下旋肌止点无明显压痛，颈 5/颈 6 棘突左旁轻度压痛，左旋轻微终末限制伴轻度疼痛。

诊断：胸椎 3、4、5 左旋阻滞，颈 5/颈 6 左旋轻微阻滞。

治疗：作胸椎 3、4、5 右旋去滞，颈椎仅作柔和牵伸。治疗后疼痛明显好转，深吸气亦较顺畅。

一周后因类似症状复诊，胸椎 3、4、5 棘突旁 3.5 cm 左右有压痛，吸气时疼痛增加，左肩胛骨内缘有压痛。

诊断为 3、4、5 肋骨-横突关节吸气阻滞，作帕氏法 3、4、5 肋骨-横突关节呼气去滞（图 92 乙）后疼痛改善，深吸气亦轻松。

第二次复诊后 9 天，诉因类似疼痛但颇为强烈，至附近综合性医院急诊部就诊，作详细检查及全套化验等，未发现心脏及其他脏器疾患征象，减压由矫形外科继续诊疗，随后因症状持续又来复诊。

检查示胸椎关节刺激点无压痛，亦无旋转阻碍与疼痛，左 3/4 肋骨-横突关节及其旁刺激点有压痛，吸气时疼痛增加。沿斜方肌肌缘触诊第 1 肋骨-横突关节及其旁刺激点有压痛，吸气时疼痛增加。左肩胛骨内/下缘有压痛，特别是将肩胛骨内/下缘抬高时疼痛明显，颈 5/颈 6 棘突压痛，左旋限制伴疼痛。

诊断：第 1、3、4 肋骨-横突关节吸气阻滞，左肩胛骨-胸廓滑道阻滞，颈 5/颈 6 左旋阻滞。

治疗：乃于第 3、4 肋骨-横突关节以拇指作呼气速冲去滞（图 95），第 1 肋骨-横突关节作非特殊性"提肘"松动（图 97）与"双手分别压/倾"（肘悬吊去滞）（图 100）以及左肩胛骨提升松动去滞。

治疗后总体疼痛征象明显好转，吸气舒畅无痛，肩外展无痛，颈左旋几无疼痛。三个月后电话随访，末次治疗后症状未再次复现，已恢复工作。

病例分析：此例患者胸、背、颈、肩复杂症候重叠，存在多处关节阻滞，估计与工作负荷有关。由于较长时间被疼痛缠绕，初步治疗后症状有所好转，患者很满意，医者也很满意，但实际上问题尚未彻底解决，肋骨-横突关节阻滞的征象可能与胸椎关节阻滞征象重叠，故检查中要特别注意刺激点与呼/吸的关系,尤其第1肋骨-横突关节阻滞诊断上有一定难度,直到第3次复诊时才得以去滞解决。提示医者耐心、仔细反复检查的必要性。上段肋骨-胸椎横突关节的阻滞,以拇指去滞效果不错。手法治疗后为保持治疗的效果,医疗体操等综合措施不可或缺;此外此例疾患可能与工作时持续左肩、臂上提负荷有关,如能改善工作条件,避免上述单方面过度负荷对防止症状复发亦有积极意义。

2.1.6.4　骶髂关节

(1) 检查与诊断

手法治疗相关的临床检查,除前已述及的一般临床检查为基础(其中包括动态与静态检查),以及相关肌肉短缩、韧带刺激等征象,均可能提示存在增大的有害性传入活动性。患者除诉及直接在骶髂关节处疼痛外,可因梨状肌张力增加致臀部痛,或放散至大腿后/外侧的假根性放射痛,或坐骨神经痛,相应还可伴有坐骨-腿肌短缩,有时可有腹股沟痛(如髋内收肌张力增加等)。

① 首先检查骨盆静力状态

立位触诊髂嵴、髂前上棘,如有髋、膝挛缩,检查时可屈曲对侧髋、膝关节,以排除其对骨盆静力状态的影响。骨盆低位与骨盆扭转要加以鉴别(图101)。骨盆低位者,同侧的骨盆后缘(如髂后上棘)与骨盆前缘(如髂前上棘)均处低位;而骨盆扭转则半侧骨盆居后,另半侧骨盆前沿下沉。

骨盆静力状态还可作一简单的检查,患者取立位,医者于背侧(图102),以双手中指或食指指腹置于髂嵴后部,向后触诊至髂后上棘,再延此线触至骶嵴骨中部;一侧骨盆低位时,两线不相遇于骶嵴骨中部,说明骨盆缘两侧高低不同。骨盆扭转者该两线的走向明显不同程度地偏离两骨盆的差异,要排除反射所致骨盆扭转。前移征开始时示阳性,但若干秒(比如20秒)后可能转为阴性,因骶髂关节并无阻滞。反射性骨盆扭转可能因寰枕关节或腰1/腰2阻滞致肌肉张力不均衡等功能阻碍所致。

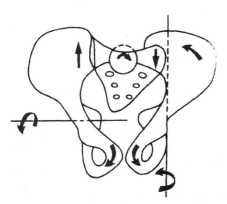

图101　骨盆扭转

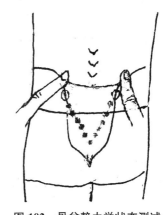

图102　骨盆静力学状态测试

髂嵴-髂后上棘延长线相遇于
骶嵴骨中线为正常

矢状面骨盆与骶骨的倾斜度与腰椎病状有关。锐角或弓状骶骨,其特点是骶骨与腰椎成角变小,甚至达90°,其上 2/3 几乎居水平位,下 1/3 急剧向前弯曲,若伴腰椎前凸增加时,骶髂关节上部阻滞的机会增大。患者于俯卧位臀区示平坦,足处旋增大,可能提示骶髂关节上棘有刺激状态存在,由于骶骨为脊柱的基座,所以骶髂关节对躯体整个静力平衡有重要影响。骶髂关节或腰骶连接部解剖变异或功能紊乱常可致脊柱其他部位的继发性关节阻滞。患者可能因局部疼痛或假性神经根痛,最初成为唯一的求诊原因。假性神经根痛人们虽首先想到腰骶处问题,但实际上骶髂关节的功能紊乱却是其主要原因。对脊椎节段阻滞治疗后复发及其预防,不仅考虑是否存在内脏疾患,关节活动度过大等,而更要考虑上方的寰枕关节与下方的骶髂关节是否有阻滞存在。

② 其他几种功能检查

"4"字征(图 103)

患者取仰卧,医者立于检查腿对侧,一手握检查侧踝部,屈膝将小腿置医者侧膝上方,也有人将足底置医者侧大腿远端内侧,外旋髋,医者近头端膝可置患者髂嵴前部以资固定,防止骨盆旋转。有人将外旋的程度分为四级,如 I 级 23°及以下、II 级 45°及以下、III 级 67°及以下、IV 级 90°及以下,要注意此测试不

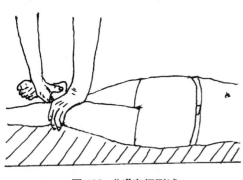

图 103 "4"字征测试

仅涉及骶髂关节,而且与髋关节病变,内收肌短缩,腰椎病变所致假根性综合征,甚至胸腰交界处病况,或腰大肌挛缩等有关,与活动范围,疼痛部位(如于内收肌、大粗隆、腹股沟、骶髂关节、腰骶关节等)以及终末感觉等予以鉴别。

过伸三步测试

患者取俯卧位,治疗床头略放低,利于患者放松,医者立于拟检查腿的对侧,近足端手置检查侧大腿髌上方,将腿上提,近头端手则按检查需要,置于适当位置。

第一步 检查髋关节(图 104 甲),足端手(图中左手)上提、后伸髋关节,如有疼痛与活动限制,提示髋关节病况或髂腰肌、股直肌短缩等。

第二步 检查骶髂关节与髋关节(图 104 乙),足端手如前,头端手固定骶骨,足端手提腿向上。

第三步 检查髋关节、骶髂关节与腰骶交界处(图 104 丙),近端手置腰椎下段,足

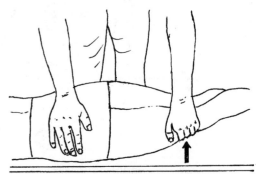

图 104 甲 三步测试第一步检查髋关节（固定髋骨）

端手提腿向上,近端手施力较轻,使腰椎上段不排除在检查之外,但足端手施力亦不可过度,避免腰椎过度后凹对椎间盘或椎间关节造成不利影响。

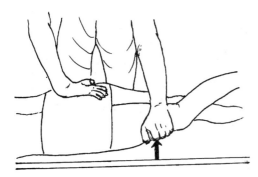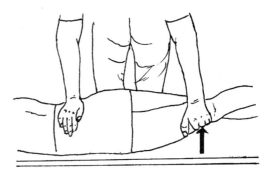

图 104 乙　三步测试第二步检查髋关节与骶髂关节(固定骶骨)　　　**图 104 丙**　三步测试第三步检查髋关节、骶髂关节与腰骶关节(固定腰椎上/中部)

前移征

　　为对骶髂关节针对性较强的检查,骶髂关节属于微动关节,其旁有非常强韧的韧带,故活动度很小。人体钽元素(73 号元素)标志测定骶髂成角活动度仅 2°～3°,骶之处矢状线的点头活动仅 0.8°～3.2°,移位活动性亦很小(骶 1 略大,亦仅约 0.5 mm)。

　　检查方法。患者立于医者前,背向医者(图 105 甲),双脚稍分开,两下肢均衡负重,医者双拇指置于髂后上棘,令患者躯体前屈,设想是正常骶髂关节少连动或不连动,前屈时骶骨向前上移,髂骨滞后,位置偏低;当关节阻滞时,骶骨向前上移动时髂骨发生连动,故阻滞侧髂后上棘位置比健侧高,即前移征阳性(图 105 甲、乙、丙)。前移征存在的不确

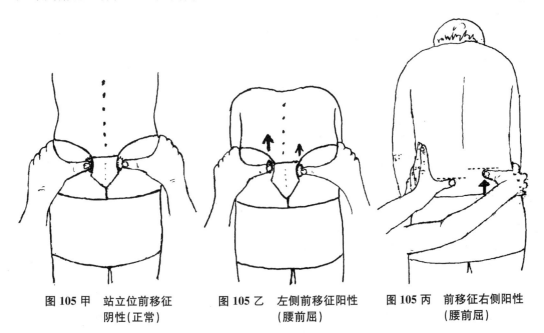

图 105 甲　站立位前移征阴性(正常)　　　**图 105 乙**　左侧前移征阳性(腰前屈)　　　**图 105 丙**　前移征右侧阳性(腰前屈)

定因素有：双侧骶髂关节阻滞时前移征可能阴性；其他影响因素还有脊柱侧屈，一侧或双侧坐骨-腿肌短缩以及腰4与腰5阻滞（患侧髂腰韧带带动髂骨等）可能出现假阳性。

骶骨棘征（图106）

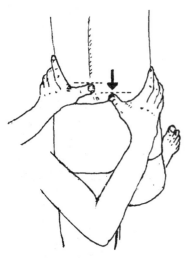

为对骶髂关节针对性较强的检查方法可比较两侧骶髂关节活动状况，患者立位如上述前移征，医者一手拇指置于检查侧髂后下棘下缘，另一手拇指于同一高度置于骶骨棘突约于骶1与骶2棘突之间，患者另一侧腿保留站立伸直位，检查侧屈曲髋、膝关节，若骶髂关节正常，则髂后上棘略向足端（下方）移位，如无移动则示骶髂关节阻滞。但如髋关节极度屈曲或严重骶髂关节阻滞，骶髂关节亦可能轻微向足端移位。但要注意若患者姿态不稳，骨盆斜位或旋转检查结果亦可能不确定。

此检测方法除可检测骶髂关节功能外，还可对两侧骶髂关节功能状况做量的比较。此测试还可倒过来反向

图106　骶骨棘征正常（右）

进行：医/患位置同前，令患者弯腰前屈（双拇指分别保留在骶骨棘与髂后上棘），此时髂后上棘向前上移位为正常征，不过其移动距离比前述屈髋/屈膝检测方法为短，故宜作双侧比较。但若腰椎活动范围较小，则可能缺乏说服力。

功能性双下肢不等长征，可用于测知是否有骶髂关节阻滞或骨盆扭转，但要注意两者可能同时存在。

患者仰卧，医者立于治疗床足端，两手分别握双踝（双拇指对内踝）（图107甲），令患者以双手支撑于治疗床起坐（注意臀部不离床），必要时医者双手可向远端轻拉双踝，避免患者下肢与治疗床间的摩擦阻力误导测试结果。查下肢长度变化（图107乙），如差别超过2 cm，可能为骨盆扭转；如小于2 cm则可能是轻度盆骨扭转或骶髂关节阻滞。要注意躯干、颈部与咀嚼肌紧绷，胸腰部关节节段或寰枕关节阻滞均有可能影响检查结果。节阻

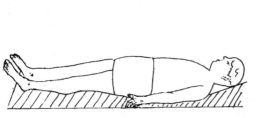

图107甲　平卧（医者双手握踝，比较双腿长度）

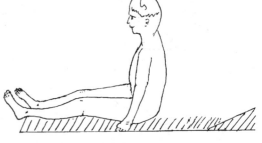

图107乙　从卧位起坐，示左腿比右腿长（功能性下肢不等长）

滞均有可能影响检查结果。震颤测试,可用于排除骶髂关节活动度过大与不稳(图108甲、乙)。

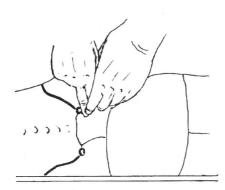 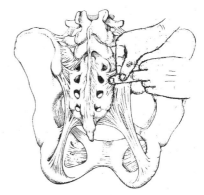

图108甲 震颤测试(下方触感指为右手中指) 图108乙 震颤测试(下方触感指为左手中指)

患者取俯卧位,治疗床中间部宜紧,以免因该部分震颤造成假象致误诊,医者的中指指腹置骶骨上部,末节基部屈侧置于髂骨内侧缘,另一手手指扶住该中指中/末指间关节向腹侧作震颤活动。骶髂关节上缘触诊时要注意手指是在骶/髂骨,而不是在关节旁韧带处,以免误以为存在关节不稳。正常的感觉为轻度较稳定的弹性振动感,如两者之间缺乏连动感,无震颤感,则可能存在阻滞;如髂骨缘与骶骨间距离增大,可能存在活动度大,如差异更为显著则可能存在关节不稳,两者表明作松动与速冲去滞手法均不宜。但要注意它可能是对侧骶髂关节慢性阻滞的代偿征象,对侧骶髂关节作去滞手法后代偿性活动过度则有望得以改善。震颤测试时如有硬韧感而缺乏弹性,依靠其程度可能为关节活动度减小乃至无活动。俯卧患者作震颤测试尚有一种可能,医者手紧靠髂前上棘下方作上抬动作,另一手以中指腹(或手掌尺侧)向腹侧按压骶骨作震颤可感受到两者间的活动度。

检测骶髂关节的点头与翘头活动

患者取侧卧位,下方腿伸直,上方腿略屈髋、屈膝,医者头端手中指,于骶髂关节的上极处置于骶骨,食指置于髂后上棘,足端手握上方腿膝前作屈髋(超过90°)略向背侧与伸侧按压,屈髋时髂骨与骶骨之间距离增加,髂峰向足端背侧移位,伸髋时髂峰又向头端与腹侧移位(图109甲、乙)换位卧于另一侧,再作两侧比较,此测试大体上是震颤与骶骨棘两测试的结合。总而言之,此检测乃上方腿在屈髋与伸髋之间的活动(即以检测手置于骶骨与髂后上棘之间,测知骶骨与髂骨间的活动)。

另一种可能性,患者仰卧,医者一手中指触按于骶髂关节(同上),另一手扶提髂骨向上作震颤抖动,感知骶髂关节的活动度。肌紧绷,胸腰部关节段或寰枕关节阻滞均有可能影响检查结果。骶髂后部韧带的检查,韧带图像(图110)。

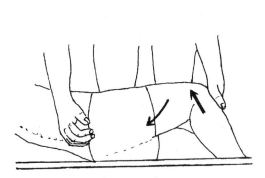

图 109 甲　点头/翘头(屈/伸)时骶骨与髂后上棘的距离变化

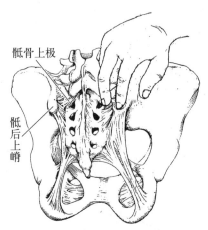

图 109 乙　中指于骶骨上,食指于髂后上棘测感髋伸/屈(点头/翘头)时的距离变化

检测髂腰韧带(图 111)

患者取仰卧位,医者立于对侧,离床手(图中左手)屈髋 90°,尽量屈膝,另一手近床手(图中右手)按压对侧髂骨以固定骨盆,尽量将髋向内收方向按压,以测试髂腰韧带有否展伸痛,骶髂关节阻滞时可致髂腰韧带牵伸痛以及腰方肌痛。注意不要沿大腿纵轴方向按压,以避免骶骨固定于治疗床,致该韧带展伸受阻碍。但展伸痛阳性还要考虑其他因素,如髋关节病变大粗隆肌止点炎、梨状肌症候以及骶髂关节背侧其他韧带问题。

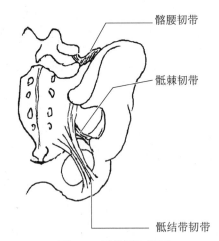

髂腰韧带
骶棘韧带
骶结带韧带

图 110　骨盆后韧带图

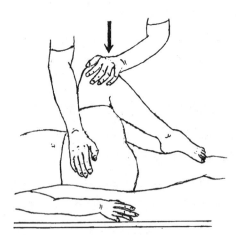

图 111　检测髂腰韧带

检测骶棘韧带(图 112)

患者位置如上,髋取屈曲 120°左右,膝极度屈曲位,将膝压向同侧肘关节方向,近足手按住对侧膝部或大腿下前方将下肢固定于治疗床。

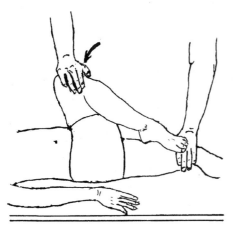
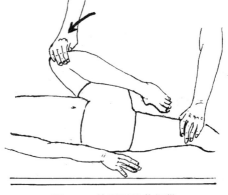

图 112　检测骶棘韧带　　　　　　　　图 113　检测骶结节韧带

骶结节韧带（图 113）

位置同上，髋、膝极度屈曲，将膝压向对侧肩（内收），另一手按对侧膝上方以固定下肢于治疗床，要鉴别问题在此韧带或上述髂腰韧带、骶棘韧带或坐骨-腿肌，相关局部压痛很重要。

③ 功能性节段刺激征的诊断（即关节阻滞的第三步诊断法）

患者取俯卧位，如治疗床有调节可能，床头可稍放低，但头不可有旋转，否则刺激点的紧绷张度可能会有变化，影响检查结果。先寻找骶髂关节在臀肌处的相应刺激点（图 114）。

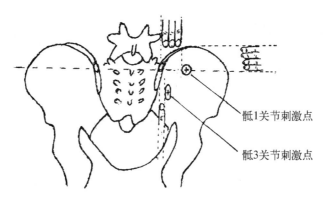

图 114　骶髂关节（骶 1 与骶 3）刺激点

骶 1 刺激点于髂后上棘外侧 3 横指，髂嵴下 4 横指
骶 3 刺激点于骶髂关节下端（约骶 3 棘突下水平线），骶髂关节外一横指

骶 1 阻滞时，臀中肌肌张力增加并有压痛，大约于该肌内侧有压痛点，该处由臀上神经的骶 1 支所支配，它约在髂嵴下四横指，髂后上棘外侧三横指。骶 3 阻滞较少见，硬韧

的压痛点约纵形走向,在骶髂关节下部外侧一横指的臀大肌中,此处骶髂关节阻滞时阔筋膜张肌紧张度可能比对侧减弱。

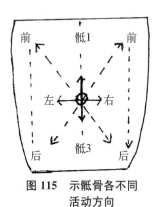

图 115　示骶骨各不同活动方向

一手保留按压于刺激点(一般以中、食指),然后关节向不同方向活动,观察了解疼痛、压痛以及刺激点软组织硬韧度的变化(减弱或加强),是判断功能紊乱,选择治疗方法及治疗方向的重要组成部分。

理论上骶骨有下列各种活动可能性(参图 115),以整块骶骨而言,只有向头/足端及腹侧活动可能。但以骶 1～骶 3 为纵轴,则有左/右向腹背活动;以骶 2 为横轴,也有上/下腹背活动;沿骶 1～骶 3 对角线为轴,则有两斜块腹背活动可能,后三者均属"跷跷板"活动。

髂骨可用手掌尺侧或鱼际等经髂嵴向足端按压,或借按压大粗隆或坐骨结节向头端施力去滞。手握对侧髂嵴上提所施之力经该侧骶髂关节传导至对侧,但力量较弱。

阻滞不伴关节活动过度可借下述手法去滞。常见的骶 1 阻滞为向足端及腹侧活动敏感度增加,可借骶髂向足端按压;或经按压大粗隆或坐骨结节向头端施力。

检查结果与治疗书面记录举例

诊断例 1:"骶 1＋,↓,腹"表示,刺激点在骶骨右方,向足端与骶 1 向腹侧压刺激点敏感增加。

例 1 治疗:"骶 1＋,↑,骶 3 背",表示骶 1 右侧向头端去滞,骶 3 向背侧去滞(或利用髂骨)。

诊断例 2:"＋骶骨 1,↑,背",表示刺激点在骶 1 左方,向头端与背侧活动时刺激点敏感增加。

例 2 治疗:"＋骶骨 1,↓,骶 3 腹",表示骶 1 左侧向足端;骶 3 向腹侧去滞。

(2)骶髂关节手法治疗技术

① 非特殊性手法

下述各种手法除用于非特殊性松动外,有时亦可用于针对性速冲去滞。

双侧髂骨向足端松动(图 116)

患者俯卧,骶髂关节置于治疗床有弹性部分,医者立于床头,双肘屈曲约 90°,前臂平靠于患者胸廓后部,手掌尺侧由头端向足端连带软组织推向髂嵴,以避免直接压迫髂嵴,双手作深部触按,注意双手均等用力。除一般双手向足端推压外,亦可取常用的特

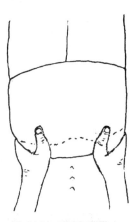

图 116　双侧髂骨向足端松动

殊性速冲去滞手法,"沉跟转"。塞氏认为此手法可能有刺激类迷走神经作用于腰椎神经丛致血管扩张("沉跟转"参考　骶骨向头端速去滞)。

技术缺陷:重压髂嵴骨膜或肌止点致疼痛。

亦可作整个骶骨(两侧)向足端松动(图117)。患者位置同前,医者立于治疗床侧方近患者小腿处,面向治疗床头端,双手大鱼际肌肉紧绷置于骶骨横行后凸下方,手指先稍分开作深部触按,将软组织尽量

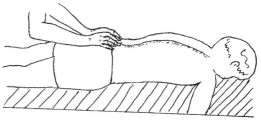

图117　整个(双侧)骶骨向头端作去滞矫正

向头端推按,以获更多软组织的保护。手指向中央靠拢,使两大鱼际几乎处于平行位。肘关节取近垂直位,头部约处双手向上的垂直线上,向头端作预备性紧绷后,向患者头端施

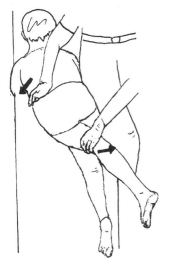

**图118　左骶髂关节内
收剪式手法**

力,除一般双手向头端推压外,亦可"沉跟转"施力。

骶髂关节内收剪式手法(图118)

患者俯卧,如可能宜将骨盆置治疗床弹性块上,医者立于阻滞对侧,头端腿紧贴患者大粗隆,或以膝顶住大粗隆,以避免侧倾施力作用于腰椎,头端手置于患者对侧髂后上棘内侧作深部触按,并向前/侧方作预备性紧绷,足端手从外侧握持患者对侧膝部或膝部近端,头端手置髂骨缘向前外侧推压,足端手将患者腿作极度内收,注意腿的过伸仅达到能作内收为度,避免过度后伸。手法可于双侧进行,手法的作用在于不论阻滞方向如何,包括在未作特殊性手法诊断之前,非特殊性地张开骶髂关节上极,该处特别是骶1处的阻滞得以松懈。

可能的技术缺陷:未有效避免患者身体向侧方移位,过度背伸。

侧卧骶髂关节展伸

为一效果颇佳的非特殊性治疗手法(图119)。患者侧卧身体靠立于床侧的医者腿部,阻滞侧居上方,双膝弯曲,上腿足尖可置于下腿腘窝,医者略向前屈,头端手握患者对侧手臂远端(时关节上端),向治疗床方向固定,作为反转力。该反转作用力直达骶髂关节,使腰骶关节闭锁(若患者活动尚属灵活,医者头端手可直接按压于骶骨作反转固定)。患者上方手置于胸廓侧方先向前/侧方作预备性紧绷。医者足端膝置于患者上腿膝部上方并向地板方向按压可增强预备性紧绷,若有腰股沟处疼痛则不宜作此髋关节内收动作。医者足端手前臂置于髂骨向前侧方,即向自己及治疗床方向施力,注意施力仅限于足端治

疗手,作骶髂关节一般展伸。此松动操作有展伸骶髂关节背侧韧带之效,亦可作为肌肉能量技术,届时令患者在松动前作臀大肌等长收缩(对抗医者前臂),然后于等长收缩后松弛相,医者作松动操作。

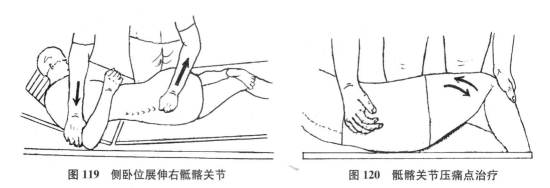

图 119　侧卧位展伸右骶髂关节　　　　　　图 120　骶髂关节压痛点治疗

压点技术

患者取侧卧放松体位,治疗侧在上方,医者立于侧方面对患者,以中指轻触按骶 1～骶 3 刺激点,足端手扶患者上方膝前,并作上方腿髋关节屈/伸(点头/翘头)活动约在中点,寻找阻滞有害反应所致肌肉张力处于最低处(图 120),此时治疗手中指按压该处约 1 分钟。压点技术可视为疼痛时保护性治疗,亦可作为速冲去滞手法前的预备。此处应用的是"刺激点",但有的医者使用其他不同取点方法,如查氏点、对抗点以及触发痛点。

髂骨震颤牵伸(图 121)

此手法可作为诊断性测试松动,患者取俯卧位,医者立于足端,双手握检查侧踝关节(胫腓骨交界处于掌心),作较大面积深部触按,勿锐压骨膜致痛。紧绷胸肌,医者略向后倾作预备性紧绷,沿腿之纵轴作细颤牵伸,细颤能转好达到去滞目的,强力颤动则会导致肌肉紧张,还要注意髋关节尽量减少过伸。

技术缺陷:过度后伸;震幅太大。

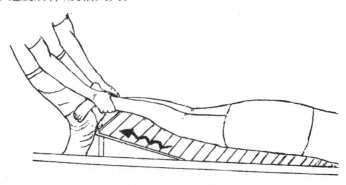

图 121　牵引下肢作髂骨震颤牵伸

髂骨向足端牵伸摆动（图 122）

对顽固性足端牵伸敏感的骶髂关节阻滞,可将髂骨向足端作牵伸摆动处理。患者取俯卧位,医者侧向立于足端,近床手从背侧握持踝关节,近足端手(离床手)握患者中足部。在操作中踝关节始终保持 90°位,将足抬高使膝屈曲约 40°,柔和、缓慢、逐渐增强牵伸,屈膝与伸膝时维持紧绷,并逐渐将小腿轻放于治疗床,操作可反复进行多次,牵伸不可太用力,也不可让大腿离开治疗床。此

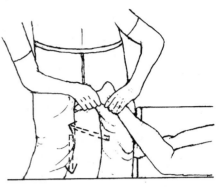

图 122　下肢作髂骨牵伸摆动

手法亦可改为速冲去滞,再做 4～5 次牵伸,将腿放置治疗床之前,作一迅速向足端速冲牵伸,要避免腿部猛击治疗床以及髋过伸。

技术缺陷:除上述外还要注意患侧腿部放松不足。

肌肉能量与肌肉-筋膜技术

骨盆部肌肉能量技术,较少趋同于典型的肌肉治疗技术(诸如肌肉压痛点的处理)而是在松动手法中,让患者自己作随意肌紧绷,在患者紧绷大约 5 秒后,于松弛期(呼气相)作松动手法,它可向关节自由活动方向,亦可向阻滞方向施力,但后者利用到达阻滞前的自由活动段。

肌肉-筋膜技术包括软组织技术,肌肉处理技术与松动。首先取得手法诊断中分层触诊所得结果,要区别紊乱的部位是在皮下组织与筋膜组织之间,筋膜本身,筋膜与肌肉之间,或是肌肉本身,此外还涉及对肌肉-筋膜作用力的强度以及结缔组织的张力。

一般还是先向自由活动(组织张力减低)方向,然后才向阻滞(肌肉张力增大)方向操作效果较佳。首先针对浅层软组织紧张度以及皮下组织与筋膜间的可推移度的技术,目的在于减少来自上述组织的有害传入与有害传出刺激,从而缓解张力、扩大自由活动范围。原则上身体任何部位软组织,在其个别层次之间存在推移障碍,只要手法作用能够到达该处,均可按肌肉-筋膜处理原则予以松解。

侧卧位作肌肉能量技术

适于处理骶 1 向腹侧/背侧阻滞(图 123)。以骶 1 向腹侧敏感阻滞为例:患者取侧卧位,拟治疗侧居上方,医者立于患者膝前方,面向治疗床,患者上方髋、膝关节极度屈曲至骶髂关节第一阻碍处为止,患者上方足顶于医者近足端髋前部,令患者向医者施力(为伸的方向),维持 5 秒,医者髋部向前顶使患者

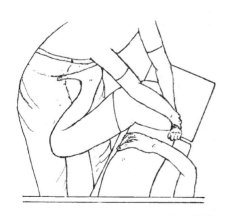

图 123　骶髂关节肌肉能量技术(侧卧位)

髋部进一步屈曲,向第一阻碍处用力,并略超越阻碍界限,操作可重复4～5次。

对罕见的骶1向背侧阻滞,患者亦取侧卧,病侧在上,医者立于骶髂关节背侧,近头端手置于上方的髂后上棘,医者近足手将患者上方腿尽量后伸至达到第一阻碍处,令患者对医者的阻力适度紧绷保持5秒,于随后的松弛相,医者向伸侧超越第一阻碍扩展。

易发生的技术缺陷:操作用力过大。

仰卧位肌肉能量技术

适于骶1向足端牵伸敏感阻滞(图124)。患者仰卧,双足伸出床缘,医者立于足端,足根抬起,双手掌握患侧踝关节,胸肌紧绷牵伸患腿(向足端方向)达第一阻碍处,患者另一脚撑于医者略屈膝的大腿前方,相反方向对抗患者屈髋力量,于呼气相,医者足根落地加强牵伸,略超过第一阻碍,操作可重复至活动范围增大为止。

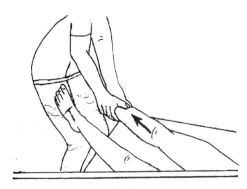 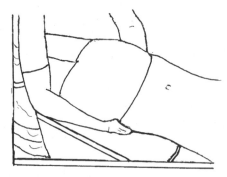

图124 仰卧位骶髂关节肌肉-筋膜技术 亦用于功能性下肢不等长

图125 骶髂关节肌肉-筋膜技术

骶骨背侧肌肉-筋膜技术(Ⅰ)(图125)

以仰卧为例:医者立于治疗床旁,患者大腿侧方,面向治疗床头,从两侧将双手置于患者骨盆下方,指腹置于两侧骶骨内侧缘,将两侧浅层软组织分别由内推向两侧方,鱼际则从相反方向中线按压转动,借此两方向活动辨认阻滞与活动自由方向,先向活动自由方向操作,医者紧绷/紧握拳,舌顶硬腭、咬紧牙关,于呼气松弛相,先向自由活动方向施力,后向后阻滞方向至第一阻碍处。

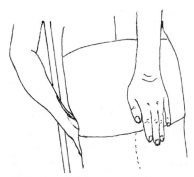

图126 腹卧位骶髂关节肌肉-筋膜技术(骶骨活动)

俯卧位骶骨背侧肌肉-筋膜技术(Ⅱ)(图126)

医者立于治疗床(患者骨盆)侧方,面向患者头部,近床手(图中左手)鱼际置于骶4(紧靠骶骨后凸顶的下方),离床手(图中右手)则从前下方扶住髂前上棘,然后借近床手向头端/与足端的按压与转动(钟表针活动方向),判定自由活动与阻滞方向,然后按前已述及的类同技术操作。

骶骨背侧肌肉-筋膜技术（Ⅲ）（图 127）

患者仰卧，医者坐或立于治疗床患者大腿侧方，近足手（图中左手）从大腿向插入骶骨背侧，手指达腰骶交界处，前臂平置于治疗床上，近头手（图中右手）手掌置于对侧髂前上棘前臂近端置于医者侧髂前上棘。双手移动检测不同软组织层，及不同方向的推移度，如有障碍则按前已述的技术操作，按不同方向组织紧绷状态判断阻滞所在，先向自由活动方向，然后向阻滞方向推按。

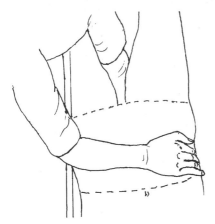

图 127 仰卧骶髂关节肌肉-筋膜技术

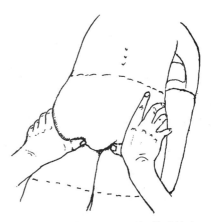

图 128 骨盆底、盆膈肌肉-筋膜技术

盆底-盆膈肌肉-筋膜技术（图 128）

此技术治疗效果颇佳。要区分紊乱与处理是在盆底筋膜层还是在提肛肌（盆膈），然后按不同深度操作。患者取俯卧位，医者立或坐于患者腘窝侧方，双侧拇指腹从下向上按压坐骨结节内缘，然后检测比较两侧组织张力紧绷或松弛。先从松弛侧开始向不同方向按压达第一紧绷阻碍，保持达到的紧绷处（相当于进行性肌紧张技术），等待肌肉松弛后，寻找新的紧绷界限，重复上述操作，随后才向紧绷方向施上述操作。

② 特殊针对性手法治疗

骶骨向头端速冲去滞（图 129 甲、乙、丙、丁）

俯卧位向头端去滞，要注意治疗床骨盆部不宜固定，而是要保持其弹性，以避免耻骨联合处受压致疼痛。以左骶 1 向足端敏感阻滞为例，于棘突旁骶 3 向头端速冲去滞。为防止腰骶部前凸（后凹），应于骶 3 处骶骨后凸（顶峰）的下方以切线方向向头部施力。医者立于阻滞侧，面向头端，近床手以鱼际或远床手以手掌缘置患侧骶 3 作深部触按，另一手复加按于工作手的手背或手握掌根-腕关节，向头端作预备性紧绷，医者肘部要下沉以期达到切线方向施力目的。

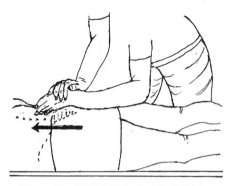 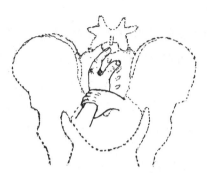

图 129 甲　骶骨(右)向头端作去滞矫正　　　图 129 乙　左侧骶前向头端作去滞矫正
　　　　　　　　　　　　　　　　　　　　　　　　　　　　　（解剖示意）

　　"沉跟转"指足跟离地抬起在迅速下沉时,借骨盆弹性转动,向头端作速冲去滞。图
(129 丙)示"沉跟转"时身体于足跟动作方向,图(129 丁)示"沉跟转"时足跟动作与腰部施
力关系。毕氏描述此动作为"骨盆弹性转动",医者骨盆先向上,然后弓形向下,使朝切线
方向施力,称之类似延长的"指数曲线"。

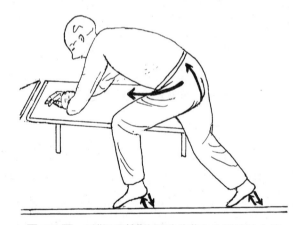 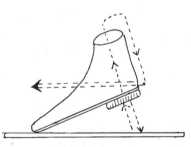

图 129 丙　以"沉跟转"作骶髂关节向头端速冲去滞　图 129 丁　"沉跟转"时足跟动作与腰部施力
　　　　　图示躯体与足跟动作方向　　　　　　　　　　　　　　方向关系示意

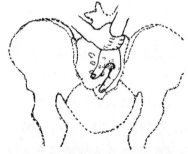

图 130　骶骨(右)向足端作骶髂
　　　关节去滞可法

　　可能的技术缺陷：治疗手太靠近腰骶关节,切线方
向用力不足,或偏向前(腹)侧施力。
　　骶骨向足端速冲去滞（图 130）
　　图示右骶 1 向头端移位敏感阻滞。骶髂关节阻滞
伴骶骨向头端移位敏感者较少见,患者取俯卧位,医者
立于患者阻滞侧,面向足端。治疗手（图中左手）将骶
3 向足端推移,远床手（图中右手）握下方治疗手腕部,
加强下方左手的深部触按与向足侧的预备性紧绷,治

疗手前臂向水平位下沉,以前述"沉跟转",借骨盆弹性转动切线方向将骶骨推向足端速冲去滞。

经大粗隆向头端施力去滞(图131甲)

图示左侧骶骨向足端移动阻滞,患者取俯卧位,治疗床有弹性较宜,医者立于阻滞侧,面向治疗床头端,以离床手(图中左手)手掌尺缘,从足端向头端方向推移,利用肌肉移置于大粗隆远端以资保护。此手法适于髋关节无明显炎症、变性病变,无明显大粗隆肌止点病变,否则只得改置于髂嵴,向头端(图131乙),或坐骨结节向头端去滞。近床手置于患者对侧治疗床上,紧靠患者身体,以避免患者移位,深部触按向头端作预备性紧绷后以"沉跟转"向头端作速冲去滞。

可能的技术缺陷:大粗隆缺乏肌肉保护按压致痛。

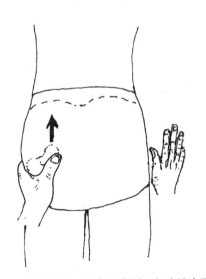 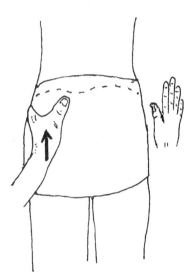

图131甲　经大粗隆(左)向头端去滞　　图131乙　髂嵴(左)向头端去滞

经髂嵴向足端去滞(图132)

图示骶骨(左)向头端移动敏感,患者取俯卧,医者立于阻滞侧床旁面向足端,近床手(图中右手)置患者身体对侧,避免患者向侧方移动,离床手(图中左手)在软组织保护下置髂嵴作深部触按,向足端作预备性紧绷,治疗手前臂尽可能下沉,以取切线位用"沉跟转"向足端速冲去滞。

可能的技术缺陷:髂嵴缺乏肌肉保护而刺激骨膜致痛。

经坐骨结节向头端,骶骨向足端,双向去滞(图133)

以左骶1向头端阻滞为例;患者俯卧,医者以近足手

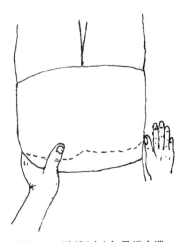

图132　髂嵴(左)向足端去滞

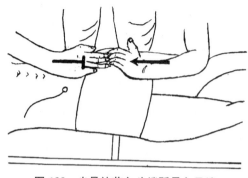

**图133　坐骨结节向头端骶骨向足端
双向异向去滞**

（图中左手）尺缘在软组织保护下置坐骨结节，头端手（图中右手）置骶骨，双手分别向足端与头端作预备性紧绷，其余操作参前述。

骶髂关节向足端或头端阻滞，临床上可用同向、异向或混合手法，后者较多用，如图（133）所示，双向去滞还有骶骨两半双向手法。

豹跃手法

豹跃式手法（塞氏），为双向（异向）手法之一（图134甲、乙）。

以骶1右向足端阻滞为例。患者俯卧，骨盆置治疗床弹性块上，医者立于阻滞侧靠近患者小腿远端床缘，面向患者头部，患者小腿伸出床缘外，医者双大腿夹紧患者远端小腿，如夹持太松既无有效深部触按，除松脱滑动外还可能致痛。患者尽量卧靠床缘，避免髋关节过度外展，医者尽量向后退，足跟抬离，此时屈膝以达到充分向足端牵伸的紧绷，医者离床手（图中右手）以尺缘置骶3，近床手（图中左手）握右手腕关节加强之。作深部触按，向头端作预备性紧绷，前臂与肘关节尽量下沉，以利切线方向施力。借伸直膝关节向足端方向牵伸患侧腿，同时骶骨处双手向头端作相反方向速冲去滞。注意两方向施力要同时进行，如有技术困难于骶骨的双手保持不动，仅双膝向足端施力。

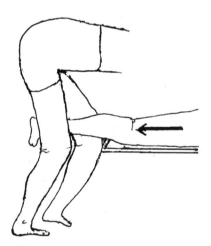

**图134甲　豹跃式骶髂关节双向去滞
图示腿的牵伸**

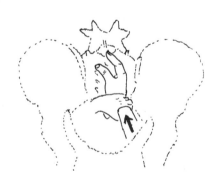

**图134乙　豹跃式骶髂双向去滞骶骨
向头端解剖示意**

可能的技术缺陷：忽略切线方向施力，置骶骨的手误置于尾骨，未注意双向施力同时进行。

双手于骶髂关节双向速冲去滞（图135）

对非顽固性阻滞（以骶1向足端阻滞为例），可用双手于骶髂关节进行。对双髋、膝关

节严重病变,人工髋、人工膝患者或下肢截
肢不宜作上述豹跃手法患者,可采用此手
法。患者俯卧,医者立于阻滞侧床旁,足端
手(图中右手)以手掌尺缘置于骶3,向头
端作预备性紧绷,头端手(图中左手)手掌
尺缘置髂嵴向足端作预备性紧绷,医者以
膝顶床缘以资稳定,医者上身尽可能前屈,
前臂下沉以保证切线方向施力,胸肌作预

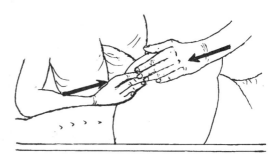

图 135 骶髂关节双向去滞,骶骨向头端(近足手)
髂骨向足端(近头手)

备性紧绷,取"沉跟转"类似动作,借跟骨下沉同时双肩相反的弹性速冲力作用于双手。此
手法亦可用于松动去滞。

可能的技术缺陷:施力向腹侧而非切线方向,髂嵴处肌肉保护不足,双手非同时施力。

骶骨左/右两半双向(异向)速冲去滞(如 136 甲、乙)

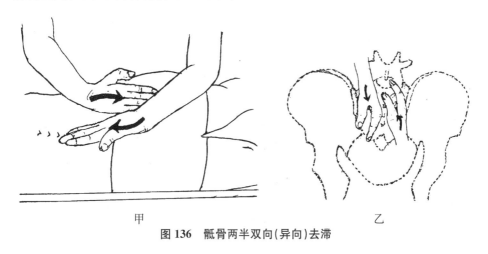

甲   乙
图 136 骶骨两半双向(异向)去滞

此手法既可作骶1向头端移动阻滞,亦可作为向足端移动阻滞的治疗手法。患者取俯
卧位,骨盆置于治疗床弹性块上,医者立于患者骶髂关节水平阻滞对侧,双手尺侧缘置骶骨
中线两侧骶3与骶1处,近端手(图中左手)置于骶骨向足端移动敏感侧,近头端手(图中右
手)置于向头端移动敏感侧,在骶骨后凸高度两侧分别向头端/足端作预备性紧绷后向足端/
头端两方向施力(当然阻滞方向若与图例所示相反,治疗方向亦作相应更改)。前臂与肘关
节下沉以便切线方向给力,施力亦取类似"沉跟转"作速冲去滞。为尽量减少向腹侧之力,双
向去滞之力宜略向中线方向即略有旋转。医者一侧膝关节可靠于治疗床,以增加稳定。

可能的技术缺陷:向腹部施力偏大,深部触按不足。

骶髂关节双向去滞

骶骨向足端,髂骨或大粗隆向头端作双向(异向)速冲去滞(图137甲、乙)。用于治疗较少见的骶 1 向头端移动敏感阻滞,骶骨向足端,髂骨向头端施力去滞可按压大粗隆(图 137 甲)。患者俯卧,医者立于患侧,近头端手(图中右手)以尺侧缘于骶骨后凸头端向足端作预备性紧绷,髂骨(图中左手)向头端施力,医者足端手可置于大粗隆,若髋关节有病况,条件不佳,足端手改置坐骨结节(图 137 乙),其余操作参前述。

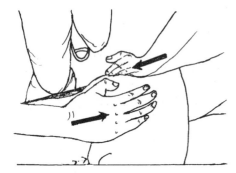 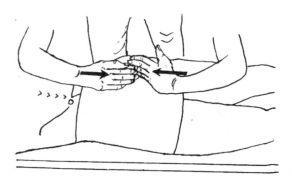

图 137 甲   骶髂关节双向去滞,髂骨向头端(按大   图 137 乙   坐骨结节向头端,骶骨向足端双向
　　　　　粗隆)、骶骨向足端双向去滞   (异向)去滞

可能的技术缺陷:手尺缘触按刺激骨膜致痛,向腹侧施力过多。

髂骨与骶骨同向足端去滞(Ⅰ)(图 138)

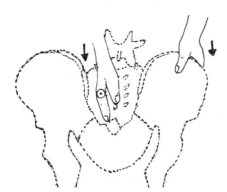 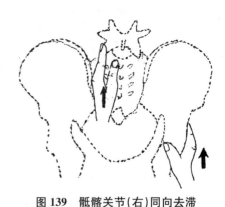

图 138   右侧髂骨与左侧骶骨均向足端   图 139   骶髂关节(右)同向去滞
　　　　同向去滞
　　⊙向腹侧施力(骶 3)   右手于大粗隆或坐骨结节向头端,
　　手法适用于右骶髂关节阻滞(骶 1 向头端及   左手尺缘于左侧骶 3 向头端。手法适用
腹侧敏感)   于右骶髂关节(骶 1)向足端阻滞
　　骶中线为轴,骶骨左侧向腹侧及足端骶骨右
侧向上翘(背侧)去滞解剖示意

上述双手联合异向操作,乃在同一关节相邻两关节之间进行,而现描述的同向施力技术则在两块相邻骨骼,但不在同一关节进行。两力可以均向足端,亦可均向头端。(图 138)示髂骨与骶骨均向足端,其适应证为骶 1 右向头端及腹侧移动敏感阻滞,尤其伴(右)下肢功能性缩短者。

患者取俯卧位,医者立于阻滞侧(右),面向治疗床足端,离床手(图中左手)置髂嵴向足端方向深部触按,近床手(图中右手)置对侧骶3骶骨后凸近端作预备性紧绷,双前臂尽量下沉,以保证切线方向施力,借"沉跟转"双手向足端施力。右手同时有下按骶3使骶1上翘,协同去滞作用,此法治疗效果较颇佳,髂骨手则除去滞外同时可用于矫正下肢(图中右)功能性短缩。

可能的技术缺陷:向腹侧施力,髂嵴处保护不够致痛。

髂骨与骶骨同向头端去滞(Ⅱ)(图139)

为治疗右骶1向足端移动敏感阻滞,伴功能性下肢增长者(图中右)。医者立于阻滞方床侧,近床手(图中左)掌尺缘置对侧骶3,离床手(图中右)置医侧大粗隆或坐骨结节。两手同时向头端施力,此手法亦可用于松动去滞。

几种俯卧位向腹侧施力去滞技术

向腹侧震颤垂直加压去滞(图140)

除用于骶1向腹侧阻滞,亦用于骶髂关节阻滞伴活动过度以及诊断测试性松动。(图140)以骶1(右)向腹侧阻滞为例,患者骨盆宜置治疗床弹性块上,医者双脚稍分开立于患者阻滞对侧床旁,足端手(图中右手)置于近医者侧骶3,头端手(图中左手)按于治疗手背以予加强,作深部触按。先做向腹侧的细微震颤,向腹侧作预备性紧绷,

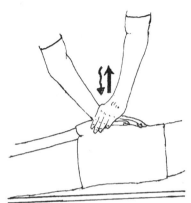

图140　向腹测震颤加压技术

治疗右骶1向腹侧阻滞(敏感),医者立于阻滞对侧,右手(近足手)鱼际按左侧骶3、左手(近头手)置治疗手手背(右)以增加力量,向腹侧细微震颤,医者腰前凸后凹作"沉跟转"向腹侧加压去滞矫正

经骶2的轴出现对角线活动,即病侧骶1上翘去滞,医者腰椎前凸(后凹),在细颤时足跟抬起,利用骨盆弹动速冲去滞后,足跟恢复落地原位。

可能的技术缺陷:靠肩部加压,骨盆活动硬而无弹性,治疗手太靠近腰骶关节。

骶髂关节顽固性阻滞并不少见,上述较为柔和的手法,如不能生效,可采用以下向腹侧更为有力的手法。

双手垂压去滞手法(图141)

图例示右骶1向腹侧移动阻滞。骨盆宜置治疗床的弹性块上,医者立于阻滞对侧骨盆旁,双足稍分开以足端手(图中右手)掌根尺缘侧置于对侧骶3(图中左侧),头端手(图中左手)伏按下方手背或握

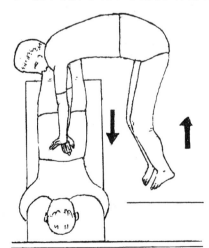

图141　双手垂压去滞手法

双手保持类同图140位置,双足离地跃地,返地时向腹侧施力去滞

其掌根部作深部触按与预备性紧绷后,医者双足离地跃起,落地时双手向腹侧施力去滞,此手法施力最强。

可能的技术缺陷:过早向腹侧施力,尤其是在速冲去滞前过早放松预备性紧绷;治疗手太靠近腰骶关节。

胸廓撞击(图 142)

以骶 1 右向腹侧阻滞为例,亦为一较有力的手法。患者取俯卧位,医者立于患者阻滞侧面向足端,近足手(图中左手)置大腿髌骨近端手背向上,近头手(图中右手)尺缘置于阻滞对侧(图中左)骶 3,注意医者前倾时胸廓下部应能达到治疗手背,略伸直肘关节抬高胸廓,然后再度屈肘,胸廓有力但有弹性而短暂地向腹侧撞击治疗手。

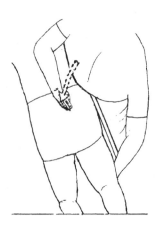 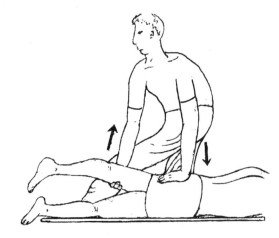

图 142　借胸廓撞击将骶骨向腹侧按压作　　　　图 143　浮生重压手法作骶髂关节去滞
　　　　骶髂关节去滞矫正

可能的技术缺陷:治疗手太靠近腰骶关节交界处,治疗手的斜度与下击胸廓不协调。

浮坐位垂压技术(图 143)

此手法对速冲力可适当控制,故亦可用于松动。以左侧骶 1 向腹侧阻滞为例,患者俯卧,医者立于阻滞侧骶骨侧方,面向足端,近足手(图中右手)从下方握患者大腿,近头手(图中左手)以尺缘置对侧骶 3 作深部触压,医者提患者大腿向上略伸髋取"浮坐位",臀部大约处于骶骨上方于骶 3 处向腹侧作预备性紧绷,上提后伸患者髋关节至紧绷限度,同时借双手双向协同施力作速冲去滞。以避免患者腰椎后凹对腰骶部椎间盘的挤压,在骶 3 处治疗手要稳定压向治疗床。此手法因髋关节过伸,对髋关节有显著变性病变或人工髋关节患者不宜。

可能的技术缺陷:骶骨按压不够,大腿过度上抬致腰椎后凹损害腰骶处椎间盘,髋处外展位。

跪位三点技术

对顽固性骶髂关节阻滞,尚有此利用膝跪位综合向腹/背两侧两方向施力的技术。以左骶1向腹侧阻滞为例(图144);患者取俯卧位,医者立于阻滞侧治疗床旁面对患者,治疗膝(图中右)屈曲以其内侧置对侧骶3,近床手(图中右手)握持对侧髂前上棘下方,上提向背侧作预备性紧绷,离床手(图中左手)鱼际从内侧置髂后上棘向前外侧推按,手指伸向外下前方作预备性紧绷,于骶3处的治疗膝压向腹侧,双侧髂骨提向背侧。在上述预备性紧绷条件下,离床足(图中左脚)抬离地面,屈髋、屈膝,然后向背侧作摩托车启动样快速踏下动作,上述三者施力应同时进行。要注意治疗膝的正确位置,以髌骨或胫骨结节按压骶骨可因疼痛致保护性肌肉紧张。如治疗腿的足尖顶于治疗床,有助于膝较平坦,平顺置于骶骨。

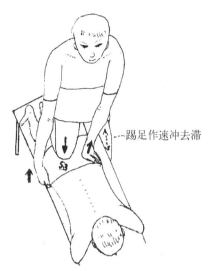

----踢足作速冲去滞

图144　跪位三点技术治疗骶1(左)向腹侧阻滞

以左骶1向腹侧阻滞为例,医者立于阻滞侧(左),以近床膝(右)跪顶对侧骶3,双侧髂骨上提,三力同时进行

可能的技术缺陷:治疗膝位置不当;去滞施力方向不当。

侧卧位手法技术

髂骨向足端牵伸、旋转,骶骨向头端牵伸微旋。

以右侧骶1向足端阻滞为例(图145)。患者取侧卧位,阻滞侧在上,颈(头)稍垫高,医者立于侧方患者骨盆旁面对患者,患者下方肩部置治疗床凹陷处,身体尽量靠医者侧床缘,患者下方腿(图中左腿)稍屈曲,患者上方髋、膝尽量屈曲,其足尖可置于下腿腘窝中。医者近足端腿的髌、韧带顶住患者上方腿的膝部,顶压之以增加髋、膝屈曲,从而使髂骨向外牵伸、旋开,从而骶髂关节被撑开,并使腰椎后凸,作预备性紧绷,医者近头腿(右),顶靠患者上方大腿以增加稳定。医者近头手屈肘,手握患者上臂近肘关节处,医者置其前臂于患者胸廓侧方,向治疗床施力使闭锁达腰骶交界处,医者近足端手的前臂置骶骨向头端施力作预备性紧绷与测试性松动,医者近足端膝部加强患者髋关节屈曲牵伸旋转,左手将骶骨向相反方向对持去滞。骶部的对持还可避免骨盆连动,以使骶髂关节的活动最大化。

可能的技术缺陷:闭锁不足,未能达到腰骶关节。

骶髂关节阻滞伴关节活动过度,宜缩短预备性紧绷的程距,如前所述对持手(右手)宜尽量将患者肩部向背侧按压,直至脊柱的旋转达到腰骶关节为止,对骶髂关节活动过度显著者,医者对持手可直接置腰骶关节(图146)。图(146)与图(145)尚有不同之处,乃左骶1向头端阻滞时,医者近足端手与前臂置髂骨,髂骨除借膝部动作旋开牵引外,并增加向足端牵伸。

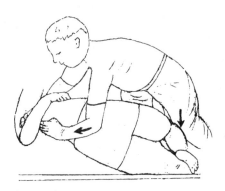

图 145   侧卧位手法技术（以右侧骶 1 向足端阻滞为例）

医者的近足膝顶压患者上方膝，增加其（屈膝）屈髋并牵拉髂骨向足端，医者近足手（图中左手）前臂于左侧骶骨向头端施力且可防止骨盆连动，使作用力最大限度集中的骶髂关节，近头手（图中右手）闭锁腰骶关节。手法适于治示骶 1（图中为左侧）向足端阻滞

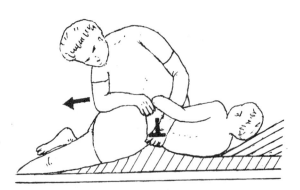

图 146   示左侧骶 7 向头端阻滞半骶髂关节活动过度

医者头端手（图中左手）为对持手，置腰骶关节司闭锁作用，以缩短预备性紧绷程距；近足端手置于髂骨向足端牵伸，髂骨借膝屈曲作牵伸旋外，并向足端起展伸作用

髂骨向头端去滞手法

以右骶 1 向头端阻滞为例（图 147）。患者侧卧，阻滞侧居上方，医者立于侧方面对患者，近头手（医者右手，图中未示）于患者上臂肘上方向后压肩（图 148）施力至腰骶关节使之闭锁，医者近足端膝的髌韧带顶患者膝，作旋转预备性紧绷，使髂骨向侧方移位以张开骶髂关节，医者以近足手（图中左手）的前臂置于患者髂骨作深部触按，并向头端作预备性紧绷，诊断性松动后又恢复至预备性紧绷位置，然后在向患者膝部施力作旋转性展伸骶髂关节，同时髂骨向头端速冲去滞。

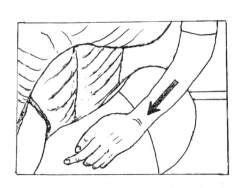

图 147   治疗右骶 1 向头端阻滞为例

近足手（图中左手）于髂骨向头端去滞
近头端手（图中右手未示出）闭锁腰骶关节

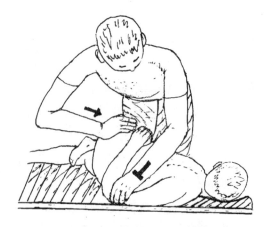

图 148   骶髂关节阻滞作髂骨向腹侧推压去滞

可能的技术缺陷：闭锁不足，未达骶髂关节。

髂骨向腹侧去滞

治疗骶 1 向腹侧阻滞，以右骶 1 向腹侧阻滞为例（图 148）。患者取侧卧位头略垫高，阻滞侧在上，医者立于骶髂关节水平，面对患者，近头端手（图中左手）于患者上臂近肘处，向后/下按压使闭锁骶髂关节，近足端手（图中右手）以小鱼际置上方髂后上棘作深部触按与向腹侧预备性紧绷前臂尽量下沉，近足端膝按压患者膝作预备性旋转紧绷，以尽可能展伸骶髂关节。在深部触压与预备性紧绷后经膝对膝按压旋转与医者足端手于髂后上棘向腹侧同时施力速冲去滞。

可能的技术缺陷：闭锁未达骶骨，近足端手去滞方向不完全向腹侧。

骶 1 向腹侧去滞

治疗骶 1 向背侧阻滞（较少见）（图 149）。患者取侧卧位，阻滞侧在上，头略抬高。此位置较易避免腰骶交界处前凸（后凹），后者在手法治疗时可能致下腰椎椎间盘后纤维软骨环损伤，而腰骶交界处因静力负荷，乃变性病变常见所在。医者近头端大腿顶住患者髌下胫骨头处，仅使髋膝屈曲＞90°但不带旋转，并使腰骶部轻度后凸（前屈），患者下方腿的髋膝稍屈，小腿可置于治疗床上。医者以近足端手（图中左手）第一掌骨桡缘顶住上方骶 1，以近头端手（图中右手），扶住下方工作手（左）加强深部触按以及向腹侧的预备性紧绷。患者将上方的肘部屈曲绕过医者稍屈曲的肘关节，患者上臂并用力将医者肘顶向前方，以增强骶 1 向腹侧的预备性紧绷。诊断性测试松动后，医者

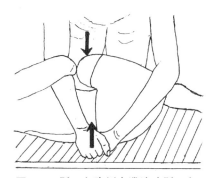

图 149　骶 1 向腹侧去滞治疗骶 1 向背侧阻滞（以右骶 1 为例）

适于少见于成人常见于幼儿的骶 1 向背侧阻滞（图示为右侧）

医者膝顶患者上方，使患者屈膝屈髋，髂骨背移（腰椎略后凸），足端手（图中左手）置上端右半骶骨，以近头手（图中右手）加强之，患者上方手向前压，更帮助右半骶骨向腹侧移。

治疗双手向腹侧，同时医者近头端膝水平位顶住患者胫骨头，略增强屈髋与腰骶后凸，两者同时施力作速冲去滞。

骶 3 向背侧阻滞成人少见，但多见于幼童。在功能性节段刺激点诊断明确后手法类同上述原则。

可能的技术缺陷：腰骶部前屈（后凸）不足，医者近头端大腿施力向下致有旋转成分。

（3）其他

双下肢可复原性（功能性）不等长的检查方法与骶髂关节借伸缩去滞纠正不等长。

检查方法：患者取仰卧位，医者立于治疗床足端，双手握患者踝关节，双手拇指于踝关节内侧，令患者在双臂支撑下坐起，医者可稍牵伸下肢以平衡两腿摩擦阻力（可重复 1～2 次），如一侧足向足端或头端推移，即为功能性双下肢不等长（真性不等长则在卧位

时即已显示)。如差异超过 2 cm 则可能存在骨盆扭转,小于 2 cm 则可能为骶髂关节阻滞或仅轻度骨盆扭转(图 107 甲、乙)。

德氏认为下肢功能性不等长可能提示存在骶关节阻滞或骨盆扭转。在临床工作中观察到双下肢可复原性功能性不等长,长的一侧不一定是阻滞侧,即阻滞也可能发生在短腿一侧。毕氏曾提到阻滞侧下肢必然伴髂骨上移,下肢变短的规律在他的临床工作中亦未能证实。他认为阳性结果与躯干、颈部乃至咀嚼等处肌肉异常紧绷有关,亦可能与胸腰椎交界处或寰枕关节阻滞有关。

有人介绍 6 种骶髂关节检查中,认为骶髂关节并不如人们想象那样为静态,而是非常动态。多种检查可能出现不同结果,有可能出现假阳性。克氏(Cramer)亦认为骶髂关节有复杂的活动关系。为避免治疗不当的功能性下肢不等长与骶髂关节的关系合理而可靠的确定方法是以骶髂关节相关刺激点(疼痛与局部组织特征性变化)阳性一侧为针对性治疗的着力侧,而不论该侧下肢较长或较短。

骶髂关节借伸/缩下肢(骶髂关节阻滞,同时去滞)矫正下肢不等长

下列操作手法选择的注意点可粗略阅过作为参考,全段结束后,按操作需要做出选择。

借下肢伸缩(包括髋膝关节)矫正下肢长短,同时作骶髂关节去滞时,要注意患者如有髋膝关节显著变性或人工髋、人工膝等不宜选直接冲击或牵伸髋膝关节者,以选间接方法,如经髂嵴作用者为宜。其他对骶髂关节去滞手法可综合使用。

短腿侧

直接作用:参考图 121、122、124、134 甲、138(骶髂关节同时双手处理),图 154、155 必要时作测试,但效果不确定。间接作用:作用于髂嵴向足端去滞(图 132)。

长腿侧

直接作用:参考图 150、151、152、131 甲,作用于大粗隆。必要时可测试(图 155,158)但效果不确定。

间接作用:作用于髂嵴(如图 131 乙)、骶骨(图 134 乙)、坐骨结节或骶骨(图 153)。

下肢短缩作双向下肢展伸去滞手术

① 患者取俯卧位,医者立于下肢短侧,将患者小腿侧移于床缘外,医疗双腿紧夹患者踝上方(稍屈膝),医者近床手或远床手以小鱼际置同侧骶 3(骶骨顶峰下),另一手复按其上或握腕关节以加强之,骶 3 双手向头端,脚踝双

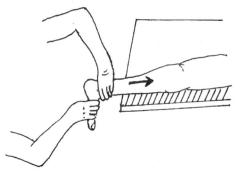

图 150　牵伸长腿处理功能性下肢长侧

腿向足端作预备性紧绷后,于医/患呼气相双向施力速冲展伸去滞(图 134 甲、乙)。

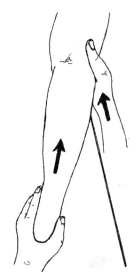

图 151 直接作用于大粗隆（俯卧位）

医者足上顶治疗骶髂关节阻滞伴功能性一侧下肢偏长

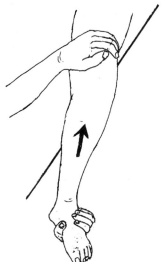

图 152 直接作用于大粗隆（仰卧位）

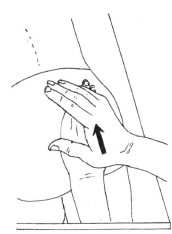

图 153 间接作用于坐骨结节或髂骨（俯卧位）

向头端按压坐骨结节或髂骨治疗骶髂关节阻滞伴功能性一侧下肢偏长

② 患者取俯卧位，医者亦立于治疗床侧脚端，面向患者头部，双手握踝拇指在上，患者双手紧握床缘以固定身体。预备性紧绷后作牵伸去滞（亦可震颤牵伸图 121）。此手法比下述医者侧立于治疗床足侧向足端施力更为有力。因双手更向医者胸腹方向牵拉，加上后仰，作用力直接作用于骶髂关节，而且医者膝部还可顶于床足缘（图 121）。

③ 图（122）示患者俯卧，医者立于治疗床足端，身体与治疗床侧面平行，患者小腿亦可置于治疗床床缘外，近头端手（图中左手）握踝关节，近足端手（图中右手）握足部，患者膝屈曲约 30°两手紧靠并始终保持踝关节于 90°。患者双手紧握床缘使身体保持固定，医者作预备性紧绷后快速伸直患者膝关节，同时向远端牵伸下肢。

④ 此外还有另一手法，患者取仰卧位，医者立于治疗床足端，双手握患者短腿侧踝部，膝关节伸直，小腿仅略抬离治疗床，患者另一脚顶住医者略屈膝之大腿前方。医者作牵伸（亦可震颤牵伸），此手法亦可用于骶髂关节肌肉-筋膜技术（图 124）。

下肢长侧作短缩去滞手法

① 患者取俯卧位，医者立于治疗床侧足端，将长侧腿移至治疗床足缘外，近床手或头端手（图中左手）四指从上向下置于踝关节前方，离床手（图中右手）于足根前方握足，两手紧靠，注意踝关节始终维持 90°位，屈膝不宜超过 10°。患者双手掌握床缘以资固定。向头端作预备性紧绷后，医患同时于呼气相，医者向头端按压，作下肢短缩去滞（图 150）。

② 患者俯卧位，医者立长腿侧治疗床旁，将患腿稍移至床缘外，近足端手（图中左

手)U字形置足底足跟前,近头端手(图中右手)置患者膝前髌骨下方或上方。患者双手紧握治疗床缘以资固定身体,医者向头端作预备性紧绷后,于医/患呼气相向头端作下肢短缩去滞(图151)。

③ 患者取仰卧位,医者立长腿侧,医者足端手于足跟前,U字形从足底握足。注意踝关节始终保持90°,屈膝不超过10°,头端手掌置髌骨前防止膝过伸。患者双手紧握治疗床缘以资固定。医者将长腿向患者头端顶按作预备性紧绷。医/患于呼气相,医者向患者头端作短缩去滞(图152)。

④ 患者取俯卧位,医者立于长腿侧,近床手(图中左手)大鱼际置于长腿侧坐骨结节远端或髂骨,远床手(图中右手)大鱼际置于下方手的手背(腕关节略背屈)以资加强,患者双手紧握治疗床缘以资固定,医者向头端作预备性紧绷后,取"沉跟转"作下肢短缩去滞(图153)。

非直接着力于长腿的手法,而施力于髂嵴、髂骨或坐骨结节的手法(图131乙,153),较适宜于髋关节变性或人工髋患者。

功能性双下肢不等长其他手法技术

患者取仰卧位,医者立于腿较长侧髋旁。第一步先处理对侧(短侧)。医者近足端手(图中左手)紧握患者踝关节上方,屈曲膝关节,头端手置膝关节内侧,医者近足端膝屈曲以髌韧带置患者于治疗床上伸直腿的髌上大腿前,以资固定其于治疗床避免连带,将对侧髋屈曲至最大限度,否则施力达不到骶髂关节,然后作柔和的髋关节外展外旋松动。第二步处理医者侧长腿,医者近足端手位置同前,近头端手掌则置于患者膝关节前,大鱼际置膝关节外侧,医者近足端膝固定患者对侧大腿远端如图,患者髋关节屈曲至最大限度,同时缓慢反复增加内收内旋(图154,155)。

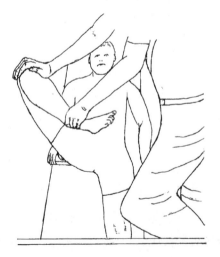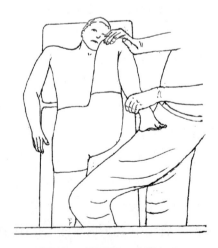

图154　德氏矫正法第一步　　　图155　德氏矫正法第二步

可能的技术缺陷：髋关节屈曲不足,患者于治疗床上的伸直腿固定不足致有连带活动影响对侧髋-骶髂关节的去滞效果。

骨盆扭转所致可复原性两下肢不等长

其特点是有时可伴有耻骨结节处疼痛与压痛。变位明显者除疼痛外,可出现阶状高低差异,但若局部软组织较厚,触诊可能难以确认。真性下肢短缩,站立位短侧腿髂前上棘与髂后上棘同时降低,而骨盆扭转则两者高低不同。骨盆扭转的设想原因可能是骶髂关节以上的腰椎关节,腰骶关节,颈椎(如寰椎关节)乃至颞颌关节功能性紊乱或阻滞等导致反射性肌肉不当挛缩所致。治疗可参选上述适当手法。

典型病例

病例(1) S.P.,男,46 岁。来诊时诉一周来突发疼痛于左臀部与腹股沟,行走时痛显,怀疑髋关节病况来诊。职业为建筑公司委托公司老板,但有时亦参加一些体力活动。体检示左/右髋关节正常,左腹股沟无压痛,前移征征象不显著,但由卧位起坐,左下肢比右下肢长 1.5 cm,压痛局限于左侧骶髂关节刺激点,活动测试痛感增加并伴有局部肌肉紧张度增加。诊断为骶髂关节阻滞伴左下肢功能性增长,作左骶髂关节去滞及展伸短缩的左下肢后,两下肢等长,疼痛迅速改善。

此外,对复发性骶髂关节阻滞伴下肢功能性不等长,患者可在指导下,于长腿侧自行作顶压锻炼(坐位,图 156),(卧位,图 157)。注意：图例功能性长腿侧为右。

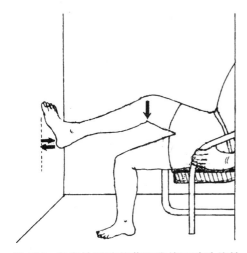 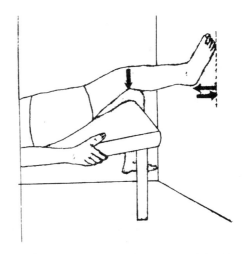

图 156 复发性骶髂关节阻滞伴下肢功能性   图 157 复发性骶髂先节阻滞伴下肢功能性
        不等长,长侧作顶压锻炼(坐位)   不等长,长侧作顶压锻炼(卧位)

病例(2) R.S.,女,75 岁。3 月前骑自行车跌倒,左大腿着地,在外他处因广泛血肿于左大腿外侧经多次血肿穿刺(医用弹力袜不能耐受),2 月前感觉显著左腰骶骨部痛,右髋因股骨头坏死曾作人工髋关节置换。检查：神经体征阴性。仰卧位,右下肢比左下肢短 1 cm,卧位起坐示左下肢比右下肢长 2.5 cm,立位前移征左侧轻度阳性,左侧骶髂关节刺激点有明显压痛,活动测试示刺激点疼痛增加,局部软组织紧张度增加。手法治疗主要做左下肢短缩与骶髂关节去滞处理后疼痛好转,一周后复诊,仰位起坐下肢不再有上述增长现象。医疗体操,增强腰骶部肌肉以稳定治疗效果。

要点:刺激点在腿长侧(左),手法处理重点在左侧。

病例(3) S.K.,男,65岁。两年来多次发作左腰疼,经手法治疗好转。来诊时诉昨日又有左腰痛,今下午拟出国旅行。检查示骶髂关节前移征右侧阳性,卧位起坐左下肢比右下肢长2 cm。骶髂关节刺激征阳性,压痛在左侧,无放射痛、无阳性神经体征。诊为左骶髂关节阻滞,伴功能性左腿长于右腿。作左骶髂关节去滞,左腿短缩手法后疼痛好转,6天后复诊疼痛基本消失,上述由卧位坐起,左腿较右长的征象不再出现。

要点:此例虽前移征右侧阳性,但坐位腿长侧为阻滞侧,针对左侧骶髂关节作去滞手法治疗后好转。

病例(4) S.C.,男,26岁。初次来诊时诉8~10周前右下腹痛,在外诊为耻骨联合炎症,作局部注射,绷带处理等未好转,后有右侧腰疼。检查发现仰卧起坐,右下肢比左下肢短2.5 cm,右骶髂关节相关刺激点阳性并有耻骨联合处压痛,但触诊耻骨联合左/右侧高低差异未能明确认定。未发现腹股沟疝,诊断为骨盆扭转。作骶髂关节去滞及右下肢展伸手法,矫正双下肢不等长后疼痛明显好转,但以后又反复发作类似症状,但经骶髂关节手法去滞,矫正双下肢不等长后症状均获好转。除医疗体操外,曾以5公斤重量固定于右足,左足立于25 cm高矮凳上(图158,159)除静立牵伸外,尚屈/伸左(健侧)膝关节,增加对右侧骶髂关节的牵伸作用并作医疗体操。1月后复诊时诉右侧腰部及耻骨联合痛,检查发现胸9~胸12、腰1右旋阻滞,卧位起坐双下肢长度有时有差异,但不明显,腰骶部无明显异常体征。

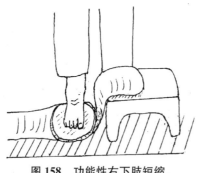

图158　功能性右下肢短缩,负重牵伸锻炼(一)

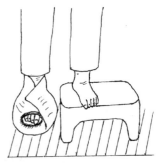

图159　功能性右下肢短缩,负重牵伸锻炼(二)

作胸9至腰1旋转去滞后症状好转。时约半年后复诊诉前段时间作竞走锻炼后出现轻度右腰骶部痛,检查示右骶髂关节刺激点轻度压痛,从卧位起坐右下肢比左侧短,作骶髂关节去滞及右下肢展伸后症状好转,继续前述医疗体操,右下肢牵伸等处理。

此例要点:骨盆扭转可与骶髂关节阻滞同时存在;手法治疗以出现刺激点侧为目标(此例刺激点不在长腿侧,而是在短缩侧),作骶髂关节去滞;恢复双下肢等长;胸腰椎阻滞可能是并发症候的原因之一,检查/处理时不可忽略(前已述及骨盆扭转的潜在原因);短缩侧下肢加重量牵伸锻炼,有一定稳定治疗效果的作用;对屡有复发的患者腰骶部过度负荷,如竞走等不宜,但医疗体操加强肌肉保护作用则不可或缺。

尾骨痛手法

臀大肌等长收缩后松弛：患者俯卧，医者立于床侧，面向患者头端，双手于臀裂旁置于两侧臀大肌处，令患者双臀紧绷8～10秒后，作深吸气，于呼气将肌肉放松，同时医者双手大鱼际从骶骨与尾骨间向两侧按压(轻)展伸(图160,161)。

以中指(或食指)插入直肠尾骨远端向背侧及远端牵伸，推移。

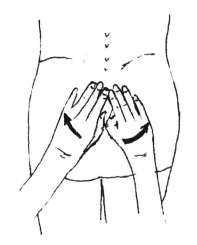 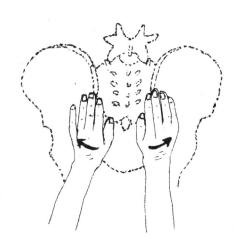

图160 尾骨痛作臀大肌等长收缩 　 图161 臀大肌等长收缩后展伸(后段)
　　　 后展伸(开始段) 　　　　　　　　　 解剖示意

2.1.6.5 颈椎

(1) 颈椎的检查与诊断

① 颈椎节段定位与关节功能活动检查

节段的定位很重要，主要以骨性标志为准，相对较为可靠。如枕大(外)结节易触及确认。寰椎(颈1)横突在下颌升支与乳突之间的骨缝中(图162侧面图)，从图中可见颈3～

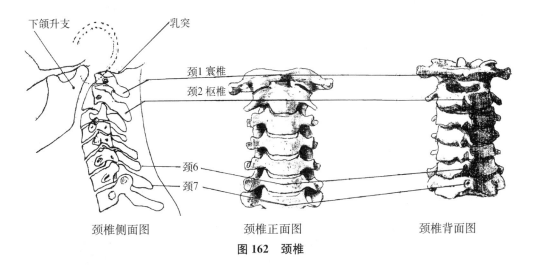

图162 颈椎

下颌升支　　　　乳突

颈1 寰椎
颈2 枢椎

颈6
颈7

颈椎侧面图　　　颈椎正面图　　　颈椎背面图

颈 5 的棘突处相对深位较难触及,颈 2 却较明显,颈 6/颈 7 棘突又较凸显。塞氏认为颈椎后伸(后凹)时,颈 6 附近若无病理变化可能前移,这样颈 7 棘突较易触及。检查时患者取坐位,医者立于其前,可测定下颏-胸骨柄距离;其他多数检查如前屈、后伸、侧屈、旋转等,医者立于患者后/侧方,于不同位置还可作牵伸、挤压等。于颈椎前凸(后凹)位置旋转,可

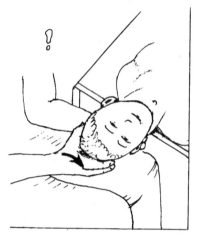

诱发神经根性或假神经根放射痛,瑞士德克(De Kleijn)曾于手法治疗前将患者头悬于治疗床缘外并作旋转,如有眩晕乃至意识丧失,考虑存在椎动脉供血不足,不宜作手法,尤其速冲去滞(图 163)。但由于此检查方法本身存在危险性,已被视为禁忌。如颈椎病患将此作为自练方法,因存在危险宜慎重!

图 163　头悬垂测试椎动脉血供

分述如下。

关于寰枕关节等的概念,各家定义不尽统一,有困难时当然可简单以第几颈椎定位,但为治疗上规范的方便,习惯上分为上段、中段、下段三部分为宜。上段颈椎乃指从枕至第 3 颈椎。中段颈椎为颈 3 至颈 5,下段颈椎为颈 6 与颈 7。现将三段颈椎的检查方法

上段颈椎

主要触诊部位是寰椎的横突,从图(162)的正面与背面图可见第 1 颈椎的横突较为凸显,但其位置却隐处于下颌骨升支于乳突之间(图 162 侧面图)。首先作侧屈检查(图 164),以中指置上述骨缝间第 1 颈椎横突处,头向一侧倾时,如向左侧倾,中指置左侧骨缝中。在侧屈终末,枕部略向对侧(如图中右)滑移,侧屈的终末,触诊的中指可感到轻微的震颤,这种现象只在被动活动时才会出现。这种终末震颤若不出现,表明关节存在活动障碍(阻滞),它亦与寰枕后膜的紧张度有关。为保证检查的稳定性,医者可将其检查手的尺

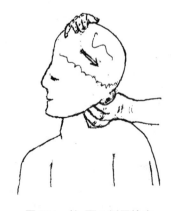

图 164　枕-颈 1 侧屈检查

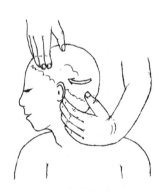

图 165　寰枕关节旋转检查

缘靠于患者肩部。其次作旋转检查(图 165),要了解旋转发生的不同情况,旋转首先发生在颈 1、颈 2(寰枢椎)之间,再次是整个中下段颈椎(颈 3～颈 7),直至中/下段颈椎旋转活动终止后,最终才是寰枕关节(寰枕关节)的活动。

　　首先表述旋转检查寰枕关节的活动状况。向一侧旋转时,医者检查手中指置于对侧骨缝(颈 1 横突),图(165)示向右旋转时,左乳突会向前靠近寰椎横突,但若将其覆盖为活动过度征象,如旋转时乳突不靠近寰椎横突说明存在活动限制(阻滞),向左旋转同理。比较双侧活动情况比单侧更能说明问题,此旋转测试亦可先作主动旋转(文献报告主动旋转 4°～6°),然后作被动旋转(文献报告 8°～12°),后者更加重要。除活动度外,还要注意终末感觉。

　　然后旋转检测颈 1、颈 2 之间的活动状况(图 166)。医者立于患者背侧,检查手的中指(或食、拇指)按于第二颈椎的棘突上(图 162 颈椎侧位图示颈 2 棘突比颈 1 的棘突较为突显),另一手扶患者头部作旋转检查。前已经提到旋转最初发生于颈 1、颈 2 之间,乃旋转的主要部分,最初 20°～25°内旋转仅限于颈 1、颈 2 之间,所以凭借颈 2 棘突的活动可对阻滞与否做出判断,在颈部肌肉松弛情况下,颈 2 棘突在旋转 20°之内就发生连动,说明颈 1、颈 2 间存在活动限制(阻滞)。此处颈 2 棘突的活动亦可用以判断颈 2、颈 3 的状况,正常情况

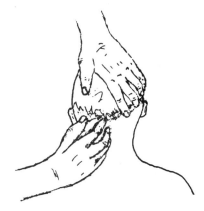

图 166　旋转检测颈 1/颈 2 与颈 2/颈 3 之间的活动状况

　　1. 旋转时中指按颈 2 棘突,中指按颈 1 棘突,旋转 20°内,颈 2 连动,则颈 1、颈 2 间存在阻滞。

　　2. 侧屈时,食指移至颈 2 棘突,中指移至颈 3 棘突,如左侧倾时,颈 2 棘突向反方向(右)转为正常,否则有颈 2、颈 3 间阻滞(右侧屈时同理)

下头颈侧倾时,颈 2 亦向倾侧方向旋转,而颈 2 的棘突则向相反方向转,这样头侧倾时,如颈 2 棘突不向或仅轻微向对侧转动,亦说明颈 2、颈 3 间有活动限制(阻滞)。

　　作旋转检查时,患者背部略靠于医者大腿更利于颈肌的松弛。

　　枕/颈 1 间前屈测试(图 167),医者立于患者侧后方,以对持手(图中左手)虎口从背侧置于枕骨下方,另一手(图中右手)肘关节屈成 V 字形,轻夹头下部,将患者头部小心前屈至颈后部的寰枕后膜能将置于枕下的医者虎口向后推移,此乃枕～颈 1 的前屈度。

　　枕-颈 1 的后屈度则较难测定,因颈 1(寰椎)无法予以固定而且腹侧亦缺乏足够的对持可资利用。

　　这样后屈只能以颈 1 与颈 2 连同一起作枕、颈 1、颈 2 测试。患者坐于医者前方,背靠医者紧贴于床缘的大腿,医者食指置枕大结节,中指腹从上向下推移软组织后置于颈 2 棘突上,中/下段颈椎保持不动,另一手扶着患者头部作柔和地点头与最大限度翘头动作,在颈 2 不动情况下,此距离乃枕、颈 1 与颈 2 的后屈活动度。

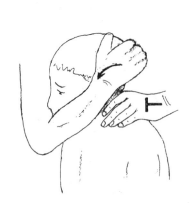

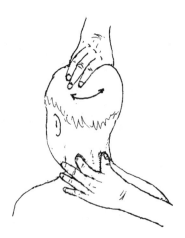

图 167　上段颈椎(寰枕关节)前屈测试　　　图 168　中段颈椎(颈 3～颈 5)
　　　　　　　　　　　　　　　　　　　　　　　　活动度(旋转)检测

中段颈椎

中段颈椎(颈 3～颈 5)的活动度检查(图 162,168)。从图(162)颈椎侧面图可见颈 3～颈 5 棘突较难触及,尤其是颈 3～颈 4。故凭借上述检查方法不尽理想。乃可在胸锁乳突肌后缘与其后方的伸脊肌,或"颈膨"之间的触诊脊椎间关节突(图 162 颈椎正面图),作旋转或侧屈,注意旋转要准确进行,向两侧旋转能达到的角度加以比较并做记录。被动活动时触感软组织的紧绷度,拇食指会有一种滑离向背侧,两指向背侧靠拢感觉(尤其是颈 3～颈 4,由于其棘突难以触诊,后一种方法更为可取)。

下段颈椎(颈 5～颈 7)

则可采取类同胸腰椎节段检查所用三指触按三棘突的方法,作前屈、后伸、侧倾、旋转等动作(图 169,170,171)。颈 6、颈 7 可作颈后屈(前凸)检查,后屈时颈 6 若顺畅地向前

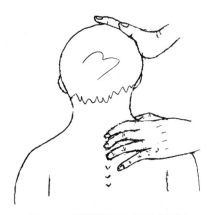

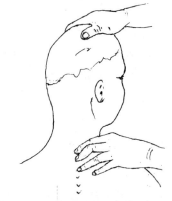

图 169　下段颈椎节段活动检测　　　　　图 170　下段颈椎(颈 5～颈 7)节段旋转
　　三指于棘突作前屈、后屈、侧屈、旋　　　　　活动检测
转测试

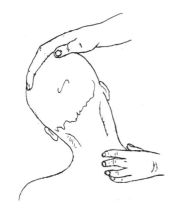

图 171 下段颈椎作侧屈活动检测

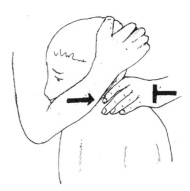

图 172 颈椎关节活动过度检测

移离颈 7 棘突,说明颈 6/颈 7 间无滑动限制,反之如存在屈曲阻滞或严重脊柱变性,则颈 6 棘突不向前移。

排除节段活动过度(图 172)

患者取坐位,医者立侧方,背方手(图中左手为对持手),从背侧以虎口置足端颈椎,前方手(图中右手)屈肘悬持患者颊部向背侧或侧方移动,背侧手的食指则从背侧或侧方置于头端椎体以感受椎体间的移动,可检测是否存在活动过度。

② 节段刺激点与刺激点功能诊断(图 173)

手法医学诊断亦按上述三步诊断法原则,作各方向活动寻找节段可能出现的所属有害反应,即节段刺激点以及于节段刺激点激发疼痛或增加该点相关肌肉的肌张力(诊断第三步)。节段功能性刺激诊断方法,应用的具体方法有二,其一为塞氏沿颈后项线寻找刺激点的止点诊断法,其二为毕氏改进的颈椎棘突旁刺激点诊断法。毕氏法乃在脊椎关节突处检测颈椎相关自身短肌

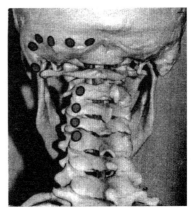

图 173 颈椎节段刺激点

的压痛与肌张力变化,以寰椎为例,在头斜下肌与头斜上肌交界处寻找其横突,毕氏认为寰椎横突上缘上斜头肌处出现刺激征象多为枕/寰椎关节阻滞,而横突下缘头斜下肌处出现刺激征象则多提示颈 1~颈 2(寰-枢椎)阻滞。如图上方基本横行走向的点。

塞氏项线肌止点刺激点诊断法,乃于颈肌在项线上不同止点(如图 173 中枕部基本横行走向的点),划分各节段(图 173)他先由经验出发,提出此划分概念,后来解剖学者克氏等也在此区找到节段神经的分布,临床应用上此法似存在不确定性。

塞氏法(图 173,174,175)在颈 7 阻滞时,于乳突尖背侧缘,颈 7 支配的夹头肌可出现有害性肌肉紧绷,项线上紧靠颈 7 的是颈 6,然后按阶段关系,分别大约以一横指距离依

序向中线直到颈2,它居正中旁线。寻找颈1的相应止点,乃以检查手中指于正中线两侧寻找头后小直肌有害性肌紧张点(图175),这一点一般可能因经验关系不易达到目的,可以按压颈1横突代替之。

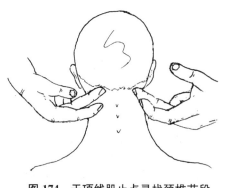

图174　于项线肌止点寻找颈椎节段
　　　　刺激点

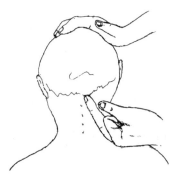

图175　于项线肌止点处作寰椎
　　　　刺激点检测诊断

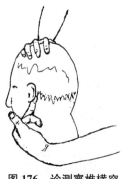

图176　诊测寰椎横突
　　　　刺激点

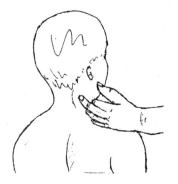

图177　椎旁椎间关节处作节段
　　　　刺激点诊测
同时作前/后、侧屈、旋转等功能活动

　　作塞氏法检查时,患者坐于治疗床末端,医者立其前,患者头部居中立位(无旋转或侧屈)即居塞氏"零线",它指上颌前磨牙咬嚼面与乳突连线居水平位,医者身体前倾,让患者头部松弛靠于医者胸部,医者双手中指腹从两侧均衡地略带环状动作向上推向项线,能触及两侧各肌止点(图174)。局部如触及局限有压痛的坚韧点为阳性发现,手指保持于此刺激点作诱发测试,即左/右旋转,前/后屈曲等观察疼痛及局部压痛、坚韧度等刺激有害反应的变化,若增大提示为阻滞(侧),若减轻则为自由活动或拟治疗侧,但要注意活动不要达到极点,因活动度过大也可致软组织紧张度增加,出线假阳性结果。

　　毕氏椎旁节段刺激点诊断法,此法实用、可靠(图168,177)。在胸锁乳突肌与颈脊伸肌(颈膨)之间触摸到关节突局部有较大硬韧感与压痛,即阳性刺激点所在,表明有害反应导致脊椎旁自主短肌紧张度增加,各节段在屈伸、侧屈,旋转等功能活动方向局部组织触感的变化。刺激征象增大方向为阻滞方向,减弱方向为自由活动方向。只有颈1的刺激点宜从颈1的横突检测。前已述及(图164,165,176)刺激点检查的记录:例如颈3右侧、右旋、前屈阻滞。治疗:颈3、左旋、后屈。对于后屈的治疗,要严格控制范围与力量,即不可能超过颈椎正常的前屈/后伸度,因在预备性紧绷时,过度前凸(后凹)就可导致椎间小关节面闭锁,椎血管在骨性椎管内紧张度上升导致狭窄,而血管紧绷处,正处于前凸顶尖处。如预备性牵伸紧绷略带前屈(后凸),则椎间关节、椎间盘均得以减负,椎间孔也略增大,动脉管处于弯曲的凹面(或减少的凸度处)乃得以减负。

格氏以颈椎为例,归纳毕氏阻滞三步诊断法:其一为节段活动度减少;其二为存在刺激点;其三,至少有一个方向可自由活动,向此方向活动,刺激点的肌张力减低。强调只有刺激点还不是手法治疗指征,因刺激点可出现于脊椎变性病,乃至肿瘤等(可能为手法禁忌!),故强调只有诱发测试,即向其一方向活动时,相关肌肉的肌张力增加,疼痛、压痛增加,这才是手法治疗指征的关键点(上述原则亦适用于脊椎的任何节段)。

(2) 颈椎手法治疗技术

颈椎乃脊椎各关节中最少保护而易受伤害者,不当的操作可导致损伤,它包括骨、软骨、韧带,特别是椎动脉。1993年德国曾一度将颈椎手法治疗列为特殊风险性的技术操作,但2003年法兰克福美因茨手法医学第二次会议根据大量研究结果,认定正确操作的颈椎手法治疗不可能损伤正常的血管,问题可能还在于未能认识血管本身已存在的致伤危险因素,这是指血管夹层剥离,它常发生于颈1/颈2(寰-枢椎),尤其于寰椎上方即血管弯曲处。其发生的原因,近来被认为并非由于正确的手法治疗,而是在由于未能认知已存在自发性血管夹层剥离的颈部进行手法操作。此并发症的发生率很低,约占手法治疗的万分之一。所以关键是对存在自发性血管夹层剥离的种种症状要有足够的认知。其典型表现为突如其来无明确原因的急性颈部与后头部疼痛,尤其伴有搏动性疼痛,或伴"撕裂""爆炸"感。枕下至颈部肌肉显著紧绷,近期出现伴搏动性耳鸣,偶有不典型的霍纳综合征(瞳孔缩小,眼睑下垂,眼环内陷),伸舌偏向一侧(舌下神经损害),吞咽困难(舌咽神经损害),复视等。"球感症"则与血管剥离无关,它可能属于与颈椎有关的发音困难或属于癔症范畴,它不属于手法治疗禁忌。注意有否一过性脑缺血史,或家属性卒中史。有上述病史或体征者,须作彩色多普勒超声波或磁共振检查,有怀疑者可延请有经验的神经科医生协助检查处理。值得注意的是在夹层动脉剥离区的血栓,即使非特殊性松动手法亦可能使之松动、游移造成进一步损害。布氏强调头颈部显著头痛伴颈后肌肉紧绷,同时有下列各种病症者属于手法治疗禁忌:蛛网膜下腔出血,椎基底动脉血供障碍(夹层剥离),高血压危象,静脉窦血栓形成,带状疱疹,脑膜脑炎等。要注意的是此等禁忌证并不一定伴有假性脑膜炎(有脑膜炎症状但无脑脊液变化征象)。

① 非特殊性手法技术

颈椎滑移牵伸(格利逊法)

乃对颈椎颇有效而安全的松动手法,患者仰卧(图 178)头部伸出床缘置于医者膝上或部分置于治疗床稍抬高的床头,医者坐于床头,双手长指伸入患者背部,拇指则在颈肩前方虎口置斜方肌上缘,双手手指尖交叉伸过上段胸椎棘突,以手掌桡侧与食指做深部触压,然后紧绷胸大肌向头端作预备性紧绷,医者上体后仰,双手向头端作颈椎牵伸前屈。特别要注意颈椎中段(因前凸/后凹)又位于深部,勿使深部触压松动,患者要有牵引直达骨盆的感觉为好,最佳效果是颈椎前屈达到 $10°\sim15°$(关节与椎间盘减压,椎间孔扩大)于颈椎前凸(后凹)位施力关节不能减压或减压骤减,注意在前方的拇指不可加压,后方手指尽量保持深按情况下向头端滑动,容双耳在掌心处滑过,双手达后方发际后,较柔顺向两侧滑移,如仅一侧滑移

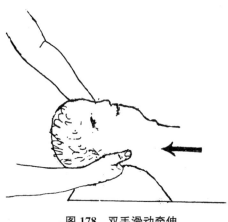

图 178 双手滑动牵伸

按压且乏力,它则仅有按摩作用,达不到治疗目的。邻近二关节相反方向阻滞时,若颈椎后凸不足可能加重疼痛,如牵伸在颈椎后凸情况下疼痛加重则要考虑在手法治疗禁忌的可能性,要作进一步诊断阐明。因牵伸手法一般不增加有害反应,便于对严重阻滞病例明确自由活动方向,从而为其他手法的进行创造有利条件。如高龄患者以及严重关节变性病变患者得以创造进一步手法操作的条件。操作正确的牵伸手法,亦能牵伸背侧脊髓膜对脊髓手术后粘连以及手术后蛛网膜炎也有一定效果。

可能的操作缺陷:拇指紧压颈前方,颈椎前屈不足,操作中放松深部按压,尤其颈椎中段,按压棘突骨膜致痛。

枕下肌肉减压

枕下肌肉减张减压对头颈部痛及肌肉紧绷减张止痛有一定效果,亦适于患者不宜作速冲去滞或松动手法者。

患者取仰卧,医者坐于床头侧,双手中指指腹紧靠置于枕后中线两旁,柔和向前逐渐向深部按压,若肌肉紧张度增加,则表明用力过度,一旦感觉到肌肉张力有所减低,则改作小环状活动逐渐向外延展,整个动作可重复多次,此手法亦适于儿童。

可能的技术缺陷:未重视对肌肉反应的感觉。

松动技术由侧-侧与背-前两部分组成。患者仰卧位,先作一柔和节奏性震颤直达张力增加处(第一阻碍),小心逐渐增长自由活动段,每一个方向作 $5\sim10$ 次松动后,可感受到反射性的抗阻张力,然后换一个方向,此手法作用机制乃基于薛氏反射性交互神经支配

原理

侧–侧松动

医者坐于治疗床头,患者头部伸出床头缘外,医者取坐位,面向床足端,双手置于头两侧后方,双耳置于掌心,两手臂靠在医者的大腿内侧,轻度向头端作预备性紧绷牵伸,以双膝向侧方作柔和/节奏性震颤(图179)。

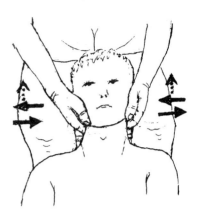

图 179　颈椎侧–侧松动

对疼痛性肌紧张,亦可利用肌肉等长收缩后松弛,作为肌肉能量技术处理。有两种方法可供使用。

其一为利用抑制协同肌令患者以较小力量,对抗医者治疗手的阻力,持续肌肉等长收缩较长时间(10～15秒),肌肉松弛后,于呼气相向关节阻滞方向(但不是第一阻碍)作柔和松动。

其二为利用抑制拮抗肌,亦仅以较小力量对抗医者治疗手的阻力,持续肌肉等长收缩时间稍长于上述协同肌技术,随后于呼气相向自由活动方向作柔和震颤松动,并逐渐扩大活动范围。等长收缩时若出现疼痛表示用力过度,可能导致肌性阻滞,故宜减力操作。

可能的技术缺陷:松动超越第一阻碍,致有害反应增强,但松动后第一阻碍移位,扩大自由活动范围则为正常过程。

前/后(腹/背)松动

医者坐于治疗床头端,患者仰卧,头伸出治疗床头端外,医者手扶持之。颈椎向腹侧松动(图180甲),医者枕后手为工作手(图中右手)可支撑于医者大腿远端内侧,另一手扶患者颏部下方,两手一起作轻度牵伸(注意颈椎处于前屈立位),以柔和节奏向腹侧作震颤松动,枕后手可略向足端移,使颈椎拟松动节段从头端加以一定限制。

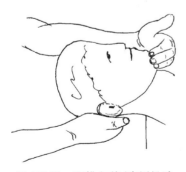

图 180 甲　颈椎向前/腹侧松动

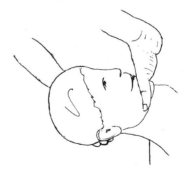

图 180 乙　颈椎向后/背侧松动

颈椎向背侧松动(图 180 乙)

工作手(图中右手)虎口置于颏前方,于枕后手(图中左手)一起作轻度牵伸与轻度向背后侧的预备性紧绷,颏部手有节奏地向背侧震颤,操作要缓慢小步进行,并注意有否有

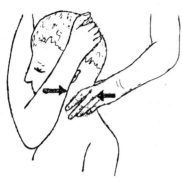

图 181　悬肘寰枕关节松动
（颈 1 向前）

害反应出现，松动手法亦可于肌肉等长收缩后松弛相进行。

可能的技术缺陷：松动时，加压力度太大，没有严格保持颈椎前屈/后伸中立位轻度牵伸状态。

肘悬寰枕关节松动（图 181）

患者取坐位于治疗床缘或坐凳上，医者立于患者侧方，医者一脚置治疗床，屈膝于患者后方，患者上身略向后靠于医者大腿内侧，治疗手（图中右手）略旋后，屈肘持患者头面下部，上臂尽量靠前，二头肌对颧弓，颈部置于医者肘弯中，但不要挤压颞颌关节，颈椎略处于前凸后凹使寰枕后膜松弛（若紧绷，则寰椎被固定），治疗时严格向头端轻微提伸做预备性紧绷，另一手以虎口置枕下颈后区，注意软组织于稍紧绷状态作柔和的后前松动，弯肘手以很小的振幅推按，颈后手的虎口作柔和向前相对动作，在后/前松动后作侧/侧松动，它以枕下方的手的拇指尺缘与食指桡缘相对施力，在乳突尖后方（与乳突尖呈 45°角）乳突下方双手向左右施力，它可作用于寰椎。施力严格向对侧，其一为拇指与对侧前臂之间互推松动，其二为食指与肘悬手的上臂之间的互推松动。

治疗过程枕后手要特别注意触感枕下区软组织紧绷状态的变化，它提示手法施力大小与移动度大小是否合适。正常情况软组织在松动过程中紧绷度不断减少，反之如紧绷度增加说明施力或活动范围太大。

可能的技术缺陷：未注意软组织紧绷度变化。

寰椎横突单指技术：为一简单有效的手法。大量临床资料提示，不一定需要阿氏介绍的治疗前复杂的临床诊断以及 X 线、CT、磁共振等检查，此法可以达到肌肉减张的目的。作用机理类似美国手法医学的"一指功"技术。患者取座位，医者立其后（图 182），有一指与两指两种方法。

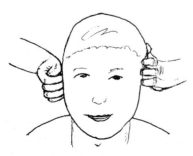

图 182　寰椎横突单指（阿氏）技术

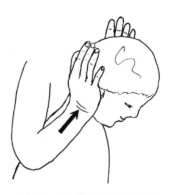

图 183　颈椎前屈震颤牵伸

一指法,医者以中指置寰椎横突(图中右手),另一手由手指或手掌(手掌较佳)作为对持手置对侧面颊或颞部。于横突之中指快速向内按压(不超过 0.05 秒),因超过 0.1 秒可能加重症状(多锻炼很重要)。柔和按压为松动,速冲则为去滞。一般取单手法;对顽固阻滞必要时取双手中指对冲速按,文献记载有较强减张作用,注意它为速冲去滞,不属于松动范畴,因刺激强,慎用!

对儿童寰椎阻滞常取用此单指技术,当然力度更要相应减少。

颈椎前屈(后凸)震颤牵伸(图 183)

可作为速冲去滞手法的准备,亦可用于预防去滞后复发,患者坐于凳上或治疗床侧缘,背向医者,头前屈,医者将患者上体略后倾,背部靠医者胸廓,医者双肘靠患者双肩前,大鱼际从下向上于枕骨前部顶住乳突,但不可猛力紧压乳突,以大鱼际于枕部做深度触按,双手将头部轻度前屈(后凸)(但极度前屈不宜),向头端作预备性紧绷,同时作轻度细微快速的旋转震颤牵伸。但是不可有头部明显摇动。

压痛点技术:由于颈椎活动度较大,对颈椎疼痛综合征作压痛点技术较为合适,可于枕下肌止点或棘突旁刺激点进行。患者可取坐位或俯卧位,医者坐或立于后方,后者肌肉松弛较佳,医者以拇指或中指腹于上述相关点按压,力量 1 kg 左右(仅供参考)在较为松弛的软组织条件下进行操作。颈椎条件显然比腰椎为佳,特别是对胆小紧张的患者,压痛点治疗不仅可作为疼痛的治疗,而且可作为针对性速冲去滞的预备性措施。关于触发痛点的治疗还可包括展伸、冷敷、局麻药注射等。

肌肉能量技术与肌肉-筋膜技术:肌肉能量技术乃在一定量肌肉等长收缩后于松弛相作松动。肌肉-筋膜操作,亦如前不赘。

寰枕关节肌肉-筋膜技术(参图 179):患者仰卧,医者坐于治疗床头端,如上述侧-侧松动,以双手托患者头后部作轻度牵伸,头/颈交界处轻度屈曲,然后朝各个方向作振幅较小的摆动,上颈椎自由活动方向操作达到出现松弛为止,随后亦以此同样操作向阻滞方向进行操作(参图 178)。

寰枕关节从下其他颈椎肌肉-筋膜技术:体位如上,患者仰卧,医者坐于治疗床头端,阻滞节段上方相邻脊椎尽量置于可自由活动方向,医者双手指腹置颈椎后方,阻滞侧的手固定足端相邻椎体横突,另一侧手则朝自由活动方向适度按压头端邻近椎体的横突,此时可能出现软组织紧张度减低,如效果不明显,亦可按肌肉能量技术,于适量抗阻紧绷后逐渐扩大活动摆幅,位置可参考图(178)。

② 特殊针对性(速冲去滞)手法技术

进行针对性去滞手法操作,要明确阻滞方向(其相反方向为自由活动方向)。操作时医/患位置,医者双手手指应处位置,施力方向等均很重要。图(184甲、乙)提示几个基本位置与方向性概念,便于操作参考。颈椎 1～7 形态上变异较大(不像胸腰椎)但椎体、椎

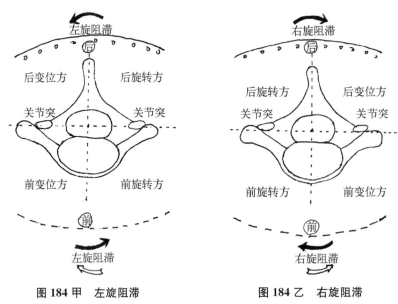

图184甲　左旋阻滞　　　　　　　　　　图184乙　右旋阻滞

颈椎解剖定位图示阻滞方向（——➤）与手法治疗异向去滞方向（〰）

管、横突、棘突关系大体上还是固定的，本书以颈7作示意图。

　　经颈椎管中点与棘突划一纵线，与之垂直交叉划一横线，乃将椎体分为4个象限（简单以"方"示之），纵线分左/右，横线分前/后。右旋阻滞时，纵线右侧为前/后旋转方，纵线左侧为前/后变位方。如左旋阻滞时，纵线左侧为前/后旋转方，纵线右侧为前/后变位方；右旋阻滞时，旋转方与变位方位置相应改变。前/后关系，椎体在前，棘突在后为常理（不可能混淆）不言自明。

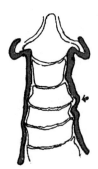

图184丙　钩状突侧方骨赘顶扰椎动脉

　　颈椎的手法治疗一方面受益于特殊的速冲去滞技术，但它又是一个易受伤而容易出现并发症的部位，有客观与操作者主观两方面问题要特别加以重视。与胸腰椎比较，它是脊柱中最少保护的节段。椎动脉的可延展性约85%，如医者操作时，超过此界限或存在血管纤维化，乃至硬化，包括颈椎椎体前侧方严重变性突起的钩状突骨赘（图184丙），存在的椎间盘突出未被诊断以及忽略绝对的禁忌证等，治疗上均有可能出现问题。

　　椎动脉问题：在手法操作时如未认识到患者已存在的自发性夹层剥离，或在临床上存在不易及时辨别的困难，都是发生并发症的重要因素。

　　从操作者方面分析，首先是操作粗暴或者失误，如未谨慎避免撕扯以及过度旋转与侧屈等。颈椎操作要求最小的适当的速冲力。不当的向阻滞方向施力亦要避免，颈椎过度前屈，如于寰枕关节用以松弛寰枕背侧膜，它可能会不当牵伸椎动脉，而椎动脉恰位于颈椎前凸前方，故因谨慎避免。椎动脉外膜层与椎管骨膜一般紧密相连，而在作松动或速冲去滞手法时,两椎体间血管能自由展伸的范围一般仅 7~12 mm,可以想见在中下段颈椎,特别在加力旋转,加上过度前曲及侧屈时血管展伸所受的负荷!

操作者重要失当是未作充分的预备性紧绷与诊断性松动测试。此操作宜缓慢进行,它可警示椎动脉存在危险的可能,如出现神经根性或假神经根性痛,可能提示存在椎间盘突出或关节方面的禁忌证,如上述严重关节变性等。

测试中还可能因椎动脉外膜交感血管神经丛网受刺激而出现诸如晕眩、耳鸣、视觉障碍等症状。此等少见的征象常见于较年轻患者,可能的解析是年龄较大者,阻滞区关节活动性因关节变性已受限之故。一旦出现上述征象,诊断性松动应立即停止。此等现象只有在患者清醒有反应能力时才可能发生,故手法操作绝对禁忌在麻醉包括局部麻醉状态下进行!

在实践中不可能以量尺确定旋转、侧屈的度数,只能有大体上的心估,故不易准确,而测试性牵伸旋转松动(包括一定程度侧屈)是重要而不可或缺的先行性及预防性措施。曾有一病例:男,56 岁,颈 5/颈 6 左侧有棘突旁刺激点压痛,左旋敏感,颈椎 X 线片有轻微变性病变,伴颈 4、5、6 骨赘,拟予手法去滞。在测试性牵伸拟施旋转松动时,出现一时性意识障碍,当即放松牵伸旋转回复原位,患者立即恢复意识,一日后仅给予柔和松动手法不再作速冲去滞,症状逐渐改善。

由于颈椎存在一定脆弱性、易伤性,在有治疗指征条件下而放弃此一有效的速冲阻滞治疗手法,亦属失之于偏颇。

施氏(Stevens)以多普勒超声波检测手法操作中椎动脉的血流变化时发现,在头部旋转时 62% 血流速度减缓,但 20% 反而增加,不过两者在旋转时血管直径均变细。18% 颈椎后屈牵伸时,颈 1~颈 2 出现血流速度减慢,在颈 2~颈 7 亦有类似变化。

根据魏氏与毕氏的重要研究结果表明:速冲去滞时,如向一侧旋转,同时向对侧侧屈,保持 15°/15° 关系,不会导致椎动脉狭窄。血流迟缓或瘀滞。实验中旋转 90° 并向对侧侧屈,牵伸力小于 10 公斤,不发生明显的血流异常变化。

为保障颈椎速冲去滞手法的安全无损,可总结下列若干安全操作要点

第一　坚持 15°/15° 规则,除对寰枕关节(枕/寰牵伸手法)外,在向治疗方向旋转 15° 时,应向对侧侧屈 15°,这一点非常重要,因从颈 2 以下颈椎,侧倾时有一强制旋转,侧倾度增加,旋转度亦增加!当侧倾与旋转在同一方向时,增加的旋转度可能过大而致伤;而向一侧旋转,但向另一侧侧倾时,强制旋转减小甚至中和了旋转度,从而避免了旋转的加重。

第二　向去滞方向的施力宜小而缓慢,而且其力度应略小于其前所施于诊断性测试松动之力量与距离。

第三　去滞手法应在其前的深部触按,预备性紧绷之后,而且患者宜在放松的位置及状态下进行,不可向导致肌肉紧绷的方向进行操作。

第四　去滞动作宜短暂、柔和而快速,(理论上)力量达到刚好去滞为理想。

旋转牵伸去滞

如一较常用技术,适用于颈1～颈7(图185甲、乙、丙)患者坐于治疗床足端,医者立

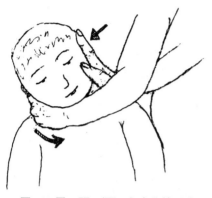

于患者阻滞对侧的变位方肩前。与患者身体约呈90°,医者尽量把患者头部拉靠自己,由于与自己身体的接触,有利于避免旋转过度,肘关节亦尽量靠近自己,收缩胸肌,抬高足根以加强深部触按时的稳定,从图(185甲)可见,治疗右旋转滞时医者左手为治疗手,伸过患者面部达后旋转方横突-棘突间(关节突)处,横突后方。处理颈1～颈5,以治疗手(左手)中指末节于横突后寰椎弓或关节突,颈2可能手指会滑移向头端,可改置颈2棘突,以避免滑移,亦可避免压迫横突致痛。颈5～颈7不用中指,而改用

图185甲　颈1/颈2向右旋转阻滞
作向左旋转牵伸去滞

手掌尺侧置后旋转方,以保证触压时的稳定。治疗手的前臂置于患者颏下颌部,有助较好的牵伸。辅助手(右手)以大鱼际置阻滞对侧(近医者身体侧变位方)颧弓下,有防止颈椎后伸的作用,使牵伸力不至于增加后伸。此等作用主要使下方邻近椎体对上方相邻椎体只有少许前移作用。

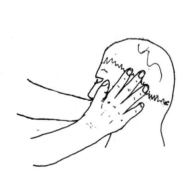

图185乙　旋转牵伸去滞时右手位置
(颈1/颈2阻滞)

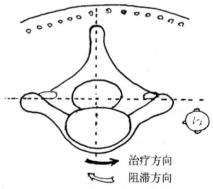

治疗方向
阻滞方向

图185丙　旋转牵伸去滞解剖示意图

　　颈2～颈7按具体情况可有轻度后伸或轻度前屈,取左旋与右倾各15°,操作中牵伸作用很重要,若无牵伸,下颈椎治疗所需的紧绷,要求旋转达60°～70°之多,如有充分牵引,则旋转15°即足。

　　作预备性牵伸观察患者反应情况后作诊断性测试、松动,注意患者的反应,有否晕眩、耳鸣、视力障碍(如复视)等,然后又回到先前预备性紧绷状态。速冲去滞,旋转10°～15°即可。有人提到深部按压及预备性紧绷与速冲去滞力量之比宜9∶1,判断的

标准是速冲治疗施力应比未出现不良反应所施的预备性紧绷与诊断性测试松动所施之力为小即可。

可能的技术缺陷：旋转度太大，治疗手太靠近关节突致痛，去滞速冲时间拖得太长，颈椎后伸太大。

悬肘持颏位于后旋转方去滞（图 186 甲、乙）

图示治疗左旋转阻滞。此技术操作施力作用于上下两相邻关节（勿误会为双手同等力量施力），患者坐于治疗床侧缘或凳上，医者立于患者后侧方，以髋韧带顶住治疗床或凳缘，患者上身靠于医者大腿，利于患者得以安心松弛。初学者多偏爱此手法，因有较为稳定的感觉。近头端手（上方手，图中右手）为扶持手，其功能在于稳定上方相邻椎体，扶持手前臂旋向悬持颏部，手则经耳廓、颞部置于患者头顶侧后方，其肱二头肌置颧弓下方，但要避免对颞颌关节加压。

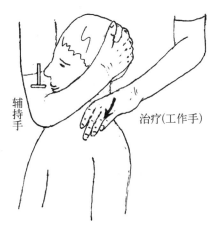 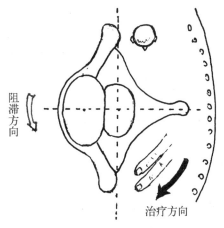

图 186 甲 肘悬持颏旋转去滞手法（图示左旋转阻滞）　　图 186 乙 肘悬持颏旋转去滞解剖示意图

于旋转侧的手（图中医者左手）为治疗手（工作手），以食指基节桡侧稳定置于后旋转方，适当按压，向自由活动方向（右旋方向）作预备性旋转紧绷。于医者肘弯中的头部向旋转敏感方向（图中向左）侧倾 15°～20°，悬肘（图中右）还有适当作预备性牵伸紧绷的任务，接着作一力量稍超过拟进行的速冲去滞的诊断性测试松动后，又回复到原先预备性紧绷位置。注意诊断性测试松动中悬肘侧手可稍给力参加，但最后作速冲去滞时，则严格仅由工作手操作。上述诊断性测试松动如不出现并发症，即可按前已述及的方法进行速冲去滞。再次强调完成速冲去滞仅靠工作手（图中左手），应绝对避免仅起扶持作用的扶持手（图中右手）增加旋转动作。颈椎于屈伸位有刺激征象者，手法宜于颈椎生理中立位进行，前屈与旋转出现敏感征象的阻滞则颈椎宜处于轻微后伸状态进行。

可能的技术缺陷：侧屈过度，悬肘参与速冲去滞。

悬肘持颏在后易位方作旋转去滞（图 187 甲、乙）

图例为右旋去滞，此法用于治疗屈伸中立位，前屈或只有轻微后伸的旋转阻滞，治疗手（图中左手）与辅助手（悬肘右手）以微小振幅向相反方向施力，主要作用力施向颅端上相邻颈椎，对足端相邻颈椎则只有轻微短促的作用。

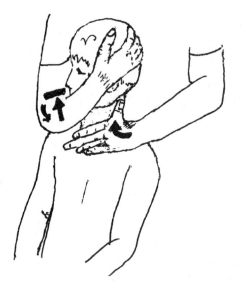

图 187 甲　悬肘持颏在向后变位方作旋
转去滞（图为右旋转阻滞例）

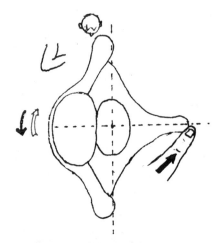

图 187 乙　悬肘持颏向后变位方作旋转
去滞解剖示意图
⟹ 阻滞方向
➡ 治疗方向

患者坐于治疗床侧缘（或坐于小凳），医者立于其后方，辅助手（图中右手）置于旋转敏感侧（此例为右旋转敏感，故为右），治疗手（图中左手）拇指尺缘尽可能带软组织保护下平坦地指向棘突置于后易位方，向旋转敏感侧（右）与阻滞方向相反，左（即异向）作深部触按与预备性紧绷，注意不宜以拇指腹按压棘突致痛。

悬持肘将患者头部向阻滞方向旋转 15°左右，由于先前左拇指置于棘突的对持，避免该椎体向阻滞方向的连动，从而防止有害反应致病状加重，右肘牵伸要够强，使能达到旋转 15°时保持所需的紧绷度，随后略加强预备性牵伸力度。在做诊断性测试松动后，工作手（左手拇指）与辅助手（右手，在此亦为工作手）作相对应方向的速冲，注意双手要同时施力。如患者松弛不够，在保持预备性紧绷作诊断性测试松动时，让患者头部向悬肘中下沉，医者利用下沉机会作速冲去滞。此外亦可借呼吸技术，反复预先作预备性松动或肌肉等长收缩后松弛等帮助患者松弛。此异向手法对局部组织与活动状态感觉有经验医者尤其适合治疗老人与儿童。此手法技术不能用于寰椎，因棘突不凸显。

寰枕关节牵伸去滞（费氏法），如枕/寰椎阻滞以同向技术不能去滞时，可采取此牵伸技术(图 188 甲、乙、丙)。与克氏一系列旋转技术不同,此法乃头/颈先处于旋转位,在去滞时不再增加旋转。一般作双侧操作,确定寰枕关节阻滞后还要在最大前屈位再作上段颈椎旋转功能检查。患者取坐位,医者立于后方,如左旋阻滞,医者将患者头部向自由活动方向(图中右)旋转,右肘悬提之(图 188 甲),另一手拇指屈面尺缘平置于枕大结节下方作为回旋点,虎口置颈侧方(图 188 乙),此对抗拇指在整个治疗过程中保持其均匀压力,在速冲去滞时力量不可加强(拇指的位置亦可在另一手取肘悬位时就摆好)。悬肘(右)向右旋转直达第一阻碍处(注意不是被动活动的第二阻碍)。然后肘悬手将患者头部后屈,由于有左手拇指在

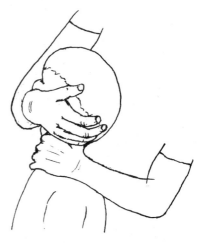

图 188 甲　寰枕关节牵伸去滞
(左旋阻滞为例)

枕大结节下寰枕关节处作为回旋点,它可限制过分后屈,从而避免椎动脉管中椎动脉的展伸而受损,同时不致因动脉经枢椎-枕膜的穿透点而受压,否则枢椎-枕膜紧张,于强度旋转时可能发生上述病理状况;此外此位置亦可避免头的侧屈。

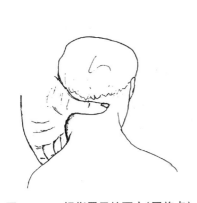

图 188 乙　拇指置于枕下方(回旋点)

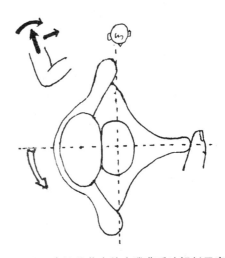

图 188 丙　寰枕关节牵伸去滞费氏法解剖示意图

以左旋阻滞为例,右悬肘在旋转基础作牵伸/后屈,左拇于枕后为回旋点,空心箭头为阻滞方向,实心箭头为治疗方向

➡️ 治疗方向
⇒ 阻滞方向

在此位置,由肘悬手(图中右)作测试性加强牵伸以及诊断性测试松动,在不出现禁忌证征象条件下,于呼气相作快速但柔和的速冲去滞即可,然后同样作另一侧柔和速冲

去滞。

　　特别要注意的是操作的前后次序,即旋转-后屈-牵伸。此手法对颈/头综合征效果较佳。

　　改良颈椎前屈(后凸)治疗严重颈椎后屈阻滞(图189甲、乙)(图中例同时有左旋阻滞),以肘悬技术处理。

　　患者取坐位,凳或治疗床缘,医者立于后方,上臂处后易位方,右前臂不可置于患者颊部,而是以掌指关节置于患者对侧(左)颊部,以免阻碍颈椎的充分前屈。治疗手(图中左手)手掌以食指桡缘置前旋转方作为想象的回旋点,但不作深部触压,而在后旋转方的拇指置于棘突及其左前方作深部触压后向自由活动(右旋)方向施力。患者后倾靠于医者身体(体侧前方与大腿),医者身体前屈,胸部前顶,使患者颈椎前屈(后凸)。医者悬肘向自由(去滞)方向(图中向右)旋转15°,医者胸部居患者前/后易位方的中线旁,紧靠枕下区,这样医者作去滞,轻度向头端用力时,不但对颈椎有前屈(后凸)作用,而且对肘悬手的牵伸还有支持作用,在深部触按与预备性紧绷以及诊断性测试松动后作速冲去滞,它包括:于后旋转方的左拇指去滞(向右)旋转;医者进一步身体前倾,从而加强了前屈的预备性紧绷。

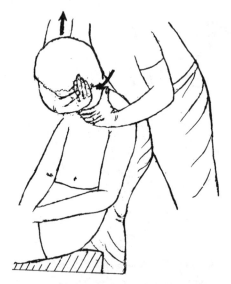

图189甲　肘悬技术改良颈椎前屈治疗后凹阻滞
　　　　　(图例为左旋阻滞)

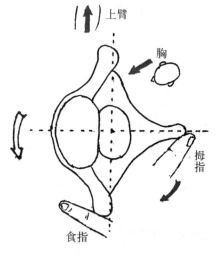

图189乙　肘悬技术改良颈椎前屈治疗后
　　　　　凹阻滞解剖示意图

　　⇒　阻滞方向
　　⟵　治疗方向

　　可能的技术缺陷:悬肘手的前臂处患者颏下方致前屈受阻;侧屈过多,旋转过多,医者胸部太靠近侧方(图中右侧),两者可因侧屈过多导致损伤。

改良旋转牵伸

为另一对颈椎后屈(后凹)阻滞的治疗手法(图190甲、乙)图例伴有右旋阻滞。患者坐于凳或抬高的治疗床足端,医者立于患者侧面的阻滞对侧(易位方),治疗手(足端手,图中左手)经患者面前伸至对侧(阻滞侧)颈后,于拟治疗的颈椎水平高度,以3个手指或左手尺缘置后旋方,辅助手(图中右手)置枕下中线旁,患者尽量靠后,左肩靠于医者右髂前上棘,医者远床腿(图中右腿)向前一步,使其治疗手前臂离开患者颏部,以避免过度旋转,医者右手(辅助手)于枕后作预备性牵伸与前屈,并向自由方向(左)旋转15°作预备性紧绷,此三组合(牵伸、前屈、旋转)在随后测试松动中加强,然后才做治疗。治疗手(图中左手)为主的速冲去滞,医者略倾向患者,使患者头部向阻滞敏感侧(图中右)侧倾15°(遵循15°/15°规则),注意速冲去滞在范围与力量上应比此时略小。

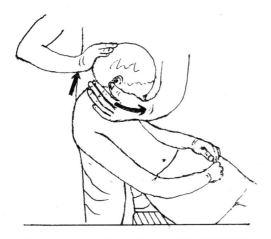

图190甲　改良旋转牵伸治疗颈椎后屈(后凹)阻滞(图例为右旋阻滞)

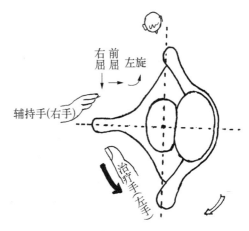

图190乙　改良旋转牵伸治疗颈椎后屈(后凹)手法解剖示意图
⟹ 阻滞方向
➡ 治疗方向

为安全起见,有辅助手(远床手,右手)参加的施力三组合,应止于测试性松动,维持其位置即可,而速冲去滞主要以近床手(图中左手)施行,以避免旋转过度。

下颈椎异向旋转牵伸去滞(图191甲、乙)此手法对下颈椎(颈5~颈7)阻滞效果较好,图例为左旋阻滞。

患者取俯卧位,可将治疗床头略下调,以期达到对颈/胸椎交界处的保护性后屈,医者立于易位方(阻滞对侧,图中患者右侧),面向患者头部,近头,腿(图中右,未示)支于患者肩部或治疗床肩腋窝部。

远床手(图中右手)以手掌尺缘置于后旋转方,移压对侧颈部软组织作深部触按后,向下侧前方作预备性紧绷,此种紧绷维持于随后整个治疗过程,以期阻止椎体在治疗过程中

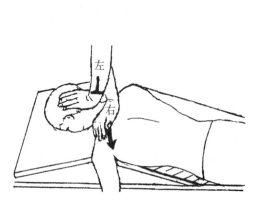

图 191 甲　　下段颈椎异向旋转牵伸去滞

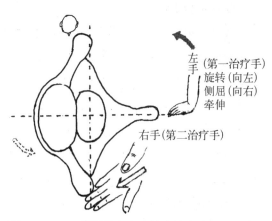

图 191 乙　　下段颈椎异向旋转牵伸去滞解剖示意图

⊏⊐⊐ 左旋阻滞(虚线)
➡ 第一治疗手方向(左手,实心)
⇨ 第二治疗手方向(右手,空心)

头部向阻滞方向左旋时发生连动,致有害反应恶化,医者近床手(图中左手)扶持患者前额,按 15°/15°原则(向左旋转 15°,向对侧即向右侧倾 15°)放置头部,然后在前额的治疗手移至枕部后中线旁,而且枕下的鱼际可作有力的预备性牵伸,此时的枕后手不再作为治疗手,仅作为辅助手不参与速冲去滞,以严格避免增加头部旋转。医者一脚向前跨,使前/后脚在一纵线上,医者身体向前屈,以期速冲力与身体相应治疗轴线呈切线关系,作诊断性松动测试后,右手向预备性紧绷方向借骨盘弹性转动(参考"沉跟转")作速冲去滞。

　　注意此手法的第一步(左手)为向阻滞方向(但下颈椎被固定,椎体不连动)施力,第二步(右手)则向自由活动方向(异向)去滞(由颈根椎体连带其上方椎体)。

　　可能的技术缺陷:由肩部无弹性的硬性施力;旋转过度,包括辅助手参加速冲去滞,致旋转过分增加。

热气浴箱手法治疗旋转阻滞

　　颈椎去滞亦也可于仰卧位进行,此位置患者便于松弛,尤其适于卧床患者,主要用于治疗旋转阻滞,有同向与异向两种技术。

　　同向技术(图 192 甲、乙)。图例为左旋阻滞,患者仰卧,医者坐于治疗床头端,面向足端,以近床腿(左)取膝跪位于后旋转方(左),该膝位置约于患者肩部水平(颈左后)。

　　医者近床手(或前方手,图中左手)手掌持患者颏部,患者头伸出床处(与"热气浴箱"处置方法类同),将患者枕部靠于医者骨盆缘(髂前上棘附近),将患者一侧颞部(右)靠于自己的胸部,另一侧颞部(左)靠于自己左手臂内侧,患者整个上身倾向医者,此位置利于对于患者头部的操控,于充分牵伸与预备性旋转时,亦可避免过分侧屈。医者远床手(或称后方手,图中右手)手掌向上,食指桡侧于后易位方作深部触按与预备性旋转紧绷,患者头部向右倾(侧屈)15°,左旋 15°(15°/15°规则),在预备性牵伸紧绷状态作诊断性测试松动后又返回之前的预备性紧绷状态,诊断性测试若无异常状况,则向阻滞方向作速冲去滞。

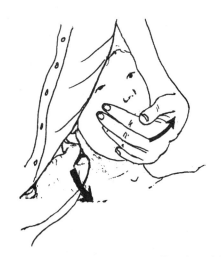
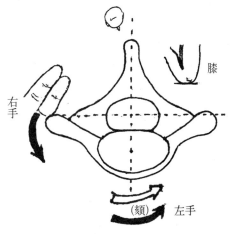

图 192甲　热气浴箱手法治疗旋转阻滞(图例为
　　　　　左旋转阻滞作同向技术)

图 192乙　解剖示意图
⟹ 阻滞方向
➡ 治疗方向

可能的技术缺陷:侧屈过多。

异向技术以右旋阻滞为例(图 193甲、乙)。医、患者体位,左、右手位置与同向技术同,医者膝跪于后旋转方,辅助手(或前方手,图中左手)持颏向自由活动方向作预备性紧绷治疗手(或后方手,图中右手)在后旋转方将软组织推向棘突保护之,以手掌桡缘向自由

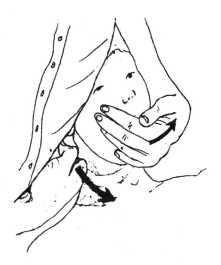
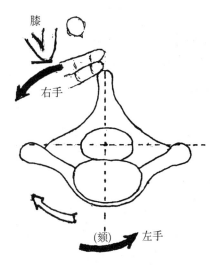

图 193甲　热气浴箱手法治疗旋转阻滞
　　　　　(图例为右旋转阻滞作异
　　　　　向技术)

图 193乙　解剖示意图
⟹ 阻滞方向
➡ 治疗方向

活动方向(向左)旋转(向自由活动方向故为异向),注意头部保持 15°左旋,15°右侧倾,在诊断性测试松动后,颈后治疗手(右手)向自由活动方向作速冲去滞,其时辅助手(左手)向自由活动方向仅略加强其预备性紧绷。

改良热气浴箱技术治疗颈椎显著后屈(后凹)阻滞(图 194 甲、乙,195 甲、乙)

图中以伴左旋阻滞为例。亦有同向、异向两种可能,两者可用拉氏改良的塞氏手法。此手法对卧床患者尤其适应。

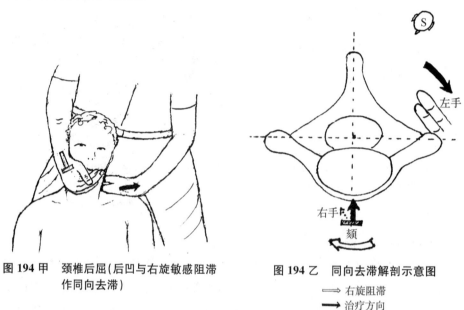

图 194 甲　颈椎后屈(后凹与右旋敏感阻滞作同向去滞)

图 194 乙　同向去滞解剖示意图
⟹ 右旋阻滞
⟶ 治疗方向

同向技术(图 194 甲、乙)。以右旋敏感为例,患者仰卧,医者立于床头偏左,于后易位方,右髋稍屈,右小腿顶治疗床头,将患者后枕部置于医者右腹股沟处,但右大腿部不接触患者颈/胸椎交界处,使患者在身体后沉过程,由于上部体重有一定牵伸作用,医者右髋减少屈度向前顶患者头部,使其倾向前屈方向。前方手(近床手,图中右手)为辅助手,持患者颏部(有轻度展伸),头部左旋 15°,右侧屈 15°(15°/15°规则),后方手(远床手,图中左手)为治疗手手掌向上,以其桡缘置于后易位方带动肌肉等软组织,顶于横突浮侧作深部触按,向阻滞方向(图中向右)作预备性紧绷。诊断性测试松动后,向阻滞方向(图中右)作速冲去滞,与此同时医者骨盆前倾伸直右髋,同时身体前倾,以增加颈椎前屈(后凸)。

可能的技术缺陷:旋转过大,患者背部靠在医者腿上。

异向技术(图 195 甲、乙)。医者立于后易位方,近床手(后方手,图中左手)为治疗手,手掌向上,以桡侧缘在后易位方,向左(阻滞相反方向)作预备性紧绷,近床手(前方手,图中右手)为辅助手持颏部,将头部向阻滞相反方向(左)旋转 15°,侧倾(右)15°,(15°/15°规则),然后作异向(向阻滞相反即自由活动方向)速冲去滞。

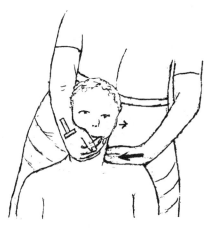

**图 195 甲　颈椎后屈(后凹)与右旋
阻滞作异向去滞**

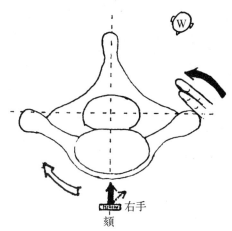

图 195 乙　异向去滞解剖示意图
⟹ 阻滞方向
⟶ 治疗方向

2.1.6.6　斜颈的手法治疗

颈椎前屈(后凸)技术,有人建议可用于急性斜颈的治疗,但要特别注意排除是否存在绝对禁忌证,如炎症或肿瘤等反射作用出现的征象,故应由临床或 X 线检查予以排除。按医者们的经验,柔和无损伤的手法仅于出现症状当天立即施行手法治疗方可期成效,因随后的治疗常难期获好结果。

斜颈患者在施行向自由方向操作时就常已出现保护性紧绷,不过向自由活动方向作旋转处理,可能并无困难,但不要忽视患者持续的保护性后凸状态,在预备性紧绷时不可将其减小,甚至还应加大,单纯让患者尽量后靠是不够的,这只会增加上段胸椎的后凸,已存在较长时间的斜颈,应采取物理治疗,如按患者的主观感觉选择冷或热疗,可给予肌松剂,非激素性止痛剂,局部麻醉等。必要时在绝对保护性姿位下试施以柔和、谨慎、控量的神经肌肉技术。

2.1.6.7　颅(颞)颌关节与手法治疗

近来手法治疗关节阻滞的发展,使人们对颈椎综合征与颅(颞)颌、颅颈关节(图196甲、乙)有了不少新的认识,并得到重视。塞氏较早就曾介绍松动下颌关节的手法技术。首先当然是颅(颞)颌关节本身相关问题,如牙齿病况,或放置不相匹配的植入物,如不当齿冠、不当搭桥等均可致颅(颞)颌关节功能紊乱;中/高年患者中有时也存在关节变性或变性前期等病况,亦可成为出现功能紊乱的基础。传统上人们认为寰枕关节为头颈部最上方关节,近来人们综合从脊椎、头颅与颅(颞)颌关节功能关系的认知,上述观点似偏局限,似宜视颅(颞)颌关节为上寰枕关节。

颅(颞)颌关节与下颌以及颅骨的功能联系,也促进了齿科医学与手法医学的联系。

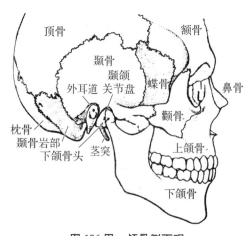

图 196 甲　颅骨侧面观

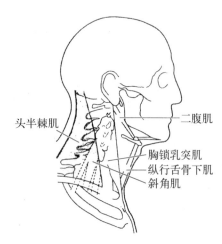

图 196 乙　颅颈侧面肌肉

颅(颞)颌系统的概念,不限于传统的咬合器,而是与其他功能系统存在交互的关系,它们之间互相独立,而又相互依赖,功能协作且互相影响。

就肌肉而言,关节附近相关肌肉,如咬肌、颞肌、舌骨肌以及舌咽与喉肌功能失调均可导致颅(颞)颌关节功能紊乱。从症状看,患者如诉及疼痛由颈部向耳部放散,如痛在耳甲后方,多涉及项线外侧的肌肉,如头夹肌止点痛而痛若涉及耳道,则可能与颅(颞)颌关节有关。

与颅(颞)颌关节活动相关的肌肉

与闭口作用相关的肌肉:司下颌上提的肌肉,起点在颅骨的主要有咬肌、翼内侧肌、颞肌;此外还有二腹肌、下颌舌骨肌、颏舌骨肌、肩胛舌骨肌、上舌骨肌、翼外侧肌下头部等。

与张口作用相关的原发张口肌并有位移等较复杂的作用,他们位置不同、止点不同,且有 10 个以上肌肉参与;只有翼外侧肌,头半脊肌以及其他内侧的头脊肌,它起于颅骨,此外还有"继发张口肌",为颈及咽部肌肉,它们多少与头部的挺直功能相关,若在此等肌肉对持作用下,则张口时由于舌下肌的牵引,头向前倾。就上述原发张口肌,它们的位置亦不都限于颅(颞)颌系统(只有部分肌肉止于下颌骨)。继发开口肌的起/止点均不在下颌或舌骨,其颅端止于颅底,足端止于胸骨、锁骨,第 1、第 2 肋骨以及棘突,从而建主起一个头部(包括下颌骨与脊柱)与肩带,以及第 1、第 2 肋骨之间肌肉与功能的联系,即颅-颈系统。

司颌骨向侧方活动的相关肌肉,有同侧颞肌,对侧翼内/侧肌,对侧翼外肌侧肌下头部与同侧二头肌前腹,司颌骨前凸的相关肌肉有咬肌、翼内侧肌。颌回缩相关肌肉有颞肌中/后部与二腹肌,颅(颞)颌关节牵伸的相关肌肉有颞肌中部与二腹肌,作用于颅(颞)颌关节的肌肉功能还与肌肉均衡性有关。在疼痛征象检查中还应包括触发痛点。

颈椎关节与颅(颞)颌关节存在交互影响的关系,治疗是否全面影响到关节阻滞治疗后的复发应予重视。

根据新近资料,诺氏将颅(颞)颌系统症候的发展趋向分为两类。其一为下行颅(颞)颌功能紊乱群,症候不局限于与齿科密切相关的咬合系统,除颅颞系统外,甚至涉及内脏,如出现腹痛等远距离全新症候,而起始于颞颌关节的疼痛症候却可能完全被覆盖,以致被忽视;其二为上行性颅(颞)颌功能紊乱群,例如骶髂关节阻滞所致骨盆高/低位(下肢功能性不等长),病状可上行出现于颅颌系统,乃至颅颈系统,导致枕骨-寰椎-枢椎相关的疼痛等功能紊乱。

值得注意的是颞颌关节功能紊乱,既可能是上述多种症候的起因,也可能是症候虽经治疗,但不改善的主要原因,而其时颅颌关节局部疼痛等症状却可能不明显。

人们常将颞颌关节视为多种症状之根,当然它因功能紊乱借肌肉以及肌肉紧张状态等变化与躯体其他部位联系在一起,但它不是单程道,而且多数情况颅(颞)颌关节紊乱还是继发性的,如原发于胸锁乳突肌、斜方肌、枕下肌等颈-肩肌肉病态紧绷、颈椎上段、胸椎节段活动减少(阻滞)或活动过度,特别是舌下肌紊乱等都可能影响颅(颞)颌关节功能。此种连锁综合征,不仅与近处,甚至可能与远处中轴器官(脊椎及其附属器),包括骶髂关节阻滞,下肢功能性不等长有关,从而出现综合性颅颌功能紊乱症。

表(2),见下页所示:颅颌、颅颈系统相关综合征多种多样相互作用关系复杂,令人眼花缭乱,但是这也可以理解局限于颅颌系统的治疗不易达到理想效果。故患者除由牙科医生处理相关疾患外,颅(颞)颌系统的紊乱应同时予以手法治疗,必要时尚须由手法治疗医师治疗颅(颞)颌系统以外的其他相关紊乱方可奏效。

(1)颞颌关节功能检查(包括主/被动两种检查)

主动关节活动观察患者张口与闭口:注意张口大小,活动时是否两侧对称。正常成人张口上/下口径约 4~5 cm,此外观察下颌对上颌作前突、后突以及侧突等活动,同时触诊。荷氏(Hoppenfeld)建议检查手指在耳道触感,恩氏(Ernst)等建议在颌骨后窝处触诊。毕氏建议从食指或中指置于耳屏按压,闭锁耳道并感知张口/闭口时的关节活动(图 197)。如有捻发感,不仅医者能感知它,甚至患者自己会听到捻发声,它表明关节可能

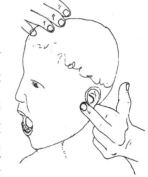

图 197 颞颌关节功能检查

有结构性损害。颞颌关节存在功能紊乱,按触时患者有痛感,尤其在关节前方以及下颌骨头部前部(图 196 甲,197),注意咬肌是否有明显张力增加,此外还要考虑是否存在精神-躯体紊乱因素的可能。

关节被动检查包括关节面牵伸,腹-背以及侧-侧滑动。除关节外还应检查相关肌肉

的功能状态,它与松动治疗时的减张与展伸状态有关,此外还应作功能相关的抗阻测试。

（2）颞颌关节的手法治疗

表 2 与颅颌系统或颅颈系统功能紊乱相关的疼痛等综合征

疼痛与功能紊乱	可能的相关部位	
牙科医师无法阐明的牙痛	颅-颌系统	颅-颈系统
不明原因的颞颌区痛致一个或全部牙齿脱落	＋	＋
张口障碍——张口小于 40 mm	＋	－
原发性肌原性功能限制	＋	＋
原发性关节活动功能限制	＋	＋
颞颌关节捻发音伴关节结构性与形态变化	＋	＋
口腔、咽舌烧灼感,颞颌关节钻痛与烧灼感	＋	＋
误咽、呛咳感(或"球感"),下咽不利和食物滞于咽	＋	＋
畸形感(有如齿与颌骨歪扭)	＋	＋
不典型三叉神经痛(面部痛与三叉神经分布区不符)	＋	＋
长时间说话发音困难多说话后症状加重	＋	＋
耳痛、耳科检查阴性	＋	＋
眼后痛,眼科与神经检查阴性	＋	＋
常规治疗后仍持续的肩/颈痛不改善	＋	＋
90％颅颌系统功能紊乱伴有头痛	＋	＋

① 颞颌关节松动(图 198,199)

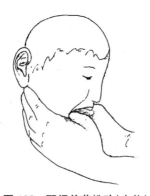 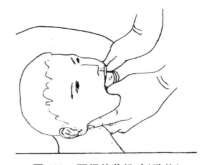

图 198 颞颌关节松动(坐位)   图 199 颞颌关节松动(卧位)

坐位法(图 198)患者取坐位,枕部向后靠于后方助手胸廓;或由助手在背侧双手扶患者额部固定其头部,医者立于患者前方。如无助手协助,则患者取仰卧位为宜(图 199),

治疗床头略抬高,患者头部舒适地置于治疗床头的间裂隙中。患者头部应舒适稳定。如治疗仅限于一侧,患者亦可取坐位,最好坐于头部有靠背的治疗椅上。医者一手固定头部,另一手作松动操作。如患者有咬合或交流接触困难,宜咨询有颌面矫形外科经验的牙科医生。

由于在口腔外作颞颌关节松动不尽准确、有效,且可能导致患者局部不适,故以手指在口腔内操作较佳。令患者张口达最大可能。医者戴消毒手套,双拇平置于下颌臼齿,其他四指(长指)置口腔外辅助下颌骨升支,双拇垂直下按臼齿(成角活动不宜),先行两侧活动测试,于活动限制方(一侧或双侧)进行活动。如疼痛乃因一侧关节活动过度所致,则可作对侧松动以恢复平衡。与处理四肢关节一样,作平移滑动之前,应尽可能充分牵伸,以避免关节面、关节盘的损伤。不可直接向关节面施力乃一要点,对关节囊、韧带与关节相关肌肉(在此主要为咬肌)的治疗亦只限于展伸与减压。可先于一侧或双侧同时操作,先作腹-背、侧-侧活动检测,后作松动,还可于椭圆轨上作松动操作。操作由轻开始,后逐渐柔和加重,注意一旦出现疼痛等有害反应(当心关节盘损伤等)应立即终止操作(图198,199)。

对咬肌除上述展伸治疗外还可检查有否触发痛点(参腰椎),对触发痛点的治疗有助避免复发。最常见的触痛点为翼外侧肌,可由口腔外进行处理,而翼内侧肌则从口腔内进行。咬肌的压痛点以等长收缩后松弛时作牵伸处理,颞肌的触痛点则很少见。为预防颅(颞)颌关节紊乱治疗后复发,关节周局麻注射常有裨益,其作用在于防护迅速反射性作用再出现的有害反应。

② 喉头松动

另一个手法能较有效避免颈椎节段阻滞手法治疗后复发伴有原发或继发背侧与腹侧颈肌间的功能紊乱,可作喉头松动(图200)。指征包括许氏(Hülse)的"颈椎性发音困难"。毕氏与奥地利格拉茨大学工作者治疗较大量歌唱演员的经验,均体会到喉头松动对颈椎综合征伴误咽、呛咳以及非神经异常所致发音障碍有治疗效果。

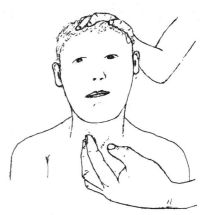

图200 喉头松动

由于颞颌关节紊乱常与舌骨肌有关,舌下肌展伸对治疗有帮助,喉头松动时亦松动舌骨,还可能影响舌上肌。

医者立于取坐位患者侧方,一手扶患者头部,另一手尺侧支于患者胸骨以资稳定。拇/食指柔和扶持甲状软骨,先柔和测试侧-侧移动可能性,同时可测感舌下肌的紧绷度,可感觉到它滑过食道,而头略前倾可使舌下肌松弛,则不再感觉到这种滑动,随后按检查结果,作非常柔和的松动,亦可做向侧上/侧下推动,借此反复柔和松动活动,距离可逐渐增加,从而使舌骨肌明显减张,患者对此手法比直接活动舌骨的操作方法能较好耐受。对较敏感的患者,医者可以仅扶住甲状软骨,由患者自己作头部转动,则患者更易耐受。舒氏提出若干医者手法与患者锻炼结合的方法可做治疗参考。

患者自身锻炼与医者牵伸下颌法

第一步　患者仰卧、松弛,舌尖顶上门齿,下颌放松(图 201 甲);口唇轻紧闭,舌恢复原位,上/下齿稍离接触为度(图 201 乙)。

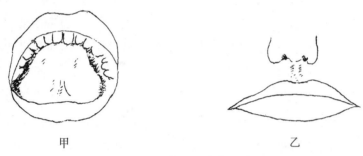

甲　　　　　　　　　　　　　　乙

图 201　牵伸下颌法第一步

第二步　患者吸气时足尖向头部牵引并屏气数秒(图 202 甲),呼气时放松(图 202 乙)。

第三步　医者两手大鱼际置下颌角,患者吸气时医者双手牵伸,稳定不动(图 203),延长吸气后屏气。呼气时医者要逐渐向足端牵伸(施微力仅约 30 克),牵伸先于较松弛一侧,然后于较紧绷一侧,直至亦感觉松弛为止,可重复操作 10 次左右。

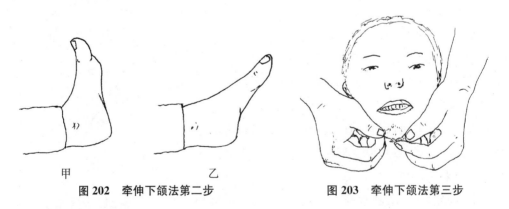

甲　　　　　　　　　　乙

图 202　牵伸下颌法第二步　　　　**图 203　牵伸下颌法第三步**

提下颌肌等长收缩后松弛(图 204)

患者最大限度张口至开始感觉不适为止,医者双拇指置两侧下方犬牙,其他长指置颏部两侧向足端展伸(类似预备性展伸)。患者于吸气相对抗医者阻力作闭口动作,于呼气相放松,医者在无痛条件下以双拇指尽可能将口张大,维持约 10 秒,可重复数次。

下颌单手牵伸与移位(图 205)

患者仰卧,医者一手握持固定头部(图中右手),另一手(左手)伸入口内置于下方臼齿,作下颌骨向后松动,长指置于下颌骨外侧,将之向前提并向对侧移位。

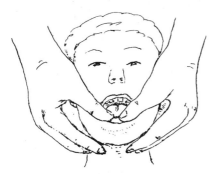
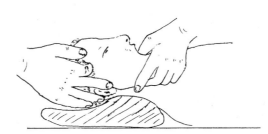

图 204　提下颌肌等长收缩后松弛　　　　图 205　下颌单手牵伸与移位

3 四肢关节手法医学诊断与治疗

3.1 四肢关节临床检查

首先测试关节的主动活动,它取决于关节的骨性部分以及稳定关节的关节囊、韧带及相关肌肉。被动活动首先是关节功能活动,一般它的活动范围比主动活动范围为大(图206),先检查牵伸、滑移以及侧方移动状况。检查还包括终末感觉,它仅出现于被动活动的终末。硬韧具有弹性,紧绷具有弹性,或柔和具有弹性等不同感觉。坚硬的感觉为骨性阻挡,坚韧而有弹性的终末阻挡,一般为关节阻滞;稍硬韧而有弹性的阻挡,乃关节生理的终末挡阻,属关节正常状态的终末感觉。较柔和但关节活动范围超过正常者,表明关节活动过度。关节阻滞所感受的坚韧而略有弹性的阻挡感觉,亦出现于韧带、关节囊、肌肉短缩所致的关节挛缩。三步诊断亦为四肢关节手法诊断的基础。其一先检测关节是否存在活动限制或活动过度;其二关节终末感觉是否存在有害的反应所致紧绷以及第一阻碍;其

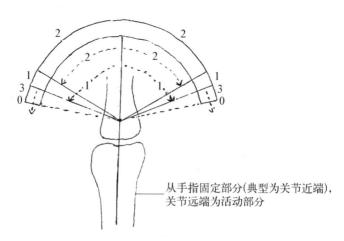

从手指固定部分(典型为关节近端),
关节远端为活动部分

图 206 关节活动度图

1. 非随意活动范围(被动活动)
2. 随意活动范围(主动活动)超过 0 为可能损伤界限
3. 为手法去滞矫正有限的容许活动范围

三确定有害反应增加与减弱的方向,即确定阻滞方向与治疗方向。

3.2　手法处理原则

首要的基本条件是关节存在活动性,然后可依序作下列各种活动,如牵伸,利用余留的关节活动度、功能活动等。抗阻测试、肌肉功能检查、张力检查以及被动活动等可排除关节外须予处理的致病因素,诸如神经系统疾患、肌腱起/止点病、肌肉肿瘤、挛缩等(但挛缩亦可在手法牵伸中合并治疗)。手法(松动或去滞)治疗的唯一指征是关节功能紊乱。

关节具备对活动锻炼稳定性者,作谨慎柔和的松动即可,速冲去滞手法则要求关节具备对操作负荷有更高的稳定性。

禁忌证:感染、炎症活动阶段的风湿病范畴内疾患,外伤、手术后尚不稳定的关节(仅可做稳定性的锻炼)、肿瘤、反射性交感神经营养不良综合征。有别于脊椎关节施行速冲去滞的严格限制,它严格限制于有培训证书的正式医生,而四肢关节的手法治疗则亦允许有手法治疗证书的理疗师施行。

四肢关节存在一个特殊的活动模式,称之关节囊模式。其特征为各关节特殊的活动方向及其序列,它表明紊乱起因始于关节本身;如活动限制不具备关节囊模式特点,说明活动障碍原发于该关节结构之外。

除了因挛缩影响关节活动外,一般功能零点为操作的根据。

测试关节活动可探明关节功能活动障碍的状况。在活动范围缩小的关节,其活动起点由尚能自由活动的范围决定。首先关节应处于软组织不紧绷的位置,活动也不要大到可活动的最大界限,如膝关节屈曲挛缩15°,选择松动起点由屈曲25°左右开始,因直接紧靠挛缩界限进行操作可导致紧压的关节面损伤。原则上工作手与辅导手应尽量靠近关节,以防止对关节不适当的弯曲负荷,而且这也可能避免或减轻因关节病变(如鞍状关节病变)所致保护性紧绷与疼痛。侧方滑移带有对关节软骨面的压力,可导致关节软骨面损伤,故作侧方滑移操作时亦同时牵伸关节以减压。

关节功能活动的紊乱基于关节本身的活动障碍。关节功能活动乃遵循力学的简单规则。挪威卡氏凹/凸规则(图207),图示凹侧关节面活动时旋转点在后,屈曲时

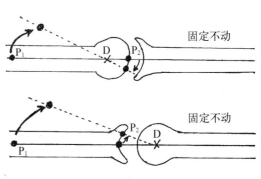

图 207　四肢关节
凹凸规则
P₁ 远离关节点　　P₂ 近关节点　　D₀ 旋转点(简化)

活动限制侧为伸侧;凸侧(上图)关节面活动时旋转点在前,屈曲时活动限制侧为屈侧。从图中可见

① 如旋转点(D)居关节间隙后方(如下图)正像凹面关节活动所示,握凹面关节的骨干进行操作,关节的滑动向活动障碍方面受阻,如屈曲时滑动向伸侧方向受限,故操作应向屈侧平移,如不宜向伸侧平移。

② 同理如旋转点(D)居关节间隙前方(如上图),正像凸面关节活动所示,握凸面关节的骨干操作关节的活动障碍方向受限,如屈曲时向屈曲方向平移为向活动限制方向(不宜),故操作应向伸侧平移为妥(之所以以屈曲为例,因大部分关节均以曲为主,无伸功能或伸为次要活动)。

简要归纳如下:以关节凹面活动(下图),屈曲时平移宜向屈曲方向施力为妥,可谓同向平移为妥;以关节凸面活动(上图)屈曲时平移宜向伸侧施力为妥,可谓异向平移为妥。

关节活动障碍一般为旋转滑移障碍,而真正滚动滑移障碍非常罕见,它仅发生于例如膝关节(部分伸直活动时)。主动活动检查所示滑移限制还要经关节被动活动加以验证。关节活动检查的结果要回答能否有可能立即向故障(活动限制)方向做治疗操作。向活动障碍方向做松动操作的条件是应存在一无痛的自由活动段,至少在达到故障限制段存在一小段是无痛的活动段。若一开始就有痛感,则应首先向无痛的自由活动方向松动。常常首先向自由活动段的松动,就已达到关节正常活动范围。向自由活动方向松动后,在活动限制方向,如仅获一小段活动段,则可反复作柔和有节奏的震颤,直达靠近紧绷界限,这时可检测无痛、无紧绷的路段增长了多少,然后再于此基础上扩大进程,直达故障方向完全无痛、松弛为止。

牵伸乃作为进一步处理的重要基础操作,它可分为三步,即松解,紧绷与展伸(图208)。

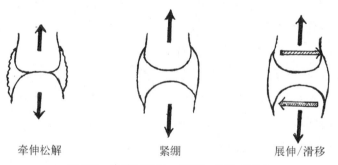

牵伸松解　　　　　　　紧绷　　　　　　展伸/滑移

图208　牵伸(松解)→紧绷→展伸/滑移

牵伸也需先进行关节活动测试,如测试时活动有限制或终末出现疼痛,则手法宜仅限于牵伸,不作侧向滑移。

牵伸松解:宜以紧靠关节两边的双手/手指柔和操作,以达到减轻或改善、"中和"关

节压力,但此时还未将两关节面牵开,作用仅为反射性减张,不要求达到关节活动度的改善。正确的松解操作,其指标是仅有关节外皮肤皱褶明显分离。例如类风湿性关节炎急性炎症期,仅能用此种唯一的柔和牵伸操作,以期达到止痛的目的。牵伸仅维持 8 秒左右然后停 6～8 秒,按炎症的不同程度,可重复 10～15 次。

　　紧绷牵伸与展伸滑移:特点是将两关节面拉离,以关节囊-韧带装置紧绷为度,当然在完全紧绷状态下滑移非常有限,大体上只能当紧绷达到一半左右进行侧方滑移为宜。但先决条件还是关节面的分离。若两关节面间的距离尚不理想,只能进一步稍增牵伸紧绷,以增加关节面间距离,以期侧方滑移时不损伤软骨面。松动同时牵伸关节周围软组织,常包括周围肌肉,这对伴有挛缩的关节囊、韧带或肌腱,诸如肱桡侧外上髁炎的治疗颇有助益;再如伴疼痛及内收僵持的肩关节,如沿纵轴牵伸上臂,同时小心地将肱骨头外推,可增大肱骨头与肩胛顶及肩胛盂的距离,同时展伸肩关节囊与三角肌、冈上肌等相关肌肉。可以理解关节松动的作用,不仅限于关节组成的骨骼之间,而且包括关节周围软组织的牵伸、减张。柔和有节奏的牵伸以及有节奏的滑移不仅是关节囊、韧带等关节周围软组织展伸,而且由于关节周围肌肉的减张作用,还可以降低关节内压,这亦可解析手法治疗后疼痛减轻的道理。

　　向疼痛方向作测试性手法操作不论是松动或速冲去滞,如出现有害反应增加征象,治疗方式应予以改变。故松动宜缓慢进行,要记录每次操作与对组织触感的变化,及时调整松动手法的强度。总之以不促发有害反应为度。初学者易犯用力过度导致有害反应的出现及加强,故把欲施之力减半乃至 1/4 为宜,必要时才逐渐增加大力度。

　　一般静止时关节处于疏松裹紧状态,可能还加上关节周软组织紧绷,致相当程度上处于闭锁状态。这与手法处理后的状态截然不同,手法使关节囊-韧带最大限度减张,两关节面接触减小,关节活动增加。展伸减张手法由于反复有节奏地牵伸,有利于滑膜液的生成与循环,加上有节奏地减压并伴某种唧筒作用,均有利关节软骨的营养,临床上还可达到减痛的效果。

3.3　上肢各关节的检查与手法治疗技术

3.3.1　腕与手部各关节(图 209)

　　单纯关节活动功能紊乱在手指关节不多见,一般多有结构性变化,如指间及拇指鞍状关节变性、类风湿性关节炎、反射性交感神经营养不良综合征等,此外还有外伤后变化。若未发现结构性变化要想到肌止点病,如肱外/内上髁止点病乃至颈椎功能紊乱等。手法治疗时注意肘关节要处于放松状态,因止于肱骨内/外上髁的屈/伸肌的紧绷,会影响手与

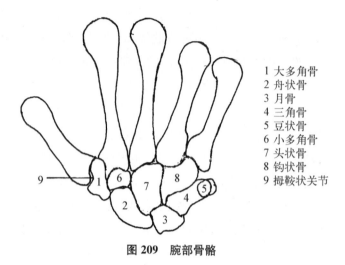

1 大多角骨
2 舟状骨
3 月骨
4 三角骨
5 豆状骨
6 小多角骨
7 头状骨
8 钩状骨
9 拇鞍状关节

图 209　腕部骨骼

腕的手法操作。

（1）手指关节

① 手指远端指间关节

关节类型：铰链加侧韧带。

功能活动：屈/伸,70°～80°/0°/5°。

关节囊模式：屈＞伸。

静止位：屈曲 10°～15°。

闭锁位：最大伸直位。

手法治疗中医者左/右手位置与患者关系（请参考肌肉手法治疗）。首先作主动/被动功能活动,随后作牵伸,背/腹滑移,桡/尺滑移,旋转滑移。侧屈检测韧带的稳定性,上述检测可重复 2～3 次,屈/伸尚可加阻力测试,每在操作前后,检测关节活动以了解治疗效果,以便对随后的松动操作,作必要的调整。如前所述,手法操作在出现疼痛之前应即停止治疗,不可超过疼痛界限。

牵伸

松动第一步,辅助手拇、食指握中节指骨远端的伸/屈侧,工作手拇、食指持手指末节伸/屈侧,两者均应紧靠关节。医者将患者手紧靠自己,支于自己的上腹部。从零位或 10°～15°屈曲开始（因韧带处偏心位）,作牵伸松动,直达紧绷开始处。炎症活动性指关节变性病变,类风湿关节炎症活动期或活动期的反射性交感神经营养不良综合征只能作柔和松动牵伸。如因挛缩不能达零位或静止位,当然操作只能在无痛范围内进行。

背/腹侧滑移

如已存在或经牵伸松动后关节有了足够供滑移的活动度,可作背/腹或桡/尺侧滑移。

不宜图一次滑移达到目的,而是留意在疼痛界限内作柔和反复有节奏的操作,必要时可小心向活动限制方向进行操作。但要避免朝两个相反方向作拉锯状摆动。作背/腹侧滑动时,注意为牵伸下平行的滑移,而不是关节的伸屈! 个别粗暴强力动作可导致患者不自觉的保护性紧绷,出现预期外的疼痛,这种有害反应会造成继续治疗的困难。

桡/尺侧滑移:辅助手与工作手的手指尽量靠近关节操作(图210甲、乙)。

旋转松动:手指固定中间指骨,牵伸末节沿纵轴旋转。

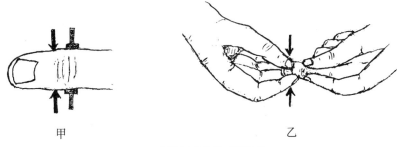

图210 远端指间关节桡/尺滑移

侧倾震颤

可向桡侧或尺侧。辅助手拇、食指固定手指中节远端(图211)工作手拇指指腹握末节指骨,由尺侧向桡侧柔和侧倾震颤,注意辅助手拇指指腹要准确置于关节间隙,以避免压力作用于此侧关节面。图示施力向桡侧,如作尺侧震颤,手法位置相应改变即可。柔和操作很重要,避免过度展伸致侧韧带疼痛。

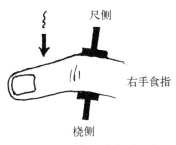

图211 远端指间关节侧屈弹性
震颤(向桡侧为例)

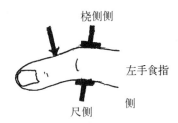

图212 远端指间关节侧倾去滞
(向尺侧为例)

侧倾去滞:与上述侧倾振颤虽看似类同,但作用并不相同,它的作用并不在于桡侧或尺侧的单侧牵伸振颤,而是在侧倾条件下作桡侧或尺侧的滑移。辅助手置指中节远端近关节处,如侧倾向尺侧,则工作手的拇食指置末节基部两侧。工作手在少许桡倾情况下牵伸,于此位置作柔和的向尺侧滑移去滞(图212)。

② 手指中间关节(近端指间关节)

功能活动:屈/伸 90°(100°)/0°/5°。

关节囊模式：屈曲＞背伸。

静止位：屈曲 15°。

闭锁位：最大伸位。

手法操作类似手指末节关节，诸如牵伸，桡/尺移位（图 213），伸/屈（背/腹）移位（图 214）；远端关节，沿纵轴旋转，侧屈振颤与侧屈去滞等，沙氏认为侧倾振颤有硬韧感为关节活动障碍（活动度减小）的可靠征象，因它受肌肉紧绷影响较少。

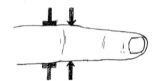 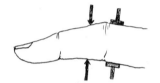

图 213　近端指间关节向桡/尺滑移　　　**图 214　近端指间关节向背/腹滑移**

柔和的手法操作处理手指中间与末端关节，尤其对非炎症活动期的多发性关节变性病，治疗效果颇佳，而旋转牵伸手法对紧绷显著的手指关节较为适宜。

（2）掌指关节

关节类型：球状关节。

功能活动：屈/伸，90°/0°/20°；桡/尺侧屈，20°/0°/20°。

关节囊模式：最大限度屈/伸。

静止位：屈曲 10°～15°。

手法操作原则上可参考上述指间关节的处理，此外还可小心作挤压测试，如阳性（疼痛）要考虑到关节软骨损害或滑膜病损。

作指关节背/腹侧滑移时，辅助手的手指于近端要紧靠远端掌横纹处，因解剖上此关节约在指间蹼，操作时固定手指要紧靠关节间隙（图 215）。

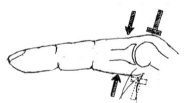

图 215　掌指关节向掌侧滑移

桡/尺侧滑移：固定掌骨头对食指（图 216 甲）、小指相对易行（图 216），对中/环指可能存在一定的难度，辅助手可改为背/掌侧固定（图 215）；另外一种固定方法是握手法（略加力的握手）医者固定食中环小四指掌骨头（图 216 乙），亦可由患者另一手紧握自己拟处理侧手掌，掌面对掌面，拇指与其他四指末节于手背，稍加力握但不致痛为度，医者则以拇指对其食指尽量靠近关节间隙作桡/尺滑移。如患者有困难，可由一助手协助。此等固定位置亦可作背/腹侧与桡/尺侧震颤与去滞。

掌指关节的松动（主要为松解），多用于炎症活动性已稳定，特别是终期稳定阶段的类风湿关节炎以及外伤或手术基本痊愈后的功能障碍。操作时要特别注意对局部组织与关

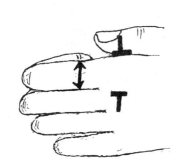 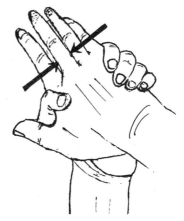

图 216 甲　掌指关节向桡/尺侧滑移　　　图 216 乙　握拳固定四掌骨头作掌指关节
　　　　　　　　　　　　　　　　　　　　　　　　　　桡/尺侧方滑移

节等活动性的感觉,再次强调所有震颤等操作均要柔和进行。

（3）掌骨头间的联系与手法治疗

实际上其间并无关节联系,第 2～5 掌骨头之间只靠疏松的软组织相连、韧带间的连系也很松弛,活动限制多在外伤或多发关节炎后的损害性关节病变,或类风湿性关节炎后静止期,其特点是长期处于静止不动状态所致。

首先作掌骨头背/腹侧滑移检查,一般活动度序由桡侧向尺侧逐渐增大。双手可能会有差异。

松动:医者一般以双手拇/食指于背/腹侧握持两相邻掌骨头作背/腹反向活动检查,有活动限制者,以与检查同样的操作作松动手法。

帐篷顶杆(塞氏手法)

对上述较长时间关节缺乏活动,如类风湿性关节炎后静止期以及外伤、手术愈合后阶段,此法效果较佳。

医者双手从前方握患者手(手背向上),双手长指,主要中/环指指腹,于患者掌侧置第三/第四掌骨头之间,大鱼际则从手背置于相对应位置,掌侧手指向上顶,有如帐篷顶杆,双手大鱼际则分别将手掌桡/尺侧向下按压呈弓状展伸(图 217,218)。

（4）拇鞍状关节

拇腕/掌关节(图 219)为第一掌骨与大多角骨间关节。

关节类型:鞍状关节。

功能活动:屈/伸 20°/0°/30°,内收/外展 20°/0°/35°。

关节囊模式:外展。

静止位:为中间位。

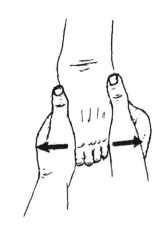

图 217　帐篷顶杆技术(背面观)

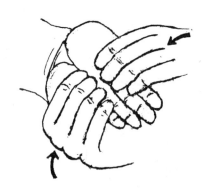

图 218　帐篷顶杆技术(掌面观)

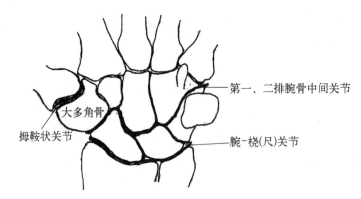

图 219　腕关节解剖图

闭锁位：最大对掌位。

手法技术包括：牵伸背/腹侧移，桡/尺滑移去滞。

鞍状关节有其特点，从骨骼解剖构造而言乃典型鞍状关节，但功能又类似球状关节，上肢为变性病变最常见部位，尤其是青年患者，可有阻滞征，而 X 线却无明显变性病变。关节间隙尤其在外展/内收活动时，其背桡侧关节缘较易触及，可先触及第 1 掌骨的桡侧缘，然后向上达其基部，作缓慢外展/内收活动，可触及关节间隙，然后可触到大多角骨，腕略尺倾时，舟状骨向手根部桡缘移动，此时易触到舟状骨与大多角骨的界限。

作功能活动检查时要注意第 1 掌骨与其他掌骨相比不仅要更偏向掌侧，而且几乎旋前 90°。检查主/被动活动后作牵伸与背/腹、尺/桡侧的滑移，检查关节活动时要注意远端关节面在屈/伸时为凹面，而内收/外展时为凸面。

鞍状关节若存在变性病变，患者常诉关节间隙及其周围有痛感，检查时有压痛。若只有阻滞，患者常诉特别是在握笔、书写、持杯等动作时出现功能障碍，较长时间书写后出现向拇指的放射痛，但若无关节变性病变，一般去滞手法效果优于松动。如功能障碍并非鞍状关节不稳所致,常可能触及第一掌骨基部背/桡侧略为突起。

① 松动手法

鞍状关节存在变性病变,仅可作松动手法(图220,221)。

背/腹滑移:医者辅助手(图220中右手)食指从背侧、桡侧、掌侧环绕大多角骨握腕,治疗手(图中左手)拇指从背侧按第1掌骨,注意避免拇指腹按压关节间隙致痛,宜置于掌骨中/近端交界处,食指以中间指骨桡侧从掌侧置于第1掌骨中部,作预备性牵伸紧绷后作节奏性牵伸,然后在牵伸条件下,将第1掌骨基部向腹侧(屈侧)作柔和节奏性滑移,几次牵伸后向背(伸)侧滑移。

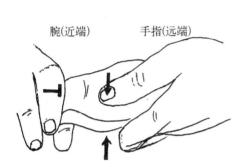

图220　拇鞍状关节背/腹松动手法

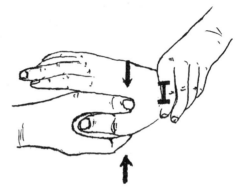

图221　拇鞍状关节桡/尺侧作松动手法

另一种手法是辅助手(图中左手)握患者腕关节(图221)治疗手的拇指(图中右手)从患者拇指尺侧顶住掌骨,食指则从桡侧与之相持,预备性牵伸紧绷下将第一掌骨作节奏性(有短暂间隙)牵伸,并在牵伸下向桡/尺侧滑移。注意拇食指不要太靠近鞍状关节,有变性病变者会导致疼痛。

桡/尺侧滑移:此另一手法,乃以辅助手(图中左手)握患者腕关节(图221),治疗手拇指(图中右手)从患者拇指尺侧顶住掌骨,食指则从桡侧与之牵伸下向桡/尺侧滑移。

② 速冲去滞法(图222)

医者将患者手背靠于自己身前辅助手(图中左手)握腕关节与前臂远端,工作手(治疗手图中右手)以食、中、环、指握住患者拇指,拇指指腹按压第1掌骨基部背外侧的凸起部,辅助手拇指置其上予以支持。工作手将拇指牵伸,并轻微外展,治疗手将患者于第1掌骨基部向内/远端牵伸作预备性紧绷,特别注意持续牵伸,并轻微外展,双手向内与远端尺侧手指方向作去滞速冲。如牵伸不足,手法会导致疼痛,而且在牵伸条件下亦利手法去滞

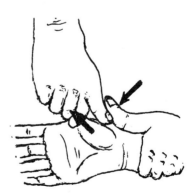

图222　拇鞍状关节(腕/掌关节)作去滞手法

操作,此方法对鞍状关节有变性病变者禁忌使用。

(5) 掌根

包括腕骨间关节,即远/近两列掌骨间关节诸小腕骨之间关节以及桡腕关节(即桡关节)。检查除背伸/掌屈、尺/桡倾的主/被动活动,还包括牵伸,背/腹及桡/尺滑移以及腕掌根诸小骨之间,和他们与邻近骨骼之间的活动。远/近腕骨列之间的活动紊乱,亦可能

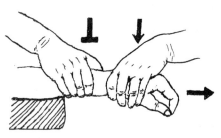

图 223   腕间关节向腹侧作牵伸滑移松动

如诸小骨之间的活动紊乱有关;桡腕关节紊乱亦与掌根诸腕骨活动紊乱有关。桡腕关节为桡骨远端及关节盘与近列腕骨间的关节,后者与桡骨及关节盘并不存在持续接触,如三角骨仅在腕关节尺倾时才有接触,桡倾时则分开。对掌根的牵伸,主要为整体的牵伸,"整体"是指此时腕骨间关节,桡-腕关节等均在牵伸范围之内,故不可能局限作远/近端两列小骨各个别骨之间的牵伸。牵伸时医/患手腕姿位可大体参照(图 223)。医者辅助手(图中右手)握患者前臂远端,工作手(图中左手)持腕掌部,按指征可作松解,紧绷或展伸牵引。牵伸时可作屈肌等长收缩后松弛操作。

① 腕骨间关节

功能活动:它参与掌根各关节以及腕关节活动,包括背伸/掌屈、桡/尺屈等,但腕骨间关节主要还是参与背伸与桡屈。

关节囊模式:背伸。

静止位:即松动活动的起始点,可轻度尺倾。

闭锁位:最大限度背伸。

腕骨间的关节线在近/远两列腕骨之间。解剖特点是远列的头状骨与钩状骨向后凸出,而桡侧的大多及小多角骨形成凹状,治疗要注意头状骨与钩状骨的后凸状态。

腕骨间关节手法技术包括远端腕骨间向掌侧松动;个别小骨间去滞,向尺侧松动,背/腹侧牵伸松动等。检测个别小骨间的功能活动是选择治疗方式的首要条件,这里最重要的是背伸与桡屈。

背伸障碍与该关节的关节囊模式有关;但桡屈障碍并非限于罕见的腕骨间功能紊乱,而多提示桡/尺关系问题。自由的桡/尺屈决定于尺/桡骨旋前/旋后时桡/尺骨间的自由推移度。

腕骨间关节背伸障碍与关节的主要参加者即头状骨与钩状骨的向掌侧滑移障碍有关(因头状骨与钩状骨的活动轴居关节面前方),故远列腕骨松动与去滞手法应向掌侧施力。

腕骨远侧列向掌侧松动(图 223)

患者前臂屈侧置于治疗床(或台)并伸出其外,医者辅助手(图中右手)握前臂与桡/腕

关节。注意食指屈侧置腕骨近侧列,治疗手(图中左手)的虎口从背侧置于腕骨远侧列。治疗手作牵伸,在牵伸情况下向腹侧作节奏性滑移。同样注意辅助手与工作手紧靠关节以避免屈曲负荷,以保障平行的牵伸滑移。辅助手应向背侧的主动对持,否则滑移动作可能滑移至自由活动的桡腕关节。如辅助手有力从掌侧对持,则亦可不必置患者前臂于治疗床(或台)上。

腕骨间关节阻滞的去滞

腕骨间关节阻滞亦可以去滞手法处理(图224)医者站立面对患者,双手握患者手,双手食指掌侧置于腕骨近端,双拇指腹则置手背侧的头状骨与钩状骨(远端列),作环状动作(塞氏称之磨咖啡机样转动),过中线时食指向背侧,拇指腹向屈侧作相对的背/腹侧松动,反复作此预备性松动后,于中立位在迅速牵伸时拇指腹向腹侧,同时食指则向背侧作速冲去滞。注意医者尽量紧靠患者,避免肩关节参加活动,此外患者腕关节应处屈伸中立位,并避免腕关节的背伸。

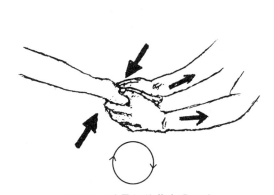

图 224　腕骨间关节去滞手法

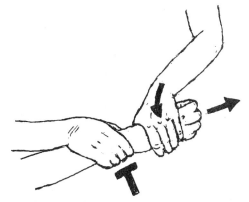

图 225　腕骨间关节尺倾障碍作腕骨间
　　　　关节尺倾去滞

腕骨间关节向尺侧松动去滞

腕骨间关节向桡侧倾阻滞比较少见,可做向尺侧去滞(图225)。医者以辅助手(图中右手)从背侧握持患者近端腕骨列,食指屈侧置于腕尺侧三角骨,工作手(图中左手)虎口置腕骨远端列的大多角骨,工作手的长指(主要为食指)置掌骨头,轻微桡倾,然后在牵伸条件下作沿腕骨中间关节线向尺侧去滞。

腕各小骨之间的松动

舟状骨与大多角骨间松动(图209,226)。临床上鞍状关节紊乱可伴有舟状骨与大多角骨间活动障碍,它可影响拇指的抓握功能并可促成舟状骨与大多角骨间的变性病变,并最终导致掌骨第1列的系列关节变性,故很少出现单独舟状骨与大多角骨间的阻滞。舟状骨与大多角骨关节常见的是一种代偿性过度功能负荷性阻滞,所以特别是鞍状关节变性病,须同时检查该两小骨之间的活动度,包括牵伸与背/腹侧滑移以及必要时的舟状骨与大多角骨之间的松动。医者将患者前臂旋前,患者手的尺缘置自己身体前,腕关节先取明显尺倾,这样舟状骨会向手的桡侧缘凸起而便于抓持,同时尺倾使桡侧掌骨骨列得以一定程度的牵伸,医者近患者胸部左手(图中下方箭头),以拇/食指握持舟状骨,医者远离患者胸部的拇/食指手(图中右手,图中上方剑突)握持大多角骨。比较两侧的关节活动后,在小心牵伸的情况下(手保持尺倾)作有节奏柔和的舟状骨与大多角骨之间的松动。操作中要注意准确的解剖关系,予准确握持,否则会导致舟状骨摇摆。

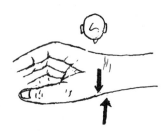 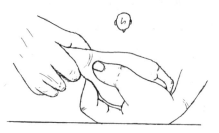

图 226 舟状骨与大多角骨间的松动手法   图 227 舟状骨与桡骨远端间的松动

舟状骨与桡骨之间背/掌侧松动

主要用于桡骨远端骨折愈合后,手法将桡骨远端与舟状骨拉开后,作背/腹侧滑移(图227)。将患者前臂旋前,将其手的尺缘紧靠自己身体,桡/腕关节取 10°掌屈,使它与桡骨远端相适,但错位疗合的骨折,要注意参照关节面形态的变化,辅助手(图中右手)握前臂远端,工作手(图中左手)以拇/食指持舟状骨,作多次反复(约 10 次)牵伸,使桡骨/舟状骨之间有足够距离(以避免摩擦损伤软骨面)作反复背/腹松动,重点为活动障碍方向。松动时要注意牵伸减张(图 209,219)。

舟状骨向背侧松动(图 209,219,228)

掌根部扭伤后常有作舟状骨向背侧松动手法指征。医者面对患者,双手握持患者前臂远端与腕部(手掌面向下)。工作手食指(图中左手)桡缘从掌侧顶住舟状骨,辅助手(图中右手)与工作手的拇指腹(此时为扶持功能)从背侧作扶持,工作手的拇指按压舟状骨桡/前方诸腕骨(大多角骨、小多角骨、头状骨、甚至包括钩状骨的小部分),辅助手(右手)的拇指按压舟状骨尺/前方的月骨与三角骨以及桡骨下端,双拇指长轴相交于尺侧。这样当舟状骨向背侧滑移去滞时,其相邻腕骨、特别是桡骨被两拇指对持住,然后作"磨咖啡机样转动"患者手腕尺侧向下方,手腕桡

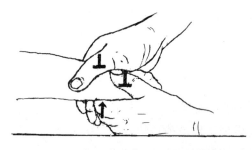

图 228 舟状骨向背侧松动(左手桡侧观)

侧向上方,在最大幅度尺倾,并从中立位向掌侧屈曲时,工作手的食指桡侧作短促向背侧速冲去滞。

其他松动

腕各小骨之间常有背/掌侧滑移功能紊乱,主要是月骨与其周边邻近小骨之间的活动紊乱以及前述的桡-腕关节背/掌侧滑移障碍。

掌骨各小骨的牵伸,主要作用于桡骨及其关节盘与舟状骨、月骨、三角骨之间。背/掌间骨滑移限制,可作环绕月骨与其周边相邻小骨之间的转动。先作测试如有限制可作此手法治疗(图 229)。医者立于患者前方,患者前臂旋前(手掌面向下),辅助手(图中右手)的拇/食指固定月骨,工作手(图中左手)分别握持月骨邻近各小骨(舟状骨、头状骨、钩状骨、三角骨等),然后作各小骨与月骨之间的松动。此外还要作月骨与桡骨间的松动(图 230)辅助手(图中右手)固定桡骨,工作手(图中左手)作月骨松动手法。除围绕月骨松动外,还有各腕骨之间的背/腹滑移松动。

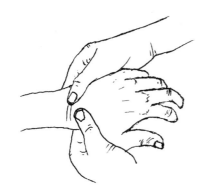 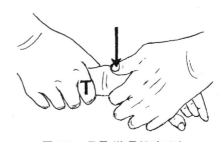

图 229 环月骨各相邻小骨间松动(背/腹滑移)   图 230 月骨/桡骨松动手法

② 桡腕关节

关节类型:椭圆形。

功能活动:桡骨与腕骨间关节形成关节,有腹屈、背伸、桡/尺屈,特别重要的是掌屈与尺屈。

活动范围:屈伸 85°/0°/85°,其中腹屈于桡腕关节 50°,于腕骨间关节 35°,背伸于桡腕关节 35°,于腕骨间关节 50°,桡/尺倾 15°/0°/45°。

关节囊模式:腹(掌)/屈。

静止位:可有轻度尺倾。

闭锁位:最大背伸。

桡腕关节主要活动为掌屈与尺倾,腕骨间关节的尺倾与桡倾很大程度取决于桡/尺关节的旋前/旋后活动自由度。掌屈乃腕骨近列对桡骨及关节盘之间向腹侧的滑移。

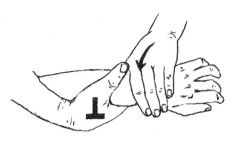

图 231　桡腕关节向桡侧松动去滞

桡腕关节向桡侧松动去滞（图 231）

如患者腕尺倾障碍不在桡尺关节，而是近排腕骨间桡侧滑移障碍，可作腕向桡侧松动去滞。医者辅助手（图中右手）固定患者前臂，工作手（图中左手）虎口按压尺侧三角骨，腕轻度尺倾后向桡侧作有节奏地松动去滞，由于前已取于轻度尺倾位，这样弓状松动去滞活动与关节间隙弯曲得以相适，否则桡骨茎突对纯侧方滑动有限制。

腕向背侧滑移松动（图 232）

腕屈障碍如因桡/腕关节本身障碍所致，检查时腕向掌侧滑移受限，可作桡腕关节向背侧滑移松动。

患者前臂（背侧）尽可能置治疗床或台上，辅助手（图中右手）固定患者前臂，前臂尽量置于治疗床，治疗手（图中左手）虎口从患者掌侧握持腕间关节近（侧）列，在牵伸下向手背方向作滑移。如有旋后限制（如于桡骨骨折后），可改为旋前位，前臂置治疗床（台）上，治疗手的食指改置于腕间关节（近侧列），然后治疗手向掌侧施力，辅助手上提要避免腕背伸，此时腕关节乃向掌侧滑移松动，手的位置大体可参考图（231）。正常的远端桡尺关节松动起始点为桡骨掌屈 10°（滑移与关节面平行），但外伤后则要按改变后的关节面关系适当调整。如辅助手稳定有力，手法亦可靠近医者身体进行，不必置前臂手于治疗床（台）。

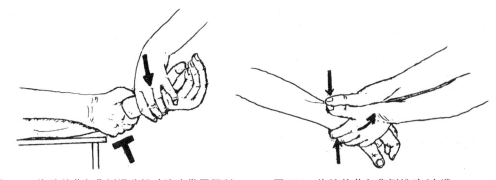

图 232　桡腕关节向背侧滑移松动治疗掌屈限制　　　　**图 233　桡腕关节向背侧松动/去滞**

桡腕关节向背侧推移去滞

向背侧滑移障碍，可作桡腕关节向背侧去滞（图 233）。医者立于患者前面，如所有腕关节松动或去滞手法注意肘关节要放松，医者双手握患者前臂与腕，食指于掌侧置腕骨近（端）列，拇指腹于前臂远端桡骨背侧，作向上旋转动作（如磨咖啡机样转动），作预备性反复松动，然后于前臂背侧的拇指按压桡骨向掌侧，于掌侧腕骨近（侧）列的食指桡缘向背侧（腕关节保持 10°左右轻微掌屈）作双向速冲去滞。舟状骨与桡骨背/掌侧间松动参考图(227)。

③ 远端桡/尺关节

关节类型：轮式关节。

功能活动：旋前/旋后(连同近端桡/尺关节)，80°/0°/85°。

关节囊模式：无自身的活动限制，旋前/旋后终末可有痛感。

静止位：旋前或旋后 10° 左右。

闭锁位：中间位，旋前/旋后终末位。

存在旋前/旋后或桡/尺屈功能障碍时，首先检测近/远端桡/尺关节，要注意远端桡尺关节的活动限制单独存在相当少见，较常见的倒是活动过度，后者乃手法松动的禁忌。

关节活动检查，要检查左右两侧尺骨，对桡骨的背/掌侧可推移活动度；以一手的大/小鱼际握持桡骨远端(图 234 中右手)，另一手(图中左手)拇/食指指腹持尺骨远端(注意不要重压致痛)，如远端尺骨背/掌侧滑移活动限制，可作类似于活动检测操作的松动手法(图 234)。如患者肌肉甚发达，则上述持尺骨远端的左手亦可改为以大/小鱼际持握(图 235)。前臂置于治疗床上可能较为稳定。

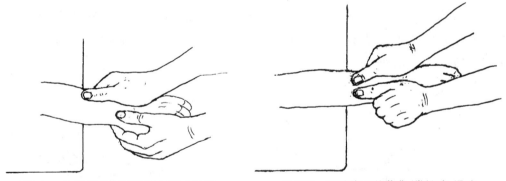

图 234　远端桡/尺关节背/掌松动滑移　　　　图 235　远端桡尺关节背/掌松动、滑移

3.3.2　肘关节

本节叙述包括肱尺关节、肱桡关节以及远端桡尺关节，近端桡尺关节与肱尺关节较为重要，而肱桡关节则较少有松动手法指征。如有则多限于外伤疗合后以及风湿性类疾病。

(1) 检查技术

除由矫形外科角度做主/被动活动检查的中性零点方法外，需作肱尺、肱桡以及近端桡-尺关节功能检查，并应作左右两侧比较。

① 肱尺关节

关节类型：铰链型关节。

功能活动：屈/伸,150°/0°/5°。

关节囊模式：屈曲。

静止位：屈曲 70°,旋后 10°。

闭锁位：最大展伸与旋后位。

首先检查肱尺关节,伸直终末位,医者立于患者前方,患者双手以中间位或旋后位置于医者的胸腰部,医者手从伸侧扶患者肘后方,中指腹置鹰嘴尖近端,令患者主动完全伸直肘关节,然后医者作被动终末震颤,正常为韧性弹性感,终末若为坚硬的弹性感则提示肱尺关节存在阻滞。检查时患者肩部要放松,因肩上提时肱三头肌紧绷,可出现假性病理阻滞征象(图 236)。

② 肱桡关节

关节类型：球状关节。

功能活动：参与上述其他两关节活动。

关节囊模式：屈曲。

静止位：屈曲 70°,旋后 30°。

闭锁位：最大伸直与旋后位。

检查肱桡关节乃将食指指腹按于桡骨小头与肱骨之间,亦可同时将中指指腹按压于桡骨头与尺骨头之间,然后作肘关节屈/伸动作,可感觉到桡骨头与肱骨之间以及桡骨头与尺骨之间的轻微活动(图 237)。

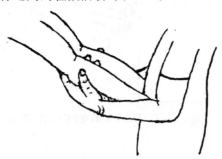
　图 236　检测肱尺关节伸直时终末震颤

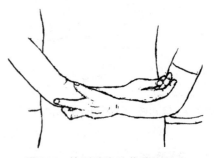
　图 237　检测肱桡关节功能活动

③ 近端桡/尺关节

关节类型：榫头关节。

功能活动：旋前/旋后,90°/0°/90°。

关节囊模式：旋后。

静止位：屈曲 70°,旋后 10°。

闭锁位：最大旋后与旋前。

活动检查：肘屈曲位,今患者作旋前/旋后,医者食指置桡骨小头与尺骨交界处,检测并比较两侧桡骨头,正常时旋前位桡骨头突显,旋后位则下沉,注意左右两侧的差异(图238)。

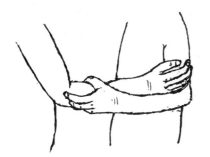

图238 检测桡骨小头在旋前/旋后时向背/掌侧的移位

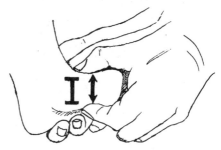

图239 检测近端桡/尺关节背/掌滑移活动及松动/去滞

亦可直接近端桡骨头的背/掌侧滑移(图239)。患者肘取屈曲位,医者以拇/食指指腹(图中左手为工作手),轻捏住桡骨小头,另一手(图中右手为辅助手),长指从下方托顶前臂近端,注意紧靠工作手的拇/食指,作背/掌侧震颤测试,如桡骨头向背侧滑移障碍提示旋前功能紊乱,向掌侧滑移障碍则提示旋后功能障碍。桡骨头的活动阻滞或桡骨头韧带的功能紊乱,常被误诊为肱骨外上髁炎,但后者亦可与前者同时存在。

桡骨头活动阻滞可以松动或去滞手法处理。临床常见旋后阻滞以及桡骨小头向掌侧滑移障碍,可借下述手法治疗。

(2) 治疗

① 远端桡尺关节治疗

桡骨头向掌侧松动(塞氏法)(图240)

医者与患者对面站立,患者肘伸下垂略旋后,医者双手从背侧持肘关节,双拇指置上臂远端屈侧,尺侧长指(右)置于近端尺骨伸侧,作为辅助手(图中右手),桡侧长指为治疗手(左),其食指指腹先顶住桡骨头,中/环指指腹置于近端尺/桡骨之间的肌间隙中(指向桡骨头),治疗时松开左手于后方顶住桡骨头的食指,以避免压迫骨膜致痛仅以中/环指留用作旋前旋转摇动时中/环指向腹侧顶按桡骨头。

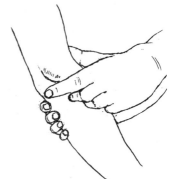

图240 借前臂旋转摇动作近端桡骨向掌侧松动(食指已松开)

桡骨头向掌侧速冲去滞

桡骨头向掌侧滑移障碍亦可向掌侧作去滞手法(图241～242)。医者立于患者对面略侧方,辅助手(图中右手)握持患者腕关节,患者前臂旋后,屈肘约120°。工作手(图中左手)虎口握持肘关节伸侧鹰嘴处,拇指以尺缘平行纵放于近端尺/桡骨之间的凹陷中,长指则从背侧握持肘后方,此为第一步(图241)。前臂作旋前并伸直至余留10°～15°为止,即不达伸直终点；然后辅助手将患者肘部略伸直，并将患者前臂旋前固定，并紧靠于自己身体避免过伸冲击，然后以工作手（左手）的拇指尺缘将桡骨头压向掌侧去滞，此为第二步（图242）。操作中特别注意工作手拇指与近端桡骨保持纵线平行关系，同时避免点状压迫致痛，也要避免拇指滑移。置于患者前臂屈侧的辅助手长指如作有力对持，以保护肘伸至10°～15°为止，也有助避免肘过伸撞击。

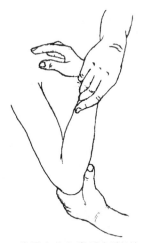

图241　桡骨小头向掌侧去滞（第一步）

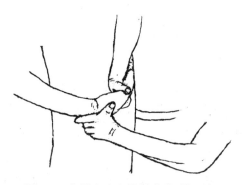

图242　桡骨小头向掌侧去滞（第二步）

近端桡骨向背侧松动

前臂旋前限制，桡骨于近端桡/尺关节向背侧滑移障碍，可借此手法治疗（图243）。患者前臂置于治疗床，肘关节屈曲约70°，医者辅助手长指（图中右手）置患者尺骨下方，工作手（图中左手）大鱼际置于近端桡骨屈侧，作柔和有节奏地向背侧松动。

肘关节向侧方震颤

此手法既作用于桡/尺关节，亦作用于肱/尺及肱/桡关节，它有桡骨与尺骨间的滑移，也有鹰嘴及

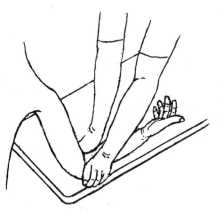

图243　近端桡骨向背侧作松动手法

桡骨头与肱骨间的滑移，此外按治疗方向不同，还有对肘关节间隙内/外软组织的牵伸作用，所以它亦适应于治疗慢性肱骨内/外上髁肌止点炎（病）。患者取站立位，依医/患身高关系，医者可取立位或坐位于患者前方，其近患者背上方靠患者胸侧前方，置患者上臂于自己肩前，医者以颈部侧方从外固定患者肩与上臂（图244），辅助手（图中右手）持患者腕部，前臂轻度旋后（但不可完全旋后因工作宜起始于无紧绷的起点），并屈肘约10°，工作手（图中左手）平置于患者肘内方，作柔和反复向桡侧的震颤牵伸。辅助手适度牵伸，但不可

完全伸直肘关节,但也要避免无牵伸情况下作上述操作,否则常可致鹰嘴凹处疼痛。医者可更换上手位置按需要作桡侧或尺侧软组织伸展,医者亦可立于患者侧方,作尺侧牵伸震颤(图 245)。此位置亦可做向桡侧牵伸震颤,则医者改立于患者身体侧方与患臂之间,双手位置亦互换。除避免上述缺乏向足端适度牵伸外,还要避免向侧方强力震颤以及辅助手亦参与去滞操作。注意去滞施力方向应与关节面同线,以免施力转向屈/伸方向。此外辅助手不可参与去滞动作。医者亦可立于患者侧方作尺侧牵伸震颤。向桡侧去滞时医者头可顶住患者肩前方,以避免肩的连动(图 246)。

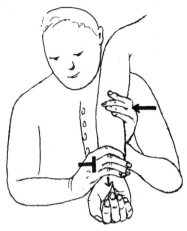

图 244　肘关节向桡侧作侧倾震颤
(患者取立位)

肘关节侧倾去滞(图 244,245,246)

此手法以尺、桡侧软组织展伸治疗急性肱骨内/外上髁炎(图 245)例示向桡侧倾以展伸尺侧软组织。医者立于患者前侧方,肘关节屈曲约 45°,前臂轻度旋后,辅助手握住腕部,将其靠于医者腰或髋前,工作手按不同需要(外上髁或内上髁炎),握肘关节桡侧或尺侧,在深部按压以及预备性紧绷条件下向桡侧或尺侧作短暂速冲去滞,向桡侧速冲时医者头部靠患者上臂近端,以避免肩的连动(图 246);向尺侧去滞时,注意尽量将患臂靠近自己,也不要太向前方抬起(图 245),工作手要对准肘关节避免施力于展/伸方向。

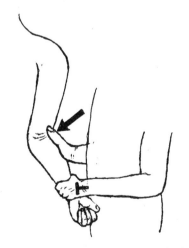

图 245　肘关节桡倾作尺侧展伸震颤去滞

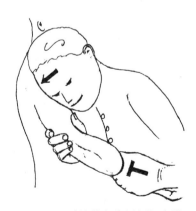

图 246　肘关节向桡侧侧倾去滞

② 肱尺、肱桡关节手法治疗

远端桡骨牵伸松动(图 247)

此手法亦可达到桡骨在近端桡/尺关节向远端纵向滑移的目的。患者取仰卧位,屈肘

90°,医者工作手(图中左手)从桡侧握患者前臂,辅助手(图中右手)从屈侧按压固定患者上臂于治疗床,工作手握前臂中下段向前臂纵轴方向向上方牵伸桡骨,因尺骨被固定于鹰嘴窝故牵伸仅作用于桡骨。患者亦可取立位,患者先紧握拳后松手,于松弛期进行牵伸更有利于牵伸效果。

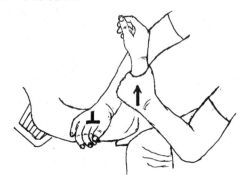

图247　肱桡关节牵伸松动

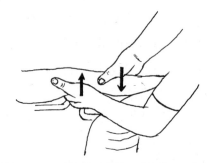

图248　于肘关节处作桡/尺关节滑移松动

肘关节作桡/尺滑移松动(图248)

此手法用于肘关节桡/尺滑移松动,亦可用于肱骨内/外上髁止点炎(病)作软组织展伸。患者仰卧,医者坐于拟治疗臂的床侧,面对患者,双手着力点要紧靠肘关节上臂与前臂的桡/尺侧,于上臂的工作手(图中左手)以虎口对之,辅助手(图中右手)则以手掌大/小鱼际平放于前臂,同时作轻度牵伸紧绷,然后左右手相对但完全平行地作柔和向桡侧或向尺侧(注意双手功能)的滑移松动,肘关节基本处于伸直放松的位置。患者手或前臂远端可置取坐位医者的大腿上。此手法亦可于立位进行,双手紧靠关节,可避免肘关节弯曲。手法宜柔和有节奏,多次向一个方向进行。

肱尺关节牵伸松动(图249甲、乙)

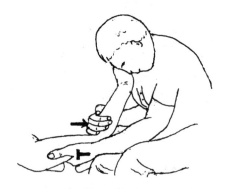

图249甲　肱尺关节牵伸松动:屈侧关节
　　　　　囊展伸(肘屈曲50°)

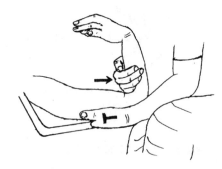

图249乙　肱尺关节牵伸松动:背侧(伸侧)
　　　　　关节囊展伸(肘屈曲90°左右)

患者取平卧位,肘关节屈曲。如肘关节伸直方向有障碍,主要应伸展前方(屈、腹)侧关节囊、韧带，此时肘关节宜屈曲 50°左右，患者手腕可置于医者肩部（图 249 甲）。如肘关节屈曲方向有障碍，应展伸后方（伸侧）关节囊、韧带，则肘关节取屈曲 90°左右位置（图 249 乙）。如拟施力既作用于前方（腹侧、屈侧），亦作用于后方（背侧、伸侧）的关节囊-韧带，则肘关节宜于屈曲 90°左右，医者辅助手（图中左手）从背侧托扶患者上臂远端，稍推向患者肩部以资对持，伴随后的牵伸仅作用于肘部而不作用于肩部，治疗手（图中右手），尽量靠近肘关节屈侧，沿上臂纵轴方向向远端反复作松动牵伸。背侧展伸手法，不仅用于肘关节功能紊乱，亦可结合肌肉等长收缩后松弛手法，治疗肱三头肌腱止点炎（病）（图 249 乙）。

3.3.3　肩关节

由于组成部分较多，故存在多部位多种紊乱及多种处理可能性。

（1）肩胸关节所属各关节或滑动面

① 肩-胸（廓）滑动面：肩胛骨周围肌肉的展伸松动。

② 肩峰下滑道：静止位肩峰下滑道的松动；肩外展 90°作肩峰下滑道松动。

③ 肩锁关节：锁骨背/腹侧松动；锁骨内旋松动；锁骨外旋松动；牵伸松动。

④ 胸锁关节：锁骨向下（足端）前速冲去滞；锁骨内旋；锁骨外旋；锁骨向背上（头端）去滞；锁骨向背上（头端）松动去滞；锁骨向背上（头端）松动（卧位）。

⑤ 肩胛盂肱关节

上述肩峰下滑道多种手法；肱骨头向外牵伸；肱骨头背/腹滑移松动（上臂内收），肱骨背/腹滑移松动（上臂外展），肱骨头向背下（足端）松动；肱骨头向背外侧松动；肌肉等长收缩后牵伸，肱骨头外展松动；外展-外旋松动。

肩锁与胸锁关节无自身关节囊模式，关节活动功能紊乱时表现为活动终末疼痛与活动终末的撞击硬韧感。对关节的检查与处理技术不限于肩关节及其相关肌肉、肌腱，而且亦包括肩（胛骨）-胸廓滑动面，还有肩带与躯干相连的肩-锁及胸锁关节。将肩关节分为两个系统，其一为肩胛盂肱骨系统，它包括盂肱关节，肩峰下滑道以及肱三头肌滑移机制；其二为肩胛骨胸廓系统，它包括肩锁关节，胸锁关节与肩胛骨-胸廓滑动面。

临床上对胸锁关节紊乱导致肩带功能的影响常重视不够，有时对肱骨上髁止点痛的治疗效果不理想，乃因忽略同时存在胸锁关节阻滞，乃至直到处理了胸锁关节阻滞后症状方得以好转。对上述各关节作功能检查还应包括抗阻测试，各相关肌肉的检查可个别或按肌群进行。

（2）肩胛骨-胸廓滑动面，肩峰下滑道的手法治疗

① 肩胛骨松动

肩关节活动限制伴疼痛时，处理肩关节本身，因可能导致显著疼痛，如先于肩胛骨-胸

廓滑道作肩胛骨松动手法,常有立时减痛,活动改善的效果(图250)。因为肩关节功能紊乱与疼痛可反射性导致肩胛骨-胸廓滑动面的相关肩带肌肉亦可通过提肩胛肌等发生故障,甚至与颈椎上/中部紊乱有关。

　　患者取侧卧位,病肩居上方,医者面对患者立于床旁,医者近患者头部手掌(图中右手)置于肩峰及肩胛骨内缘上部,近足手(图中左手)持握肩胛骨下角,双手从上/下持住肩胛骨向头端、足端以及脊柱及体侧滑移松动;后作环状位移以及肩胛骨倾斜,但肩关节本身基本不参与活动。然后将肩周肌肉向侧方牵伸(图251),从背部按压肩峰,使肩胛骨内侧缘翘起,长指可伸入肩胛骨内缘下方,向医者方向施力拉提以展伸相关肌肉。注意是以指腹,不是以指甲工作!

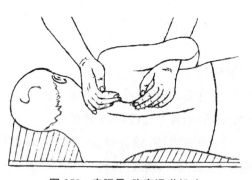

图 250　肩胛骨-胸廓滑道松动

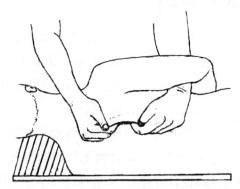

图 251　肩胛骨周肌肉向背侧展伸作
肩胛骨/胸廓滑道松动

② 肩峰下滑道松动(图252甲)

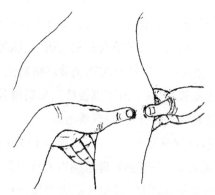

图 252 甲　松动肩峰下滑动道

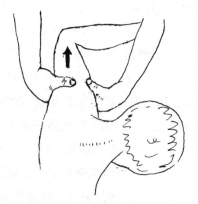

图 252 乙　松动肩峰下滑动道(双拇指离肩峰太远)

　　患者坐于治疗床足端床沿,医者坐于患者侧方,在无痛与无紧绷状态下尽可能外展肩,肘曲置坐立位医者大腿远端,医者双拇指间关节伸直与上臂纵轴垂直,尽可能紧靠肩峰,置于肩旋转肌群的前/后缘。医者长指置腋窝下外方,但不可加压,然后双手持上臂向医者方向牵伸,将肱骨头向外下移,即拉向足端同时牵伸向外,但主要为向下,作柔和/无痛施力,此手法主要作用是松解肩旋肌,特别是冈上肌肌腱的粘连。但宜先松解肩胛骨、胸廓滑动面以及展伸肩关节侧方关节囊。操作时还要注意最初双拇指不可重压肩旋肌,先触诊旋肌的前/后缘,双拇指腹之间的距离保留约一个拇指宽度,当重复上述操作无碍,双拇指距离可逐渐接近后,双拇指才按压于肩旋肌的整个宽度。当双拇指按压肩旋肌群无任何刺激反应后,亦可用背侧手(图中左手)的尺缘代替双拇(图 253),前侧手(图中右手)则用于牵伸。

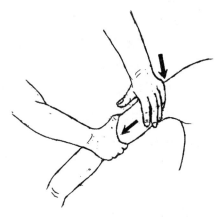

图 253　以手掌尺像作肩峰下滑道松动

可能的技术缺陷:双拇指不是与上臂长轴垂直,因双拇指屈曲会导致点状压迫,双拇指离肩峰太远,如图(252 乙)所示以及于腋窝的长指太用力紧抓等。

③ 肩锁、胸锁关节的检查

医者立于患者身后,首先作肩锁关节大体定向初检,了解有否高低阶梯状、凸出或"钢琴按键感",后者表示存在活动度过大(关节不稳),它表明无松动等手法治疗指征。

肩关节内/外旋时局部触诊可发现肩锁关节前下缘凸出最为显著,而前上缘则很不明显,可测试向哪一方向旋转该前下凸起处疼痛增大或减轻,亦可探知那一旋转方向活动度最小及其终末挡阻。肩关节外展终末出现疼痛,提示疼痛与肩锁关节有关。除旋转外亦可以双手拇/食指握持锁骨作背/腹侧滑移检查,局部触诊关节刺激点及其在活动时的变化(图 254)。

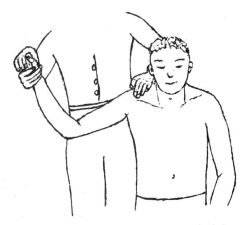

图 254　肩锁关节功能活动与刺激点检查

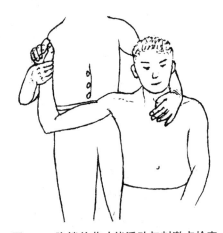

图 255　胸锁关节功能活动与刺激点检查

胸锁关节的检查方法可参考肩锁关节,诸如局部触诊有否畸形、凸起、皮温增高、不稳等,尤其在臂活动时胸锁关节显著凸起亦见于其下缘,如有压痛及软组织紧绷,亦可借内/外旋探明疼痛增大或减弱,及其与活动方向的关系。治疗主要为牵伸,旋转以及向背上方,向前下方轻微的滑移(图255)。

借上述检查确定治疗方向,确定疼痛增加与减轻的方向,如向阻滞方向还存在一段较长的自由活动段,可从活动起始点开始作松动手法达第一障碍处,然后逐渐增加活动范围以期达到去滞的目的。

(3) 肩锁关节手法技术

① 锁骨内旋向下松动(图256)

患者取坐位,医者立于其后/侧方,如患侧在右(如图所示),患者松弛背靠医生左侧大腿或左髋,患侧在左,患者向后则靠于医者右大腿或右髋,医者近患者手(治疗手,图中左手)的食指基节桡缘置患者锁骨外缘;远离患者手(为辅助手,图中右手)置上臂外上方,长指于肱骨前方向后按压作为辅助。治疗手作深部触按时,手指(主要为食指)置于肩锁关节内锁骨上缘平面上,工作手的拇指指腹置肩胛冈下方,辅助手从前方握持肱骨头以稳定治疗手食指,食指基节作稳定的深部触按与锁骨前旋作预备性紧绷后作锁骨前旋点头状柔和震颤去滞。操作中注意稳定的深部触按,因食指基节在锁骨上作前方滑移可致疼痛。

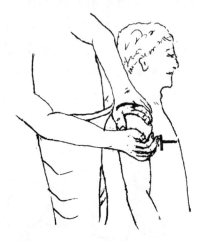 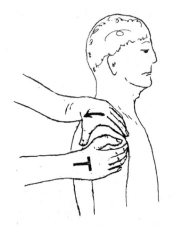

图256　肩锁关节(锁骨)作内旋松动　　　图257　肩锁关节作外旋松动

② 外侧锁骨外旋松动

若有肩锁关节内旋时疼痛明显,可作锁骨外段外旋松动(图257)。位置类同上述内旋手法,但工作手(图中左手)食指桡侧缘从足端向上置于锁骨外端要连带足够软组织以避免刺激骨膜致痛,同理作深部触按与预备性紧绷时随着司保护作用的软组织上推后,近端指间关节屈面适置于锁骨,辅助手(图中右手)此时从背侧置肱骨头略向前按压,随后作柔和有节奏地"仰头"(向上后方)动作,即锁骨向后上方的外旋松动。

③ 肩胛骨向外作肩锁关节牵伸松动

牵伸松动。患者取坐位,医者立于患者侧面,以右侧肩为例,医者工作手(图中左手、鱼际置于肩胛骨内侧缘),注意手掌中部与手指不置于肩胛骨以保证操作时完全向外侧方松动去滞,辅助手(图中右手)大鱼际固定锁骨中部,然后左手作柔和有节奏地震颤,将肩胛骨向外松动去滞(图258)。

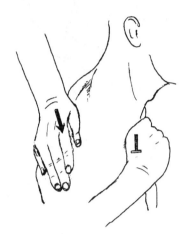

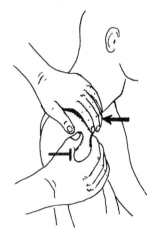

图258　肩锁关节(肩胛骨向外)牵伸松动　　图259　肩锁关节(锁骨向背腹侧)松动

肩锁关节背/腹侧松动。患者可取坐位或立位,医者立于后方,以患侧在右为例,医者以辅助手(图中右手)的拇/食指指腹固定肩峰,工作手(图中左手)的拇/食指从前/后平置于锁骨前/后作柔和向背侧,然后向腹侧的松动(图259)。

(4) 胸锁关节手法技术

适应证为肩内旋,锁骨胸骨端向下(足端)时疼痛增加;或肩外旋肘锁骨胸骨端向上(头端)外旋时疼痛增加,两者亦可作松动手法治疗。肩旋转时胸锁关节的参与度比肩锁关节大得多,胸锁关节作锁骨向足端松动,患者取立位时,可向前下施力内旋,取坐位时亦可向背/下方向外旋施力。

① 锁骨内端向前下(足端)内旋松动

患者取坐位向后靠其后方医生的大腿,患者头部尽量前

图260　锁骨于胸锁关节向前下(内旋)松动

倾以减轻颈部前方的软组织紧绷,医者双拇重叠,从背侧向前置锁骨内侧端,向足/前方作短暂柔和反复的松动(图260)。

② 锁骨内下旋的松动(图261)

患者取坐位,医者立于后方靠患侧,患者肩关节取自然下垂位无牵伸(如肩活动自由者亦可取肩外旋外展位,患者将手置于自己颈后,医者将患者上臂远端向后压,以增加胸锁关节的牵伸),医者远离患者身体的手(治疗手,图中右手)的大鱼际从外侧沿锁骨向内

滑移至锁骨胸骨端上(头端)面,令患者头转向对侧,另侧辅助手(图中左手)大鱼际叠置于下方治疗手上,做向足端内旋柔和的震颤松动,做预备性紧绷时要注意不可对颈部软组织加压,且要避免将颈部皮肤展伸向下(足)端。

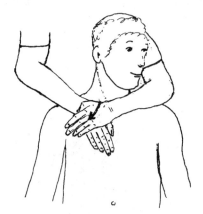 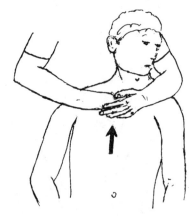

　　图261　锁骨于胸锁关节的下/内旋松动　　　图262　锁骨于胸锁关节向上/外旋松动

　　③ 锁骨内端向上,外旋松动(图262)

　　肩外旋时胸锁关节出现疼痛或疼痛加剧,适于作此手法。医/患及医者手的位置类似上述的内旋位松动,不同的是工作手(图中右手)以小鱼际带动软组织从下向上置锁骨的胸骨端,另一手(辅助手,图中左手)置其下方治疗手手背偏足端以加强之。于锁骨胸骨端下向头端作外旋上提的柔和有节奏的震颤松动。此手法患者亦可取仰卧位,医者双拇指从足端于锁骨内1/3向上作柔和外旋震颤松动(图263)。

　　④ 锁骨内端向背(后)下(足)端松动去滞

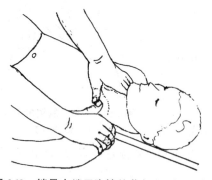 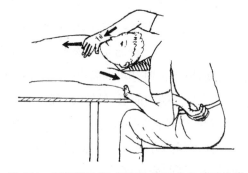

　图263　锁骨内端于胸锁关节向上(头端)去滞　　图264　于胸锁关节、锁骨向背下方作松动去滞

　　对顽固性阻滞亦可在卧位,作此手法松动去滞(图264)。医者坐于患侧床头,以远床手(图中左手)握持患者上臂远端,将上臂尽量外展至上臂长轴与锁骨长轴延长线处于一条线上,医者肘部与患者前臂置于医者向前(屈髋)的大腿上。将患者上臂牵伸作胸锁关

节预备性紧绷,近床手(图中右手)拇指指腹置患者锁骨胸骨端拇指指向医者。医者右手作深部按压并向背下(后下)方向的预备性紧绷,左手牵伸患者上臂,同时右手将锁骨胸骨骨端向背下方作速冲去滞。注意在预备性紧绷下双手同时同步施力。

此去滞法亦可作反复缓慢的松动。在反复向自由活动方向施力后,如胸锁关节痛点仍持续存在,要考虑是否存在胸锁乳突肌腱止点炎(病)。如同时有该肌紧绷,可予局麻处理或作肌肉等长收缩后展伸,因若不作此适当处理症候可能复发。

(5) 肩胛盂肱关节手法技术

关节类型:球状关节。

功能活动:外展/内收、外/内旋、高举、前/后举。

关节囊模式:外旋、外展、内旋。

静止位:屈曲 30°、外展 30°、内旋 10°。

治疗起点位:按具体情况处于放松的位置。

闭锁位:最大外展/外旋。

① 肱骨向外侧推按展伸肩关节囊

此乃治疗肩肱关节周围炎(简称"肩周炎")伴肩活动限制的首选手法(图 265)。肱骨取内收位,将肱骨头向外推压展伸关节囊,同时将肱骨头向足端牵伸。患者取仰卧位,医者坐于患侧床旁,面对患者头部,近床

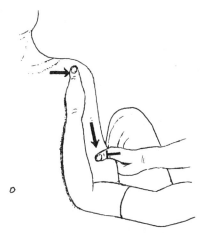

图 265　内收上臂向外展伸肱骨头

手为治疗手(图中左手)置于患者上臂与胸廓之间,虎口对腋窝下方,手掌(心)向患者上臂,大鱼际偏靠上肩内前方,食指桡骨缘靠患者上臂背下缘,注意医者前臂不可紧靠患者胸廓与上臂之间,否则障碍上臂内收。远床手为辅助手(图中右手)握持患者上臂远端以防其外展,同时向足端轻微牵伸,以期肩峰下滑道减压,随后向外侧作柔和有节奏地牵伸,如内收达标,亦有较好展伸冈上肌的作用。操作中注意工作手不可硬韧向外压迫内侧神经-血管束,如医者触到动脉搏动乃警戒征象,应令患者随时告知有否麻木或痛感(特别尺神经供应区),如有则操作位置与力度应及时作适当调整。

② 肱骨头作腹/背侧滑移松动(图 266,267)

向腹侧滑移松动(图 266)患者取坐位,背向后方偏患侧站立的医者,近患者手作为辅助手(图中左手)固定于肩峰,医者以膝从外侧按住患者的下垂臂,以防止其晃动,远患者手为治疗手(图中右手)从背侧扶住患者肱骨头,作向前(腹侧)有节奏地滑移松动。向背侧滑移松动(图 267),医者膝前从背侧顶住患者下垂臂,近患者手为辅助手(图中左手),从背侧向前顶住肩峰与肩胛骨,作为向前的对持,远患者手即工作手(图中右手)的长指从前方平置于肱骨头,向背侧作柔和有节奏地滑移松动。向前/后滑移松动注意工作手不要太靠近肩峰下方,否则会导致软组织紧绷影响松动,此外向背侧滑移时长指指腹不要紧压

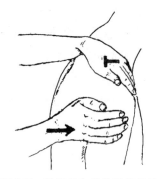

图 266　肱骨头向前作滑移松动

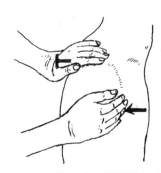

图 267　肱骨头向背侧滑移松动

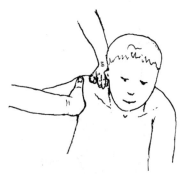

图 268　上臂外展与外展/外旋作肱骨头背/侧滑移松动

肱二头肌腱。如肩外展不受限制,滑移时工作手亦可置肩顶下腋窝前下方顶住肱大结节,附带可作肱小结节外旋松解操作(图 268)。患者于卧位亦可作肱骨头向足端滑移松动,它只有在上臂外展位方有可能。

③ 肱骨头向背/足侧滑移松动

肱骨头向背/足侧推移(图 269),亦可较佳达到滑移松动的目的,对旋转功能障碍效果较佳。患者仰卧,医者坐于患侧,面向患者头部,作向背/足端滑移时,可将患者上臂前屈,肘关节后方置医者肩前,医者双手手指交叉,尽可能紧靠肩关节置于患者上臂前方,双手与肱骨纵轴呈90°时,为向足端牵伸。肩前屈 45°时向背/足方的推移乃在水平位进行,前屈>45°则增加向足端力量,前屈度减小则增加向背侧的力量。向背外侧方牵伸,则取上臂外展 90°,向前抬至 45°(图 270),患者肘关节靠于医者肩部,医者双手尽量靠近肩关节,与上臂纵轴垂直

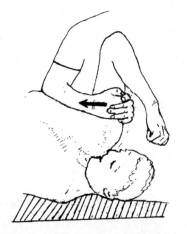

图 269　肱骨头向背/足侧滑移松动

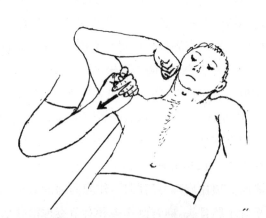

图 270　肱骨头向背外侧滑移松动

方向作柔和、有节奏地牵伸。于 45°前屈施力均等向背侧与外侧屈曲,超 45°向侧方作用力增加,屈曲小于 45°则向背侧作用力增加,若肩关节外展限制此手法亦可于外展小于 90°位进行。

④ 侧卧位作外展松动(塞氏磨咖啡机样转动)(图 271)

此手法与后继的若干手法适于有功能活动障碍,但尚有一定活动度的肩关节。患者侧卧于治疗床,医者立于患者背侧,辅助手(图中右手)固定肩胛骨,另一治疗手(图中左手)持患者上臂远端,首先小心作旋转动作测试余留的关节活动度。在自由活动范围的终末,于外展位旋转中向上臂纵轴延长线上作有力的牵伸。在此牵伸条件下逐渐增加外展(不可无牵伸下外展!),注意致痛的界限,但也不要轻易放弃。牵伸与外展在旋转中逐渐减少,手臂逐渐处于松弛状态,随后又在最大限度外展的终末进行牵伸与旋转。

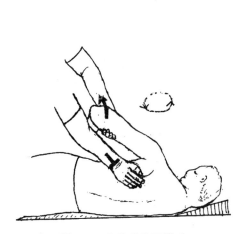

图 271　肩关节外展松动

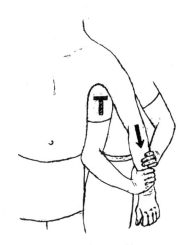

图 272　肩关节肌肉等长收缩后松弛相牵伸,使肩峰下滑道减负

⑤ 肩关节肌肉等长收缩后松弛相牵伸(图 272)

肩关节活动限制伴疼痛以及手术后或外伤后恢复期,勒氏介绍的于肌肉等长收缩后松弛相作牵伸效果不错。医/患取站立位,医者以近患者肩部顶入患者腋部,双手持患者肘关节上/下或前臂近端,当医者轻度向足端牵伸时,令患者以同等力量作对持,特别要注意不要出现双向摇摆,牵伸以无痛为准,患者尽量内收肩,牵伸与对持大约维持 10～15 秒,然后令患者吸气,同时略增大其对持力,医者要与此种略增大的对持力保持平衡,在呼气相患者不再对持,而医者缓慢柔和地增加牵伸。对肩活动限制者在手法开始时尚有疼痛,则上述手法要更加谨慎,一般在 10～15 秒后令患者放松,医者在保持牵伸条件下进一步作肩关节柔和牵伸与肩关节肌肉的展伸。

⑥ 平卧位外展松动(图 273)

本手法需在麻醉下进行,患者取仰卧位,医者坐于治疗床旁,面向患者头部,患者尽量躺靠床缘,以便医者膝部可以顶入患者腋窝,使肱骨头的足端有一稳妥的抵阻,医者的辅助手(图中左手)从肩峰向下固定肩关节,然后以远患者手(治疗手,图中右手),从前外侧向内钩住患者肘关节前方(前臂处旋前位)。患者的手可以松弛的置于医者肩部,医者作牵伸与上臂旋动。

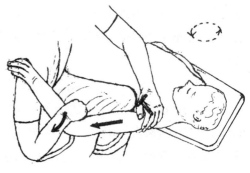

图 273　肩关节外展松动

3.4　下肢关节检查与手法技术

3.4.1　足

足有前足、中足、足根之分。中足与足根的局部解剖定位特别重要,触诊的重要标志有足趾中间与末节关节,拇基关节,第 1 跗跖关节,第五跖骨基部,舟状骨,距舟关节,内/外踝等(图 274 甲、乙)。

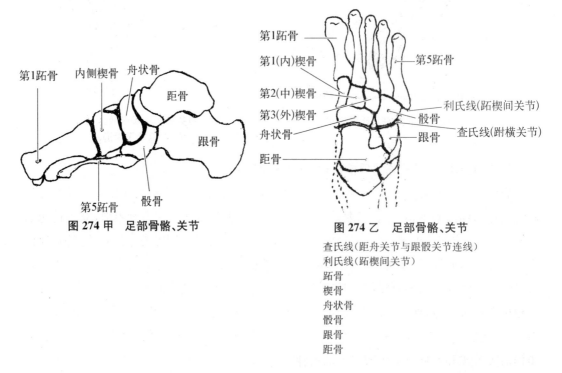

图 274 甲　足部骨骼、关节

图 274 乙　足部骨骼、关节

查氏线(距舟关节与跟骰关节连线)
利氏线(跖楔间关节)
跖骨
楔骨
舟状骨
骰骨
跟骨
距骨

(1) 前足-趾关节
关节类型:铰链关节。

功能活动：跖趾关节屈/伸 40°/0°/40°，远端与近端趾间关节屈/伸 50°/0°/40°。

关节囊模式："伸"（特别是第 1 跖趾关节）。

静止位：趾关节屈曲 10°，趾间关节屈曲 5°。

闭锁位：最大伸直位。

趾间关节除功能活动检查外，还要包括牵伸，背/跖与胫/腓滑移等。处理原则与技术类同指关节，故以下仅作简单描述。

① 趾关节牵伸

于零位或屈曲 10°进行，操作手尽量靠近关节，沿趾骨纵轴作牵伸（图 275）。

② 拇指基关节（跖趾关节）背/跖与胫腓滑移（图 276，277）

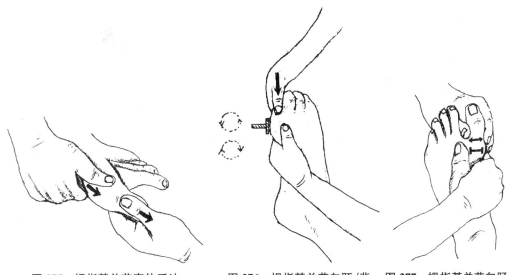

图 275　拇指基关节牵伸手法　　　　图 276　拇指基关节向跖/背　　图 277　拇指基关节向胫/
　　　　　　　　　　　　　　　　　　　　侧(或旋转)滑移　　　　　　　腓侧作滑移松动

背/跖滑移：近患者身体手为辅助手（图中左手或右手），远离手（工作手，图中右手或左手）在轻度牵伸下作背/跖滑移，注意关节活动限制方向。与手指手法一样，不是直接作双方滑移，而是先一个方向多次作柔和有节奏地震颤，改变方向操作时先作多次牵伸松动为宜（图 276）。

胫/腓滑移：辅助手与工作手位置/操作如图所示（图 277）。

③ 拇基关节（跖足关节）旋转滑移

此手法对跖拇关节变性效果较佳，医者近患者身体手（辅助手，图中左手）固定第 1 跖骨远端，工作手（图中右手）屈曲该关节 10°左右，沿第 1 跖骨纵轴作牵伸/旋转（图 276）。

④ 侧倾震颤

手法与手指关节类似，但是足趾较少有适应证，除拇外第 2～4 趾几无可能施行（图 278）。

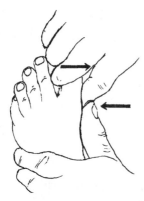

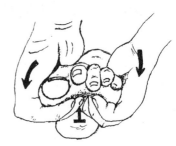

图 278　拇基节向侧倾震颤　　　　图 279　足横弓展伸

（2）中足小头间松解

中足跖骨小头松动。主要用于挛缩性扇形足，但亦适于长时间足制动后。首先测试跖骨头背/跖侧滑动状况，一般第 1 与第 2 跖骨头之间活动度较大，第 2/3 跖骨头间活动度较小，随后第 3/4 跖骨头与第 4/5 跖骨头之间活动反又增加。应双足测试以资比较，双手拇/食指（或食中指）从背/跖侧将相邻两跖骨头作背/跖滑移测试，如有活动限制可同时予以松动，如挛缩明显或患足粗壮，中足第 2/3 跖骨头有顽固性活动限制者（多有扇形足病状），则可采用下列若干手法。

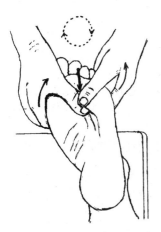

① 以帐篷顶杆（塞氏法）展伸恢复足横弓（图 279）

展伸手法类似于手的操作，患者取仰卧位，医者双手大鱼际置足背，主要为两侧方跖骨头处，施力方向为外下内呈环状，双手长指（主要为中环指）指腹则从跖侧顶第 2/3 掌骨头向背侧，作预备性触按与紧绷后，在跖侧长指向上顶的对持下，足背双手鱼际向外下内半环状按压展伸。

② 第 2/3 跖骨头向背侧松动去滞（图 280）

患者取俯卧位，屈膝 90°，医者双拇重叠置于第 2/3 跖骨头近端，双手长指置于足的内/外侧与足背，膝关节作环状摆动（以分散注意力），每圈超过垂直线时略向跖屈，其时双侧食指桡缘向跖侧顶按，同时双手拇指指腹向足背方向速冲去滞，操作中注意踝关节保持 90°位，防止足尖因跖屈出现马蹄足位。

图 280　第 2、3 跖骨头向背侧推顶去滞

（3）跗跖关节

跗跖关节（利氏关节）（图 274 乙），亦可作向背或跖侧的滑移松动。向跖侧的施力去滞可以一次性进行，因为虎口与足横弓背侧形状相适；而由跖侧向背侧施力于第 1 跗跖关

节;第 2 及第 5 跗跖关节则要分别进行。各跗跖关节参加足背伸与跖屈动作,但于不同方向,对足弓弯度的增加或减弱作用却并不相同。

① 跖骨基部向跖侧去滞手法(图 281 甲、乙)

患者仰卧,髋、膝关节略屈,踝关节保持近中间位(零位),医者坐于患侧床缘,面向患者足端,先找寻跗跖关节线,触诊第 1 跗跖关节与第 5 跖骨基部,辅助手(图中足底手)以虎口于足底对持跗骨,工作手(图中于足背的手)从背侧跖骨基部,足底辅手于跗骨远列尽量向背侧顶,同时工作手于跖骨基部向跖侧作速冲去滞。注意操作时双手尽量靠近关节线,不可图以一二次松动解决问题,而是柔和有节奏地反复作震颤松动,辅助手的力度仅为工作手的约 1/9,工作手也常仅施小力却已获明显效果。

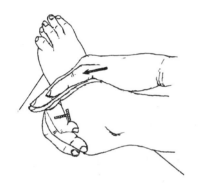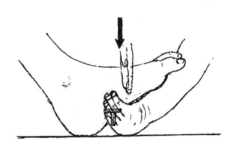

图 281 甲　跗跖关节(利氏关节)作
跖骨向跖侧松动

图 281 乙　另一角度示跖骨基部向
跖侧松动去滞

② 跖骨 2～4 基部向背侧去滞(图 282)

启动位置与技术类似上述第 2/3 跖骨头向背侧去滞(图 280),双拇重叠平放于第 3 跖骨基部,上方拇指此时不是对准下方拇指腹上方,而是对准近端指甲沟以期与足较大的平面接触,患足此时取马蹄足位(跖屈超过 90°),在作松动时还可以增大跖屈使足底的跖腱膜充分松弛。双侧食指桡缘也不是如图(280)将跖骨头向背侧推顶所示置于跖骨头部(相

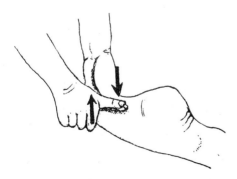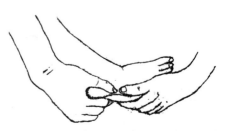

图 282　第 2 至第 4 跖骨基部向背侧推顶

图 283　第 5 跖骨基部向背侧推顶

当于双拇末节处),而是尽可能向足尖移位。操作时强调注意双拇末节要平放于足底,足取最大跖屈(马蹄足)位,使跖腱膜松弛以免导致疼痛。

③ 第五跖骨基节背/跖侧滑移松动(图283)

操作较简便,患者仰卧,膝稍屈曲,辅助手(图中右手)以拇/食指(必要时包括虎口)从背外跖3个方向握持骰骨,工作手(图中左手)拇食指握持第5跖骨基部作背/跖侧滑移松动,如为扁平足则主要做向跖侧滑移松动。

④ 跗-跖关节作第1跖骨基部背/跖侧松动

患者取仰卧位,医者坐或者立于床侧,辅助手(图中左手)拇食指(或虎口)握持第1楔骨(图284),工作手(图中右手)握持第1跖骨基部,略向腓(外)侧按压(腓倾),工作手食指桡缘从跖侧向背侧上提作向背侧去滞,同理亦可做向跖侧去滞。如关节明显挛缩,活动限制,辅助手亦可略向对侧施力(图285),此时患足外侧亦可置于医者大腿远端前方,内侧足缘向腓(外)侧倾,双手合作有如绞拧毛巾。

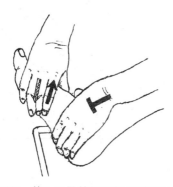

图284　第1跖骨基部向背(或跖侧)推移

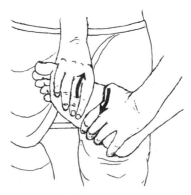

图285　第1跖跗关节向背/跖滑移

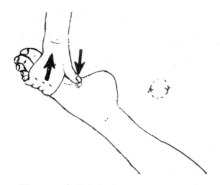

图286　舟状骨与骰骨向背侧推顶去滞

(4) 足跟

手法治疗范围包括平足所致疼痛、跗横关节活动功能紊乱以及相关关节变性病变。

① 舟状骨与骰骨向背侧去滞(图286)

此法尤适于治疗平足病痛,特别是纵弓进行性下沉者,手法类似前述第2～4跖骨向背侧松动(图282),拇指末节于足底平放于舟状骨与骰骨,必要时略向外/内移,它取决于功能紊乱主要在足底中部,(骰骨)或偏内侧(舟状骨)。双拇指位置参(图280),双手握脚为宜。图(286)仅示一拇指,屈膝约40°,作小幅度环状摆动,当活动达足尖顶点时,重叠的双拇指指腹向背侧作柔和的震颤去滞,但不可用力过度按压跖腱膜以免导致疼痛。

② 跗横关节松动(图 274 甲、乙,287)

治疗以向背(跖)侧滑移去滞最为重要。跗横关节参与足的跖屈/背伸、外展/内收、旋前/旋后等活动。患者取仰卧位,患侧髋、膝屈曲,踝关节则取中立位,辅助手(图中右手)以虎口置于背侧距骨颈(图 287),工作手(图中左手)于跖侧置于舟状骨与骰骨下方作有节奏地向背侧滑移,辅助手很重要,要保证背伸不发生在踝关节,否则手法对跗横关节几乎无效,双手要紧靠关节,向背侧施力与足之纵轴垂直。要柔和有节奏地施力,不宜用大力作一次性滑移。对内翻限制向跖侧作去滞手法时,医者双手平置如前,只是辅助手与工作手功能互换即可。

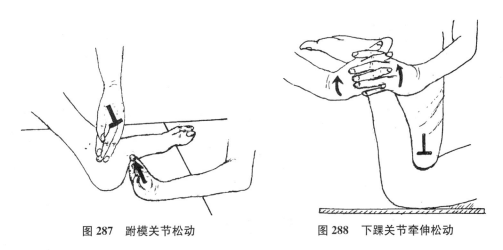

图 287　跗横关节松动　　　　图 288　下踝关节牵伸松动

(5) 上/下踝关节

关节去滞常见于陈旧外伤如扭伤后,松动手法效果颇佳,有时只经 1~2 次简单的松动手法治疗后就获得好转。

① 下踝关节

功能活动:旋前/旋后 10°/0°/20°。

关节囊模式:旋后。

闭锁位:最大旋后。

治疗以牵伸,旋前/旋后松动跟骨为重点,首先作关节活动检查,随后进行治疗:

下踝关节(距-跟关节)牵伸松动(图 288)

患者取卧位,医者立于患者腿旁,患侧膝关节先屈曲 90°左右,医者以膝或足底顶/按患者大腿近膝处,将腿固定于治疗床,一手虎口从后方置于跟骨下,另一手虎口从前方置舟状骨与骰骨,双手长指交叉于踝关节与胫骨内缘,指尖略向上,双手掌尽量平坦与踝部接触,紧绷胸肌作深部触按与预备性紧绷。交叉的双手手指作为活动轴,双侧虎口向上朝足底方向提升,此时膝屈曲可改为屈曲 40°左右,距骨与跟骨的关节线从前上略向后下施力宜与其垂直。注意医者于患者大腿后下的膝或足乃柔和固定腿部，不可过猛下压，踝前的虎口不可太偏后置于距骨，以免牵伸发生于上踝关节。

下踝（距下或距跟）关节作跟骨旋前/旋后松动（图289甲、乙，290）

患者取卧位，患侧膝屈曲90°，医者以膝或足底于腘窝近端固定腿于治疗床（图288），向上牵伸跟骨（图289甲），辅助手（图中右手）从前方以虎口向后固定距骨，工作手（图中左手）以伸直的拇指（外侧）与长指（内侧）握持跟跟骨，先作牵伸松动。如欲牵伸整个距/跟关节，则工作手向小腿纵轴方向牵伸（图289甲），欲牵伸关节前部为主，则工作手宜向跟骨倾斜30°（图289乙），于牵伸同时还可作跟骨旋前/旋后（图290）。

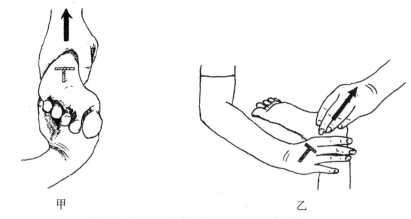

甲　　　　　　　　　　　　　　　　乙

图289　于距跟关节前部将跟骨向跖侧牵伸

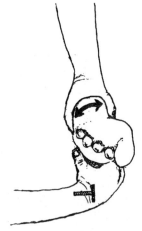

**图290　下踝（距跟）关节牵伸
下作后足或跟骨旋转**

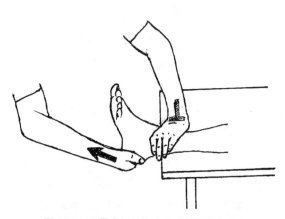

图291　跟骨向跖/前方作去滞矫正手法

跟骨向前/跖方去滞

下踝关节牵伸亦可作向前/跖方向去滞（图291）。患者仰卧，患足伸出病床外，医者立床脚端面对患者，以辅助手（图中左手）虎口置足背距骨上方，工作手（图中右手）手掌从下方托住跟骨,向前/跖方向作预备性紧绷,随后向预备性紧绷方向作速冲去滞,此操作中稳妥固定距骨很重要,以避免上踝关节连动,当然此手法亦可用于松动。

② 上踝关节(胫/腓-距骨关节)

功能活动:背伸/跖屈 20°/0°/40°(被动活动两侧各加 10°)。

关节囊模式:跖屈。

静止位:跖屈 10°。

闭锁位:最大背伸位。

手法指征为长时间主/客观原因的制动;手术后关节囊、韧节以足够稳定;骨折已骨性愈合;踝关节变性以及较长时间前曾有踝关节扭伤史等。

关节活动检查,主要为背/跖滑移(如上踝抽屉实验阳性)以及牵伸可能性,而较久前的踝扭伤常是遗留病痛的原因,尤适手法治疗,主要手法技术为牵伸-松动。

上踝关节牵伸松动旋转(图 292)

患者取仰卧位,医者坐于患者足侧治疗床足端一角,面向患足。以髋/腰与上臂夹紧固定患者大腿远端,膝略屈曲小腿近端放置于自己大腿前,医者远床肘部(图中左)靠向自己大腿前方以夹紧患者小腿近端,近床肘尖部(图中右)置于自己另侧大腿近端内侧,双手虎口置踝部,前方近足手(图中左手)紧靠踝部,置于距骨颈;后方手(图中右手)虎口置距/跟骨后方,双手尽量掌屈,后双腕关节背伸作有节奏地牵伸 10 次后在持续牵伸条件下,作距骨于上踝关节旋前/旋后动作。放松牵伸前距骨应先返回原中立位。操作中注意稳妥固定患者小腿根部。

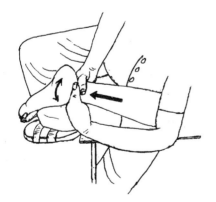 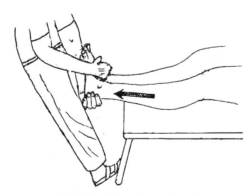

图 292 上踝关节牵伸旋转   图 293 上踝关节牵伸松动

上踝关节牵伸松动/去滞(图 293)

类似下踝关节,上踝关节亦可作牵伸与速冲去滞。对顽固性阻滞常有显著效果,患者取仰卧位,医者立于治疗床足端,以腰带将患者固定于治疗床,或将治疗床腿部抬高,或令患者双手扶治疗床缘以固定身体。医者手掌(图中左手)持跟骨向上,另一手(图中右手)以尺缘于足背置距骨颈,令患者小腿尽量压向治疗床,使治疗的作用力限于上踝关节。作预备性紧绷,然后双手向足端沿小腿长轴延长线作松动或速冲去滞。

距骨在踝中背/腹滑移松动(图 294)

作牵伸手法前首先要排除禁忌证。患者仰卧于治疗床,患足伸出床缘外。向腹(前)滑移时,辅助手(图中右手)从前方固定小腿远端,工作手(图中左手)手掌则从下方握持跟骨,为防止向背侧屈曲,保证滑移动作正确施行,医者置患者足底于自己治疗手前臂,后者靠于自己大腿内侧,患足处轻度马蹄足(尖足位,即稍跖屈),工作手向前上牵伸作滑移松动,向腹(前)滑移亦可结合肌肉等长收缩(患者向跖屈方向紧绷)后于松弛相医者向前上作滑移手法。向背侧作滑移(图 295),辅助手(图中左手)从背侧握持小腿远端,但尽量不要重按跟腱,工作手(图中右手)从跖侧持后足,前足置医者前臂掌侧,踝取 20°左右跖屈,以避免距骨宽大部分进入踝而影响滑移活动。向背下方作柔和有节奏地推移去滞。背伸限制者,距骨向背侧松动;跖屈限制者,则距骨向跖侧松动(勿违凹凸规则)。此操作亦可于肌肉等长收缩后的松弛相作滑移(患者先向背侧作抗阻屈曲紧绷)。

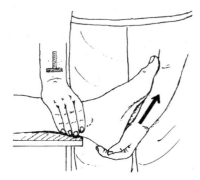

图 294　上踝关节向腹侧松动去滞

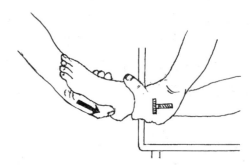

图 295　上踝关节向背侧松动去滞

外踝作腹/背侧松动去滞(图 296,297)

此手法适于治疗胫腓韧带联合弹性减弱与踝关节阻滞。患者取仰卧位,患侧髋与膝关节屈曲,足底平放于治疗床,医者可站立于治疗床足端或坐于治疗床足端(亦可轻坐于患者足前方)面向患者。

向背侧作松动去滞(图 296):辅助手(图中左手)持握胫骨远端,工作手(图中右手)大鱼际推移软组织向外踝前方,作柔和适度地向背侧施力(注意与关节面线相适)。

向腹侧松动去滞(图 297):工作手(图中右手)长指(食、中、环、小指)末节伸直平放于跟腱,向外推移软组织以保护腓骨肌腱,辅助手(图中左手)以大鱼际从前方向后按压,工作手作柔和、适量并与关节面相适的方向松解去滞。此手法常仅以微力却达到治疗效果。

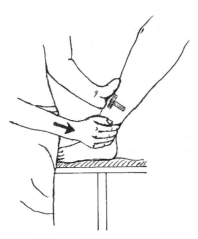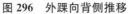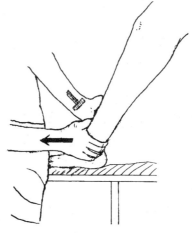

图 296　外踝向背侧推移　　　　图 297　外踝向前牵伸

3.4.2　膝关节

（1）近端胫/腓关节

此关节主要活动为背/腹侧滑移，它伴同膝旋转；还如同远端胫腓关节伴有背伸，跖屈的联合活动。膝外旋时伴有腓骨向背侧滑移，而内旋则伴有腓骨向前方滑移。检测活动后，可作松动或去滞手法，一般以松动为主。

① 腓骨小头的背/腹松动

手法类似于外踝处理，医者坐于治疗床足端，面对患者，为保持稳定亦可轻坐于患者足上，向背侧滑移时辅助手（图中左手），在胫骨后方对持（图 298 甲）。工作手（图中右手）以大鱼际从前方置腓骨小头向内/后方（与关节面方向相适）作松动手法。

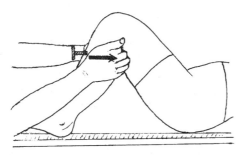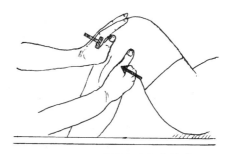

图 298 甲　腓骨小头向背侧松动　　　　图 298 乙　腓骨小头向前松动

向前方滑移则辅助手（图中左手）从前方按住胫骨头（图 298 乙），工作手（图中右手）先置于腘窝，尽量多带软组织向腓侧移动至腓骨小头后方以保护腓神经，然后向前方滑移松动。向前与向后两种滑移松动均可于终末作去滞手法。

② 腓骨小头向背/前侧去滞

胫腓关节阻滞不仅因局部（如外伤后）原因所致，还可有远处原因，如上段腰椎阻滞、骶髂关节阻滞等。临床表现为顽固性假性腰椎综合征，均可能出现胫腓关节继发性阻滞，如不予处理易致腰椎与骶髂关节阻滞复发。

腓骨小头向背(后)侧去滞（图 299 甲）

患者取侧卧位，患侧在上，膝屈曲放置于下方腿上。医者近足手（辅助手，图中右手）在踝上方固定患者小腿，近头手为治疗手（图中左手），以大鱼际从前外方置腓骨小头作深部触按与向背侧预备性紧绷，然后与关节面方向一致作迅速适度速冲去滞。注意操作中避免髋关节旋转。

腓头小骨向腹(前)侧去滞（图 299 乙）

患者亦取侧卧位，患者上方腿屈膝，足搁于下腿上，工作手（图中右手）从背侧尽量多带软组织推向腓骨小头，但也可以左手大鱼际扶于右手背加强之。另一种可能是以右手作为辅助手，于踝上方握持小腿下部，左手为工作手以大/小鱼际多带软组织推向腓骨小头，作预备性按压与预备性紧绷后，沿关节面方向向前速冲去滞，同时注意勿激惹刺激腓神经。

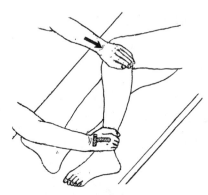 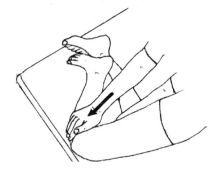

图 299甲　腓骨小头向背侧去滞　　　　　图 299乙　腓骨小头向前去滞

(2) 髌-股关节

手法治疗常用于外伤或手术后长期制动致髌骨活动限制者。首先测试髌骨活动，患者取仰卧位，令患者放松骨盆-股骨部肌肉，医者坐于床旁，双手拇/食指指腹分别从内/外或上/下握持髌骨，在无任何髌骨加压情况下作髌骨柔和的内/外或上/下（头/足）方向推移，同时注意加压髌骨时其后方有否疼痛，如阳性则手法应更为柔和谨慎。

① 髌骨松动

髌骨显著活动障碍者，依上述检测结果做向活动限制方向的松动，手法宜柔和带震颤，不可向髌骨有任何加压，手指不宜置于髌骨前方，应严格置于髌骨侧缘（图 300）。

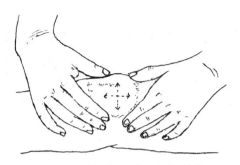

图 300　髌骨向内/外、上/下松动

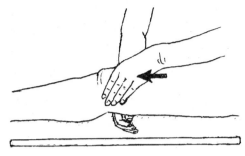

图 301　髌骨向足端推移去滞

② 髌骨向足端推移去滞

此手法适用于长期卧床制动后活动限制或用于股直肌展伸(图 301),患者取仰卧位,医者立于床侧,面向患者足端,近床手(治疗手,图中左手)虎口置髌骨上方,远床手(图中右手)以握拳的手背或以手的桡侧缘置于腘窝下方,以防止膝伸直的终末撞击。治疗手向足端作深部触压与预备性紧绷后,以"沉跟转"借骨盆弹性向足端速冲去滞。

展伸股直肌可借肌肉等长收缩后于松弛相进行,注意避免按压髌骨,如有膝屈曲挛缩,注意膝取相适位置。

(3) 膝关节(股-胫关节)

关节类型:旋转铰链关节。

功能活动:屈/伸 140°/0°/5°,内/外旋(于屈曲 90°)15°/0°/40°。

关节囊模式:屈曲。

静止位:15°屈曲。

闭锁位:最大伸直位。

膝关节在治疗方面有多种方式结合进行的可能,诸如牵伸、滑移、单纯牵伸或滑移松动以及侧倾震颤等。

① 膝关节牵伸松动(图 302)

患者取仰卧位,患侧膝屈曲 90°。若因疼痛、紧绷达不到 90°者,亦可在较小屈曲度进行。医者以膝紧靠腘窝近端固定大腿于治疗床,注意仅为辅助固定不可加压,双手长指交叉置小腿远端,双手拇指于腓侧,双手长指于胫侧。医者紧绷胸肌,双手平按小腿作深部触压(拇与长指不可对小腿作点状按压致痛),与小腿纵轴一致,双工作手作向上作柔和有节奏地反复牵伸。

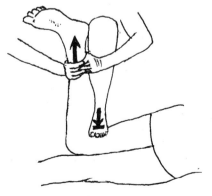

图 302　膝关节牵伸松动

② 膝牵伸松动同时向前方滑移

患者侧卧于治疗床(图303),医者坐或立于患侧,面向治疗床足端,患者小腿与大腿远端置治疗床侧之外,医者双手紧靠踝握持小腿远端,医者上身前倾,近患者的肘关节上方(图中右)置患者腘窝下方,于小腿下端的双手尽可能掌屈,医者上臂远端内收紧绷使胫骨头向前,上臂伸侧(不可用肘关节)顶住患者大腿远端屈侧,同时医者远端的双手(以胸肌施力)向足端牵伸松动。

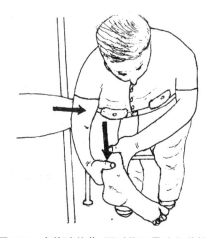 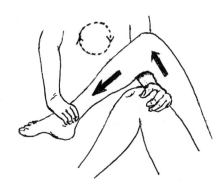

图303　牵伸膝关节,同时将胫骨头向前推移　　　图304　膝关节轻度牵伸下作胫骨头向前推移

③ 牵伸下胫骨头向前滑移(图304)

亦可借塞氏磨咖啡机样转动,患者仰卧,双膝屈曲,医者立于患者床侧,近患者头端手(图中左手)从患者膝下穿过,手掌置健侧膝前上方,患腿腘窝置医者前臂近端靠近肘关节处。近患足的手掌(图中右手)握患者小腿远端做类似街头手风琴的旋转摇动,关键在于双手协调地将患腿牵拉时,沿小腿纵轴延长线方向牵伸膝关节,同时腘窝下的前臂沿大腿延长线向上顶,使胫骨头向上,小腿在环状动作中向上时,腘窝下的前臂又恢复到起始位置。医者开始对此动作不熟练时,可想象参考划艇动作。辅助手(左前臂)应始终保持水平位,使腘窝的滑动面不移向腕关节,以免失却肌肉的保护致疼痛。由于此手法对髋关节有较大牵伸作用,故对髋关节严重变性及人工髋关节患者慎用。

④ 胫骨头背/腹与内/外滑移松动

滑移松动时可连带或不伴牵伸。患者取仰卧位,作胫骨头向前(腹侧)滑移(图305甲)时,医者立于患者膝侧旁,近患者足端手(图中左手)从背侧置于胫骨头,近头端手(图中右手)在髌骨上方置膝前股骨髁处可作为辅助手,但亦可作为工作手同时作对应动作。胫骨头向背侧推移(图305乙)时近患者足端手(右手)从前方置于胫骨头,而头端手(图中左手)则置于大腿背侧股骨髁处,同样它可仅作为辅助手,但亦可作为工作手同时作对应动作。胫骨头的背/腹滑移松动,亦可于轻度屈膝位在牵伸情况下进行(图306)。

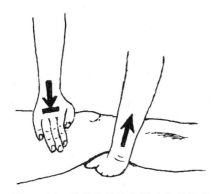

图 305 甲　膝伸直位作胫骨头向前推移

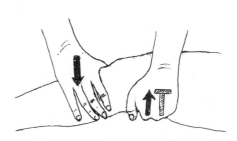

图 305 乙　胫骨头向背侧滑移松动

　　胫骨头的内/外滑移松动,患者亦取仰卧,膝关节放松平放于治疗床(图307)。医者坐于床旁面朝患者头部。作向内滑移松动,医者远床手(图中右手)大鱼际从外侧置胫骨头,近床手(图中左手)以尺缘从内侧置于股骨外踝处,注意双手尽量靠近关节,关节活动测试后作轻度预备性紧绷,小心地作双手对压松动。作向外滑移松动时,则双手位置与上述相反,即远床手(右手)以尺缘置于股骨外踝,近床手(左手)以大鱼际置胫骨头内侧,作关节活动测试后小心地作双手对压松动。医者亦可将双侧大腿远端的内侧,夹持患者踝上方小腿,在适度牵伸下作上述胫骨头两方向滑移(图308),但要注意牵伸力不可过强,以致韧带被紧绷影响滑移动作。操作中膝关节保持屈曲15°左右(腘窝下的弧面垫有助于此)。

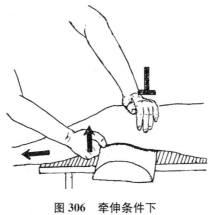

图 306　牵伸条件下
(医者双腿夹持患侧小腿进行)作胫骨头背/
腹侧滑移、松动(图示向腹侧、膝略屈曲)

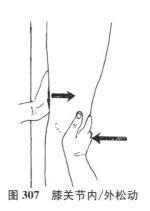

图 307　膝关节内/外松动

　　胫骨头腹/背(前/后)滑移松动另一种可能(图309)。患者屈膝90°左右,小腿沿床缘下垂,医者双大腿远端夹持患者中/下部小腿,在向下轻度牵伸条件下作前/后滑移松动,在此牵伸条件下亦可以胫骨头旋转,它适于治疗膝锁活动限制,操作方向依关节活动检测结果确定。

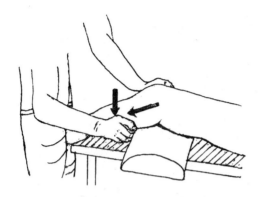

图308　屈膝、轻度牵伸作胫骨头内/外滑移松动

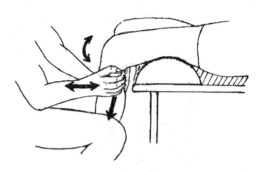

图309　屈膝、牵伸下作胫骨头腹(前)/背(后)滑移可附加旋转

⑤ 膝关节侧倾展伸震颤(图310,311)

此手法有如肘关节,患者取仰卧位,医者坐或立于患侧床旁远端(图310)作外翻内侧展伸震颤时,屈髋约45°,屈膝约30°,工作手(图中右手)置膝关节外侧,辅助手(图中左手)握持小腿远端于外旋位,将其置于立位医者髋胸部,如医者取坐位则置于胸廓旁。治疗手向内作膝外翻预备性紧绷,后作柔和有节奏地进一步内侧牵伸震颤松动。

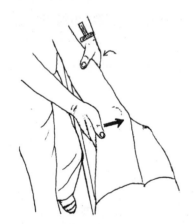

图310　膝关节外翻向内(胫)侧按压作内侧展伸震颤

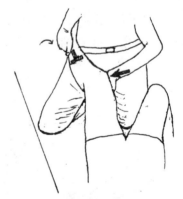

图311　膝关节内翻向外(腓)侧按压作外侧展伸震颤

向外侧(腓侧)作外侧展伸震颤(图311)

医者取立位,坐位或跪于患者腿内侧,辅助手(图中右手)握患者小腿远端作内旋,患者小腿紧靠医者髋部或胸廓,膝内翻方向作预备性紧绷,然后作柔和有节奏地向外侧顶,作外侧展伸震颤松动。

⑥ 内侧或外侧胫骨头向前(腹)侧滑移

膝关节阻滞主要在内或外侧时,胫骨头前滑移可借向内侧或外侧旋转作用于关节间隙,这样借胫骨头的旋转达到张开并旋转内侧或外侧关节面的目的。患者取俯卧位,患膝关节屈曲 90°,如处理内侧胫骨头,医者立于患者腿同侧;如处理外侧胫骨头,则立于患者腿对侧,医者面向患者足端。

处理内侧的胫骨头(图 312),近头手(为工作手,图中左手)鱼际置于腘窝内侧胫骨头处,前臂置患者大腿后面,略向下按压以固定髋关节使不发生连动,近足手(图中右手)握患者小腿远端,从内下向外上,再从外上向内下作环状动作,速冲去滞时都是在拟处理的关节间隙张开时,如内侧关节间隙张开在小腿过中线向外侧旋转时;外侧间隙张开在小腿过中线向内侧旋转时,两者均要注意工作手要将软组织推移达胫骨头以资保护。

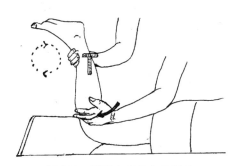 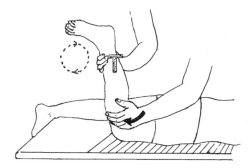

图 312　胫骨内侧头向前滑移　　　　　图 313　胫骨外侧头向前滑移

处理外侧胫骨头(图 313)原理同内侧头,但工作手鱼际改置于腘窝外侧胫骨头处。由于腓骨小头在外侧胫骨头外/下方,操作时可能连带腓骨小头。操作准确性可能存在一定难度。

3.4.3　髋关节

关节类型:特殊球状或坚果状关节。

功能活动:屈/伸 10°/0°/130°,外展/内收 40°/0°/30°,内/外旋 30°/0°/45°。

关节囊模式:过伸,内旋。

闭锁位:最大伸位。

适于髋关节的手法虽不多,但其松动效果却较佳。髋关节的功能一般均为多种活动的综合,按关节活动的检测结果也有多种手法技术可供使用。松动手法适于关节变性病变或变性前期以及外伤或炎症病变后的关节活动限制,效果较为满意。首先检测关节功能活动状况,然后选择下术适当的手法。

(1)髋关节牵伸震颤

可作为髋关节的首选手法。患者取仰卧位,足伸于治疗床足缘外,小腿稍抬离治疗

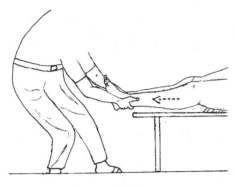

图314　髋关节牵伸、震颤

床,髋稍屈曲,或取与髋屈曲挛缩相适的屈曲度,后者对屈曲挛缩很必要,因腰椎前凸(后凹)得以减弱从而减轻平卧时的紧绷(图314)。医者立于治疗床足端,双手握踝(避免过多压迫双踝),内/外踝置于手掌中。双臂借胸肌紧绷锁定,患者双手握治疗床缘作稳定对持,医者双腿前移(为加强牵伸力,医者也可以一足撑于治疗床脚),作牵伸细微震颤。如患者不能或不宜主动以双手握持床缘作对持时,可借腰带将患者固定于治疗床(或抬高治疗床脚),如膝关节韧带功能不全,借双小腿向足端牵伸不宜(因加重膝关节松弛),医者此时可将双手改置大腿远端作牵伸(虽操作上有一定难度)。

(2)屈髋位牵伸髋关节

于此体位的松动手法对髋关节变性患者效果较佳。患者取仰卧位(图315),医者坐于治疗床足端患髋侧,患者小腿置医者肩上,医者双手手指交叉或重叠,尽量近髋关节置于大腿近端,反复向足端牵伸,以期关节松弛髋臼顶减负。如双手略移向内侧,牵伸力可移至股骨颈纵轴方向,从而使髋臼基部减负。要注意髋关节屈曲基本无痛为施此手法必要条件。在反复上述操作后髋关节活动度常可明显增大。

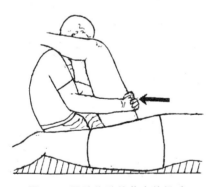

图315　屈髋作髋关节牵伸松动

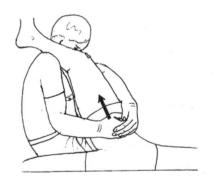

图316　屈髋沿股骨颈纵轴方向牵伸,
亦可作内收肌等长收缩后展伸

内收肌展伸:若双手完全移向内侧(图316)则可达到髋内收肌展伸效果,在此宜利用肌肉等长收缩后松弛相进行牵伸,否则可能因内收肌处疼痛阻碍手法的继续进行。施内收肌展伸时双手尽量紧靠内收大肌起点,按压由手掌改为尺缘,令患者作适度内收紧绷,内收动作维持大约15秒,随后要求患者在维持内收时于等长收缩紧绷状态下深吸气,在随后的呼气相放松内收肌紧绷,此时医者一方面于股骨颈纵轴方向加强牵伸,同时于内收肌起点处的尺缘略加强按压并向远端牵伸,但力量不要超过患者耐受程度。

（3）沿股骨颈纵轴方向作髋关节向外侧松动

此手法的牵伸可使髋臼底减负,同时可采用塞氏磨咖啡机样转动(图317甲、乙)。患者取侧卧位,下方靠床腿屈曲髋/膝各90°左右,医者立于患者后方,近患者头端的辅助工作手(图中左手)从背侧向前于上方患腿下方紧靠髋关节伸过置于下方大腿内侧,患者大腿尽量向后紧靠医者前臂近肘关节处,近足端手(工作手,图中右手)置患者膝关节外前方,在辅助手(图中左手)前臂略向上顶情况下,治疗手作磨咖啡机样转动(如图乙所示),双前臂相对活动,当上方腿转动至靠近治疗床时,医者头端辅助工作手(左手)的前臂上顶将股头近端顶向上方。注意操作是在小范围内进行,以免导致疼痛,重复上述动作逐渐增加活动范围。

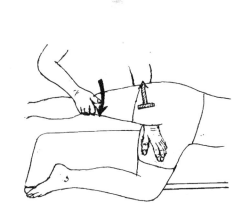 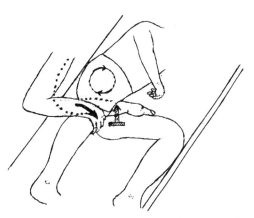

图 317 甲　沿股骨颈纵轴作髋关节向外侧松动　　图 317 乙　沿股骨颈纵轴作髋关节向外侧松动

（4）大粗隆向前按压向腹侧去滞

若股骨头不能向背侧滑移(阻滞),可利用股骨头向腹侧作小范围的活动去滞(图318)。

患者取俯卧位,患侧大粗隆置治疗床缘,可置一垫于髂前上棘下方,以抬高患侧骨盆,医者立于患侧面向患者头部,近床手(辅助手,图中左手)按压髂骨以资固定,远床手(治疗手,图中右手)从后方握住足够肌肉置大粗隆与股骨颈后,向腹侧作预备性紧绷后,开始柔和有节奏地松动去滞。

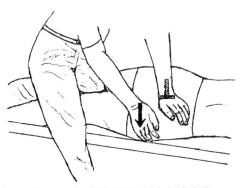

图 318　向前(腹)侧按压大粗隆去滞

为防止操作中可能发生的髋内旋,医者可以其近床腿(图中左)屈膝置患者大腿内侧,外侧则以其离床腿(右)向内靠近患者外侧固定之。不过遗留少许内旋还是有利的。与脊柱的处理一样,四肢关节慢性复发症候特别是肌肉代偿失调者,不论是原发因素或为继发功能活动紊乱所致,要考虑采取肌肉屈伸锻炼矫正异常运动模式。肌肉起/止点炎(病)的水疗、热疗、电疗、超声波治疗以及种种按摩治疗等综合治疗措施常可缩短疗程,并减低医疗费用。

4 肌肉手法治疗技术

4.1 理论基础

手法医学中治疗肌肉的多种技术,包括诸如肌肉展伸、筋膜按摩、触发痛点处理等。

肌肉治疗的意义在于了解肌肉在关节阻滞的致病链中所起的作用,它在阻滞治疗后复发症候所扮演的角色。

静态性阻滞,如工作中不良姿势,运动中的不良负荷所致阻滞以及内脏疾患或身心内在紊乱所致的病象所伴有的肌原性阻滞,它常伴有相关肌肉张力增加导致阻滞。

阻滞所伴反射性肌张力增加乃阻滞局部的重要组成部分,此外与阻滞相伴的张力增高的肌群是阻滞复发的重要因素。上述病况若持续时间较长,会导致肌肉短缩,它更增加复发的可能性。连锁综合征也均有肌肉因素参与其中。

治疗肌肉的手法,例如肌肉能量技术,患者自身肌肉的紧绷/松弛对去滞过程有支撑作用。它们不仅支持关节松动与去滞,而且在防止阻滞复发中也发挥作用。

松动手法当然涉及关节的关节囊,也涉及相关的肌腱、肌肉及肌止点等解剖结构。

处理肌肉的重要作用是降低肌肉病态高张力,延长缩短的肌肉,改善肌肉营养。它对恢复缓慢Ⅰ型(红色纤维)与快速Ⅱ型纤维(快速红/白纤维)的平衡,他们对逆转病理运动模式有积极作用;它亦适用于体育运动的预备期,特别是肌肉展伸技术在运动的开始的增温阶段得到广泛应用,手法治疗中应用的被动技术,尤其是神经-肌肉手法技术有实用价值。

作肌肉展伸前要注意有否存在一系列相对与绝对禁忌证,特别是炎症变化,如肌炎、肌腱炎、关节炎、骨膜炎;当然还有外伤(如肌腱断裂、损伤)与肿瘤等。

如同关节松动,肌肉治疗技术同样注重力量的控制,尤其作神经肌肉手法技术时,若力量太大会导致良性松弛受阻。等长收缩后松弛,根据薛氏(Sherrington)原则,一方面利用肌肉在最大紧绷期持续一定时间后进入松弛相(主动肌技术),另一方面是利用拮抗肌的松弛原理,每次肌肉收缩刺激伴有的拮抗肌松弛。肌肉展伸主要应用主动肌技术,但力量不宜达到最大紧绷，它不但不妥而且属于不宜，但较小的适量紧绷仍属必要。紧绷时间约维持 15 秒，以利于达到随后的松弛效果，它可避免疼痛发生，并达到一定程度的温热效果，它亦利于针对拟处理的个别肌肉的操作。为保护关节宜在适量预备性紧绷下操作。

除纵向展伸各种手法外，亦可采用横向展伸，施力不仅于肌腹，有些区域亦可施于肌-腱交界处。横向展伸并不基于薛氏原则，而是基于肌肉紧绷受体的适应能力。

4.2　肌肉展伸技术

肌肉展伸可借下列软组织技术进行

（1）均衡（或静态）被动展伸：乃缓慢达到展伸位置，在此状态持续约 10～60 秒。

（2）动力性施动展伸：特点是先保持在一个展伸的界限位置，然后作与检查结果相应的牵伸。轻度的展伸维持于界限处约 10～30 秒，直至感觉到出现松弛。较强的牵伸则仍在轻度牵伸基础上加强，亦持续 10～30 秒。

（3）于肌肉等长收缩后松弛相的展伸力量略超过适度的主动肌紧绷。

（4）于肌肉等长收缩后松弛相的展伸力量略超过拮抗肌的紧绷。

（5）肌纤维横向展伸：可借改变关节位置改变其强度。

肌肉展伸技术注意下列各项流程

（1）明确拟治疗肌肉的名称，解剖走向、动能以及患者的体位。

（2）医者起始位置。

（3）确定相关治疗关节的起始状态。

（4）医者辅助固定手与展伸治疗手的位置。

（5）确定肌肉紧绷与展伸方向。

（6）预备性紧绷要离开肌肉起/止点。

（7）向肌肉功能方向作肌肉等长收缩紧绷，等长收缩后的松弛宜于呼气松弛相同步。紧绷与松动一般宜在每次操作后的新起始点重复 5～8 次（图 319 甲、乙、丙）。

4.3　触发痛点治疗

手法治疗中对肌肉触发痛点的治疗有增加趋势。触发痛点，指在肌肉硬韧区以及皮下硬韧区有压痛外，按压该处导致局部以及其范围以外的相关区（带）出现疼痛。触发痛点活动性增加，此等相关区（带）范围亦会增大（参考第 2 章 触发痛点）。

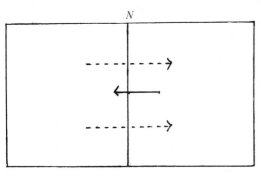
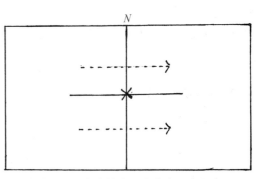

甲　虚线箭头为肌肉正常收缩方向

实线箭头为医者预备性展伸方向（与正常收缩方向相反）施力

乙　左方实线箭头示患者向正常肌肉收缩方向作等长收缩

右方实线箭头示医者予以抗阻

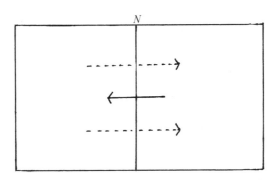

丙　于患者呼气松弛相，医者向正常肌肉收缩相反方向作展伸

图 319　肌肉等长收缩后展伸示意

　　当然指压上述硬韧区会出现局部疼痛，硬韧区肌肉的功能亦或多或少因而受损。具活动性的触发痛点乃指局部按压或刺激相关肌肉的典型相关区（带）引起疼痛。如果触发痛点长时间不受刺激，它可能转化为潜在的触发痛点，它可不出现自觉疼痛，当又有反复病态刺激，才又出现上述典型的放散疼痛。要注意的是触发痛点不仅可因过度或不当的直接负荷（如某些静态负荷）所致，亦可因节段或关节功能紊乱（如关节阻滞）经反射刺激所导致，这样在治疗触发痛点的同时，还要对包括原发及继发的种种功能紊乱加以必要处理。

　　对触发痛点的治疗，首先是唧筒式松动与局部减少血供式按压。

　　减少血供式按压要用较大力度，其力度相似过去的肌硬结按摩，乃以一手的拇指指腹施压，并可以另一手拇指或手掌尺缘予以加强。

　　唧筒式松动不易引起疼痛，亦较易操作。它以拇指，中指或食指施力。它可直接从额面向下施力或侧面作用于触发痛点。

　　检测触发痛点并施以治疗时，还要考虑到较广泛的疼痛区还可能有一系列相关局部

肌肉病理的状况的叠加疼痛,治疗时应加以鉴别。肌肉触发痛点若伴有肌肉伸展困难,治疗前可以先作肌肉等长收缩后松弛手法处理

4.4　结缔组织的功能

近年来由于对风湿病,免疫学以及对结缔组织的研究,使手法医学在新认知基础上,对其相应的治疗亦有长足发展。

结缔组织在手法医学诊断与治疗上乃一不可忽略的关键点,因为结缔组织分布广泛,它不仅存在于运动系统,而且还广泛存在于各脏器器官,并有多种不同结构形式。

4.5　筋膜按摩

筋膜有其特殊意义,其功能多种多样,诸如负责相邻组织间的推移性,保持相关结构的稳定性,并支撑其功能。筋膜系统简要可分为三层:浅层紧贴皮肤下方,为疏松网状弹性组织;深层则较紧绷牢固,将身体分离成腔;浆膜下层的筋膜为疏松的结缔组织,它包绕所有内脏。筋膜亦布满神经末梢(自身感受器官)。有害刺激通过感受器官,与整个维持姿势及运动系统联系在一起,这样结缔组织功能紊乱可经躯体-躯体、躯体-内脏或内脏-躯体反射成为例如脊椎关节功能紊乱的成因与后果。肌肉、筋膜由多层胶原纤维,其间含有结缔组织构成,它排列形式不同以适应不同的机械负荷。

手法医学检查、诊断,包括对结缔组织性质相关的种种细微触诊感觉,诸如组织触感、紧绷度、可推移度(活动度),各种阻力或各种阻碍感、筋膜撞击感、终末感觉等。克氏对肌肉-筋膜学紧张状态提出 10 种检查法,手法治疗后亦可按此方法复查,以判断维持姿势支撑以及运动系统是否获功能改善。

传统的自然或物理治疗基于经验较早就认识到对结缔组织与骨膜的按摩,淋巴引流等对结缔组织的作用。

近年来手法医学研究的发展中,涵盖了肌肉、筋膜及其处理技术,它们不仅使结缔组织的功能得以改善,而且使关节与肌肉的功能紊乱亦得以改善,而且还有助于避免紊乱再度出现。

筋膜按摩:可作为肌肉展伸或其他手法治疗的先期预备性处理,对相关肌肉可先作筋膜按摩,按治疗的目标,肌块大小可以手指或鱼际作筋膜柔和的减张按摩,可使局部轻度充血改善血循环,使随后拟处理的肌肉获预备性加温及减张。有人认为此手法可改善

皮下组织与筋膜间的滑动性,至于筋膜与肌肉间的滑动性是否增加,尚待观察证实。

4.6　对个别肌肉群的治疗

对躯体各部位肌肉或肌群的手法治疗技术,处理的指征不尽相同,如因肌肉短缩致功能紊乱,触发痛点为主要特征,或症状加剧与复发的基础是"连锁综合征"等,所以肌肉手法治疗技术首先要检测、判断处理肌肉的基本状况。

以下分别描述个别肌肉手法治疗,仅描述主要肌肉及其起/止点与功能紊乱,但等长收缩中实际可能还包括其他未述及的肌肉。

治疗中医者治疗所用的双手与患者体位关系作如下说明:

(1) 如医者立于治疗床侧,面向医疗床,即医者身体与治疗床平行,则以近(患者)头侧与近(患者)足侧,描述医者左/右手;

(2) 如医者面向患者或足,即医者与治疗床呈垂直90°,则以(治疗前的)近床手或离床手描述左/右手。为避免混淆笔者尽量直接标出医者的左/右手位置。

4.6.1　上肢

4.6.1.1　前臂与手

(1) 桡侧屈腕肌(图320)

起点:肱骨,内上髁与肱骨前筋膜。

止点:第2掌骨基部掌侧。

功能:屈曲腕桡与腕中关节,腕桡倾。

神经支配:正中神经(颈5～颈7)。

肌肉纵向展伸:患者仰卧,医者坐于床侧面向床足端,患者肩外展约45°,前臂旋后,肘稍屈,前臂近端置于坐位医者大腿前方,医者近床手(图中右手)握肘关节,远床手(左手)握患者手,作腕背伸-尺倾与伸肘的预备性展伸。患者屈腕,腕桡倾作抗阻肌肉等长收缩后于松弛相,医者作伸腕与尺倾展伸(如预备性展伸)(图321),横向肌肉展伸(参尺侧屈腕肌)。

桡侧屈腕肌的触发痛点约在前臂屈侧中线的近/中1/3交界处(图322),发自该处的放散痛有时可误为腕管综合征。

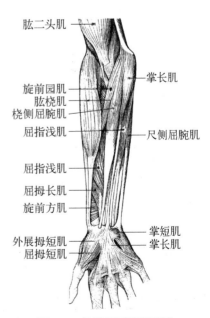

图320　前臂屈侧浅屈肌群

肱二头肌

掌长肌

旋前圆肌
肱桡肌
桡侧屈腕肌
屈指浅肌

尺侧屈腕肌

屈指浅肌
屈拇长肌
旋前方肌

掌短肌
掌长肌

外展拇短肌
屈拇短肌

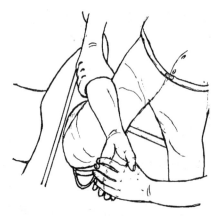

图 321　桡侧屈腕肌等长收缩后展伸

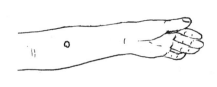

图 322　桡侧屈腕肌触发痛点

筋膜按摩：以大鱼际，于前臂侧屈侧连带前臂其他屈肌/软组织，由近端向远端按压（图 323）。

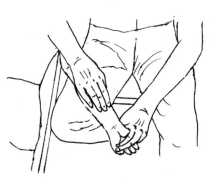

图 323　前臂屈肌筋膜按摩

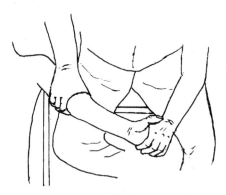

图 324　尺侧屈腕肌等长收缩后展伸

（2）尺侧屈腕肌（图 320）

起点：肱骨内上髁鹰嘴背侧。

止点：钩状骨，第 5 掌骨与豌豆骨。

功能：屈曲桡腕与腕中关节，尺倾。

神经支配：尺神经（颈 7～胸 1）。

肌肉纵向展伸：患者仰卧，手臂位置及医者位置以及医者近床手与远床手位置均同上。远床手（图中左手）握患者手掌向腕关节背伸、桡（外）侧屈与肘关节背伸方向作预备性紧绷，患者抗阻向掌屈与尺（内）侧倾，作肌肉等长收缩后，医者于松弛相向预备性紧绷方向作展伸（图 324）。

屈肌横向展伸：置患者前臂近端于医者近床大腿前，患者手旋后并背伸置于医者远床膝的屈侧，医者双手从尺侧握患者前臂中上段，拇指从桡侧置于屈肌上，患者向掌屈方向作肌肉收等长缩后于松弛相，医者双拇指作横向展伸（图 325）。

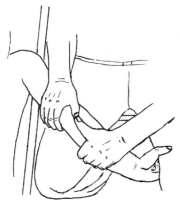

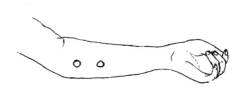

图 325　前臂屈肌横向展伸　　　　　　图 326　尺侧屈腕肌触发痛点

尺侧屈腕肌的触发痛点约于前臂尺侧近/中 1/3 交界处(图 326)。

筋膜按摩可连同前臂其他屈肌以大鱼际于前方向远端按压。

(3) 屈指浅肌(图 320)

起点:肱骨内上髁,尺骨冠状突与桡骨结节远端。

止点:第 2～4 指中节基部。

功能:手指基、中节掌屈,支持腕关节掌屈。

神经支配:正中神经。

肌肉纵向展伸:医患体位,患者前臂,医者近/远床手等位置参图(321,327),远床手将患者腕背伸,肘背伸作预备性紧绷,患者腕掌屈抗阻作等长收缩紧绷,医者于松弛相作腕、肘背伸等展伸。

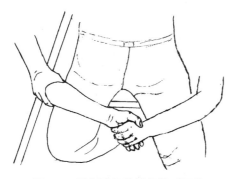

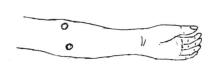

图 327　屈指浅肌等长收缩后展伸　　　　图 328　屈指浅肌触发痛点

肌肉横向展伸参尺侧屈腕肌。

触发痛点:紧靠桡侧屈腕肌与尺侧屈腕肌桡侧(图 328)。

(4) 屈指深肌(图 327,329)

起点:近端尺骨前面与骨间膜。

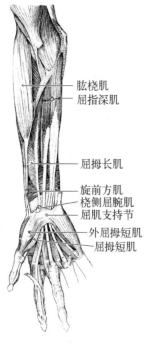

图 329　前臂屈侧深层屈肌

肱桡肌
屈指深肌
屈拇长肌
旋前方肌
桡侧屈腕肌
屈肌支持节
外屈拇短肌
屈拇短肌

止点：第 2～4 指节末基部。

功能：屈曲手指与腕关节，支持腕尺倾。

神经支配：正中神经与尺神经（颈 6～胸 1）。

肌肉纵向展伸：患者仰卧，医者坐床旁面向床足，患者肩外展 45°，前臂旋后，略屈肘置于治疗者大腿前，医者近床手握肘关节，远床手握患者手掌将腕与手指关节背伸作预备性紧绷，患者手指与腕抗阻屈曲作肌肉等长收缩后松弛，于松弛相医者加强肘、腕等展伸与腕桡倾。

横向展伸：参尺侧屈腕肌。

触发痛点：参屈指浅肌。

（5）屈拇长肌（图 320，329）

起点：桡骨前面。

止点：拇指末节。

功能：屈拇，支持腕关节屈曲与桡（外）侧倾。

神经支配：正中神经。

肌肉纵向展伸：患者仰卧，上臂平放于治疗床缘屈肘。医者头端手（图中右手）握患者拇指，足端手拇与长指握长指指间或掌指关节，虎口于尺侧。将患者前臂旋后，腕背伸，尽可能伸拇（屈侧肌肉预备性展伸）。患者抗阻作屈拇肌肉等长收缩后松弛，医者于松弛期作拇、腕背伸与尺倾展伸（图 330）。此手法应用较少。

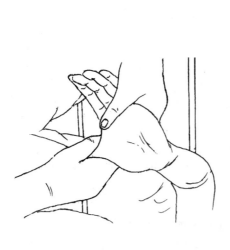

图 330　屈拇长肌等长收缩后展伸

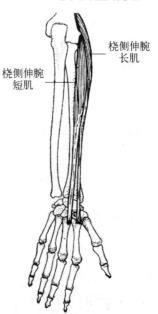

桡侧伸腕长肌
桡侧伸腕短肌

图 331　桡侧伸腕长/短肌

（6）桡侧伸腕长/短肌（图331）

起点：肱骨外缘、肱骨桡侧外上髁、桡骨（头）环状韧带。

止点：第2～3掌骨基部。

功能：腕关节背伸与桡（外）倾，辅助伸肘。

神经支配：桡神经深支（颈6～颈7）。

肌肉纵向展伸：患者取仰卧位，医者坐于治疗床旁，面向治疗床足端，患者肩外展45°，前臂旋前，肘稍屈置于医者大腿前，近床手（图中右手）握患者肘部，远床手（图中左手）将患者腕关节屈曲并尺倾（预备性紧绷），患者抗阻将腕关节背伸与桡倾，并伸肘作肌肉等长收缩，医者于松弛相，作腕肘屈（图332）。

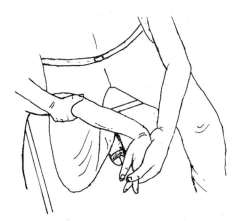

图332　桡侧伸腕长/短肌等长收缩后展伸

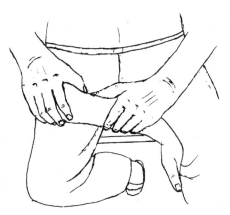

图333　伸肌群横向展伸

伸肌群横向展伸：置患者前臂近端于医者近床大腿上，患者前臂旋前腕掌屈置于医者屈膝的内后方，医者双手长指从桡侧握患者前臂，拇指置伸肌尺侧，患者向背伸方向作肌肉等长收缩，后于松弛相医者双拇作横向展伸（图333）。

触发痛点：于紧靠肘关节伸侧远端（图334）。

（7）伸指肌（图335）

起点：肱骨外上髁。

止点：第2～5指末节基部。

功能：伸指。

神经支配：桡神经深支。

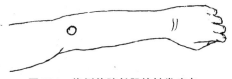

图334　桡侧伸腕长肌的触发痛点

肌肉纵向展伸：患者取仰卧位，医者坐于治疗床旁，面向治疗床足端，患者肩外展前臂旋前置医者近床侧大腿前，近床手（图中右手）握肘关节，远床手（图中左手）向上抬握患者腕屈指屈的手，作预备性紧绷。患者抗阻腕/指向背伸侧方向作等长收缩，于松弛相医者向屈腕屈指方向展伸（图336）。

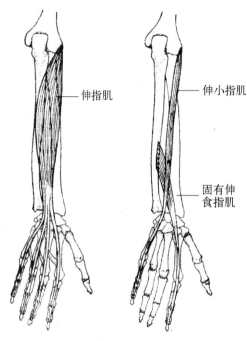

图 335　伸指肌、固有伸食指肌、伸小指肌

伸指肌

伸小指肌

固有伸食指肌

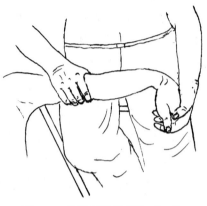

图 336　伸指肌等长收缩后展伸

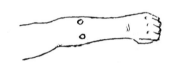

图 337　伸指与尺侧伸腕肌触发痛点

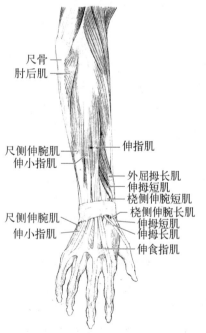

尺骨
肘后肌

尺侧伸腕肌
伸小指肌

外屈拇长肌
伸拇短肌
桡侧伸腕短肌
桡侧伸腕长肌
伸拇短肌
伸拇长肌
伸食指肌

尺侧伸腕肌
伸小指肌

伸指肌

图 338　前臂背侧浅层肌

触发痛点：前臂背/尺侧于近/中 1/3 交界处（图 337）。

肌肉横向展伸：参伸腕长肌。

触发痛点：于前臂近/中 1/3 交界处，前臂伸侧的肌肉中（图 337）。

（8）尺侧伸腕肌（图 338）

起点：肱骨外上髁与前臂筋膜。

止点：第 5 掌骨基部。

功能：腕关节背伸，尺倾。

神经支配：桡神经（颈 7）。

肌肉纵向展伸：患者取仰卧位，医者坐于治疗床旁面对足端，患者肩外展，前臂旋后置医者大腿前，近床手（图中右手）握患者肘关节，远床手（图中左手）从前方握前臂远端将患者腕略屈与桡倾，患者抗阻向背伸尺倾方向作肌肉等长收缩后，医者于松弛相作屈腕与桡倾展伸（图 399）。

肌肉横向展伸：参桡侧伸腕长肌。

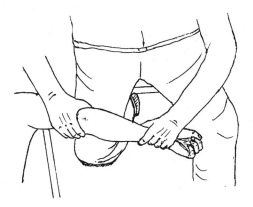

图 339 尺侧伸腕肌等长收缩展伸

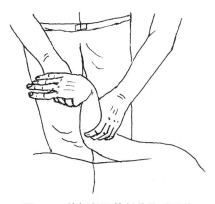

图 340 伸拇长肌等长收缩后展伸

(9) 伸拇长肌(图 338)

起点：骨间膜。

止点：拇末节。

功能：伸拇关节。

神经支配：桡神经深支。

肌肉纵向展伸：患者取仰卧位,肩略前屈内旋,医者立于治疗床侧,近头手(图中左手)紧靠肘关节握持前臂近端,近足手(图中右手)从背侧握拇,将患者腕关节掌屈,拇取屈曲对掌位,患者抗阻作拇背伸肌肉等长收缩后,于松弛期,医者向拇屈方向作肌肉展伸(图 340)。

(10) 旋前圆肌与旋前方肌(图 320,341,342)

旋前圆肌起点：肱骨内上髁尺骨啄突,尺骨头内侧。

旋前圆肌止点：于桡骨中段外缘。

旋前方肌起点：尺骨远端掌面。

旋前方肌止点：桡骨远端外缘。

功能：旋前,肘关节屈曲。

神经支配：正中神经(颈 6)。

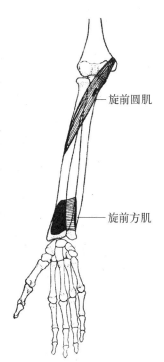

图 341 旋前圆肌与
旋前方肌

旋前圆肌

旋前方肌

肌肉纵向展伸：患者仰卧,医者坐于治疗床侧,面向足端,肩关节外展 45°左右,前臂旋后置医者大腿前方。近床手(图中右手)握住患者取伸直位的肘关节,远床手(图中左手)握前臂远端,增加旋后、肘伸,作预备性紧绷；患者抗阻向旋前与肘屈方向作肌肉等长收缩后,医者于松弛时增加旋后与伸肘展伸(图 342)。

肌肉横向展伸：肘关节略屈,取最大旋后位,医者双手长指从尺侧握患者前臂,双拇末节于肘窝及其下方,横向对肌肉纵向纤维作速冲去滞,注意同时长指按住前臂屈肌作为对持(图 343)。

触发痛点：于肘窝中/尺(内)(图 344)。

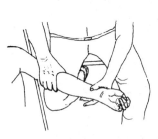
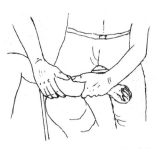
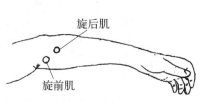

图 342　旋前圆肌/方肌等长　　图 343　旋前肌横向展伸　　图 344　旋前与旋后肌触发痛点
　　　　收缩展伸

(11) 旋后肌(图 345)

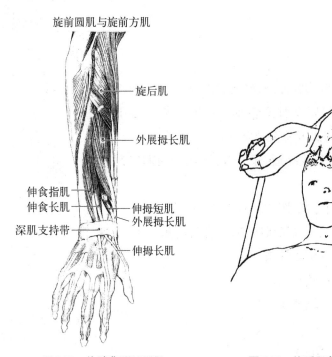

图 345　前臂背面深层肌　　　图 346　旋后肌等长收缩后展伸

起点：肱骨外上髁,桡侧付韧节与桡环韧带。

止点：于桡骨的桡骨结节与旋前肌止点之间。

功能：旋后与肘关节屈曲。

神经支配：桡神经。

肌肉纵向展伸：患者仰卧,医者立于治疗床侧面向患者,患侧肩前屈 90°并内旋,医者近头手(图中右手)握肘关节下方,近足手(图中左手)握前臂远端,向伸肘及前臂旋前方向作预备性展伸,患者抗阻向旋后方向作肌肉等长收缩后,医者于松弛相向旋前与肘伸方向作展伸(图 346)。

触发痛点:于前臂近端屈侧桡骨上距肘关节约 2 横指处(图 344)。

(12) 肱桡肌(图 329,347)

起点:肱骨远端 1/3 的桡侧缘。

止点:桡骨远端桡侧缘。

功能:肘关节屈曲。

神经支配:桡神经(颈 5～颈 6)。

肌肉纵向展伸:患者取仰卧位,医者坐于治疗床缘患者头端,面向足端,双手略提起患者手臂,使肩关节处前屈与内旋位,近床手(图中右手)握前臂近端靠近肘关节,远床手(图中左手)持前臂远端,伸直肘关节前臂旋前作预备性展伸;患者抗阻向肘屈方向作肌肉等长收缩,于松弛相医者向肘伸方向展伸(图 348)。

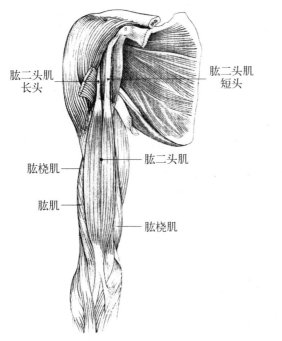

肱二头肌长头

肱二头肌短头

肱桡肌

肱二头肌

肱肌

肱桡肌

图 347　上臂前面观

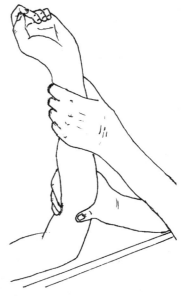

图 348　肱桡肌等长收缩后展伸

(13) 肱肌(图 347)

起点:肱骨远段前方。

止点:尺骨结节。

功能:肘关节屈曲,并紧绷关节囊避免屈曲时卡入关节。

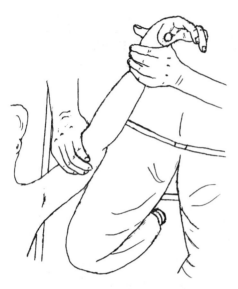

图 349　肱肌等长收缩后展伸

神经支配：肌皮神经(颈 5～颈 7)。

肌肉纵向展伸：患者仰卧，医者坐于治疗床头侧方，面向足端，双手提起患臂，肩关节置于前屈与轻度外展位，近床手(图中右手)握患者上臂远端，远床手(图中左手)握患者前臂远端，将肘关节伸直作预备性紧绷，患者抗阻向肘屈曲方向作肌肉等长收缩，医者于松弛相加强伸肘展伸(图 349)。

肌肉横向展伸：参考肱二头肌。

触发痛点：于上臂屈面桡侧，近端触发痛点在内 1/3 中点，远端触发痛点在远端 1/3 中点(图 350)。

筋膜按摩(前臂肌肉)：患者仰卧，医者体位如前，患者肩外展，前臂旋后置于医者近床大腿前方，远床手(图中左手)从背侧扶持腕关节，以近床手(图中右手)大鱼际从肘关节向远端按压(图 351)。

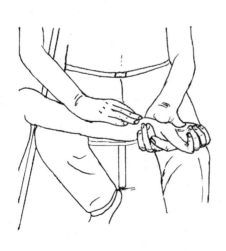

图 350　肱肌触发痛点

4.6.1.2　上臂与肩关节

(1) 肱二头肌(长头)(图 347,352)

起点：肩胛骨盂上结节，关节盂后部。

止点：桡骨结节，肌腱的尺骨部筋膜分开成为放散入肘筋膜的纤维束。

功能：屈肘、屈肘时前臂旋后，稳定肩关节。

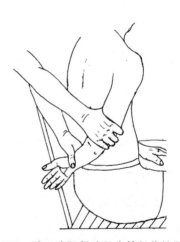

图 351　肱肌筋膜按摩　　　　　　**图 352　肱二头肌长头肌肉等长收缩展伸**

神经支配：肌皮神经(颈 5～颈 7)。

肌肉纵向展伸：患者取坐位，医者立于其背后，将患者肩内收，尽量内旋置于患者身后，医者近头手(图中右手)握患者上臂远端；另一手(图中左手)握前臂远端，肘关节略背伸与旋前，患者抗阻向肘屈曲旋后方向作适度肌肉等长收缩紧绷，于松弛相医者将患者肘进一步伸直，前臂旋前加强展伸(图 352)。

肌肉横向展伸：患者仰卧，医者坐于治疗床侧，面向患者足端，将患者上臂外展置于医者近床大腿上，前臂侧旋前，医者双手拇指置于二头肌肌腹桡侧，在长指对持下作横向展伸(图 353)。

触发痛点：于肘关节近端约 2 横指，上臂屈面桡侧(图 354)。

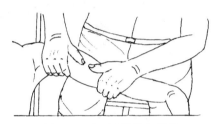 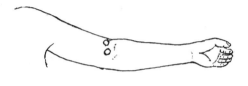

图 353　肱二头肌横向展伸　　　　图 354　肱二头肌触发痛点

(2) 肱二头肌短头(图 347,355)

起点：肩胛骨啄突。

止点：桡骨结节，肌腱尺侧裂开以纤维束放散入肘筋膜。

功能：肘关节屈曲、旋后。

神经支配：肌皮神经(颈 5～颈 7)。

肌肉纵向展伸：患者仰卧，医者坐于治疗床侧面向足端，肩胛置治疗床，肩关节悬于治疗床缘外，将肩关节外展约 60°并外旋略后伸，肘关节背伸，前臂旋前，(患者上臂远端置医者近床大腿上)作预备性展伸，患者作抗阻屈肘与旋后肌肉等长收缩后松弛，于呼气松弛相医者作伸肘，旋前展伸(图 355)以及肌肉横向展伸(参肱二头肌长头处理)。

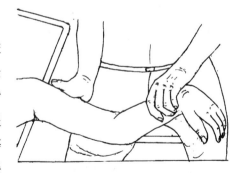

图 355　肱二头肌短头等长收缩后展伸

(3) 肱三头肌(图 356)

起点：长头起于盂下结节，肩胛骨外缘；内侧头(长头)与外侧头起于肱骨背面。

止点：均于尺骨鹰嘴。

功能：伸肘关节。

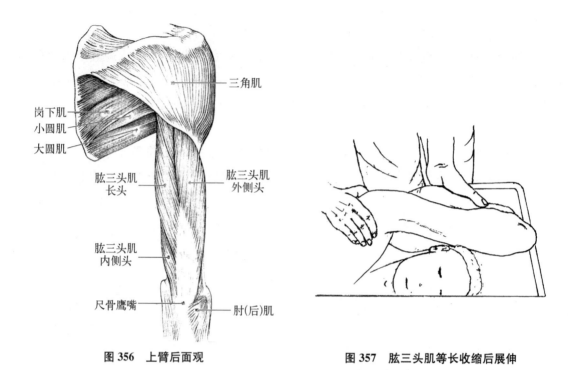

图356　上臂后面观　　　　　　　图357　肱三头肌等长收缩后展伸

神经支配：桡神经。

肌肉纵向展伸：患者取侧卧位，医者立于后方，将患者臂上举肩关节最大限度前屈，肘关节屈曲向肘屈方向作预备性紧绷，令患者抗阻向肘伸方向作肌肉等长收缩，于松弛相医者增加肘屈作肱三头肌展伸（图357）。

肌肉横向展伸：位置同上，医者双侧拇指平放于肱三头肌尺侧，在长指对持下作横向展伸（图358）。

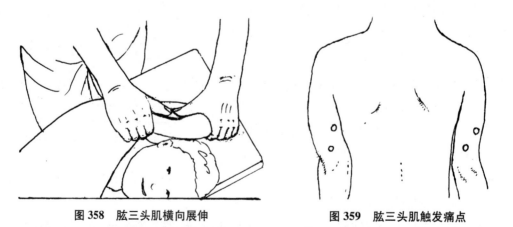

图358　肱三头肌横向展伸　　　　　图359　肱三头肌触发痛点

触发痛点：总的触发痛点在肌止点近端约2横指，最重要的长头触发痛点在上臂伸侧桡缘中点；内侧头的触发痛点，居同一高度但在尺缘（图359）。

筋膜按摩：于上述位置以鱼际作近端向远端按压(图360)。

（4）三角肌(图356)

起点：锁骨肩峰，肩胛冈。

止点：三角肌结节。

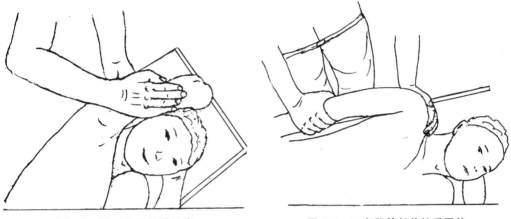

图360 肱三头肌筋膜按摩　　　图361 三角肌等长收缩后展伸

功能：肩峰部肩外展，提举手臂时起稳定作用；肩胛冈部外旋与下垂臂的内收；锁骨部-内旋、外展。

神经支配：腋神经(为颈5的标志肌)。

肌肉纵向展伸：患者侧卧位，医者立于患者体后，将患者肩内收作肌肉前部展伸时肩后伸；作肌肉后部展伸时肩前屈。患者抗阻向外展方向作适量等长收缩紧绷后，于松弛相医者内收向前屈(后部)或后伸方向(前部)作展伸(图361)。

肌肉横向展伸：体位如上，患者手臂置于床旁台上，肩向上提外展约100°，医者双拇指平置于三角肌前方，在长指对持下向后作横向展伸(图362)。

触发痛点：三角肌锁骨部，于肌肉前缘靠锁骨下；肩胛冈，在肌肉后缘；肩峰下2～3横指(图363)。

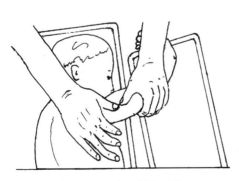
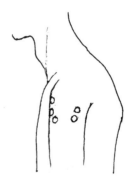

图362 三角肌横向展伸　　　图363 三角肌触发痛点

（5）肩旋袖的冈上肌（图364）

起点：肩胛骨冈上窝。

止点：肱骨小结节。

功能：肩外展。

神经支配：肩胛上神经（颈4～颈6）。

肌肉纵向展伸：患者取侧卧位，肩于旋转中立位略后伸内收。医者立于患者后方面向治疗床，近头手（图中左手）于腋窝握上臂近端，近足手（图中右手）握上臂远端，牵伸肩关节略内收作预备性展伸，患者抗阻适度外展作肌肉等长收缩紧绷，医者于松弛相加强内收，作肌肉收缩后展伸（图365）。

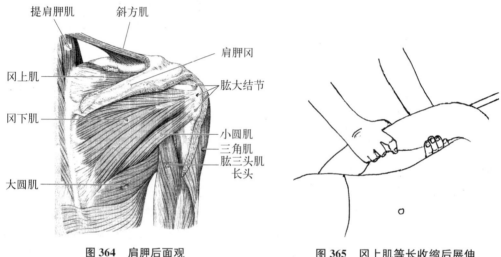

图364　肩胛后面观

图365　冈上肌等长收缩后展伸

肌肉横向展伸：位置同上，立于后方的医者，将患肩置后伸内收位，平置于冈上的双拇指，从肩胛冈向头端展伸（图366）。为治疗冈上肌腱综合征，还可以加强肩内旋，于肱骨大结节前方辅加横向按摩。

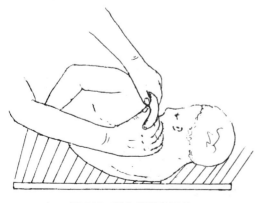

图366　冈上肌横向展伸

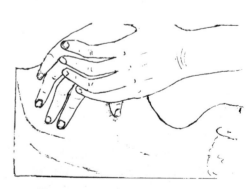

图367　冈上肌触发痛点唧筒式松动

　　治疗肌肉触发痛点：触发痛点在肩胛冈上缘，肩胛骨内缘外侧约 2 横指或肩峰内 3 横指，图(367)示冈上肌触发痛点唧筒式松动手法。注意触发痛点可能与提肩胛肌止点炎(病)混淆。

　　(6) 肩旋袖的冈下肌(图 364)

　　起点：肩胛冈下窝。

　　止点：肱骨大结节，肩关节囊。

　　功能：肩外旋，肌肉上部司外展，肌肉下部司内收。

　　神经支配：肩胛上神经(颈 4～颈 6)。

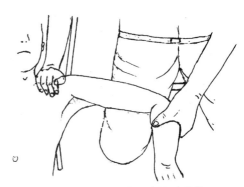

　　肌肉纵向展伸：患者取仰卧位靠床缘，其肩胛骨外缘与治疗床外缘处同一直线上，医者坐于患者头部侧方面向足端，患者肩外展并内旋 80°～90°，置前臂于患者近床大腿上，医者近床手(图中右手)置于肩峰，远床手(图中左手)握肘关节与前臂近端尺侧(肘屈约 90°左右)。作预备性展伸，患者抗阻向外旋方向作肌肉等长收缩后松弛，医者于松弛相增强内旋予以展伸(图 368)。

图 368　冈下肌等长收缩后展伸

　　肌肉横向展伸：患者取俯卧位，肩外展、前臂顺床缘下垂，医者双手长指重叠，从肌肉外缘与肌纤维垂直方向向自己方向作横向展伸(图 369)。横向展伸亦可取侧卧位，患者置于头下的上肢，肩前屈 90°以上并内收，亦可用近足端手(图中右手)鱼际横向向外作肌肉展伸，近头端手(图中左手)则从上方将肩胛骨向足端按压(图 370)。

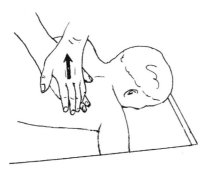

图 369　冈下肌横向展伸

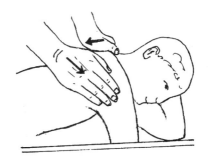

图 370　冈下肌横向展伸(侧卧)

　　触发痛点：于肩胛骨内缘外侧 1 横指及肩胛冈的足端或紧靠肩胛冈中点下端(如疼痛向肩与手臂放射)；或紧靠肩胛骨内缘中点(如疼痛在肩胛骨内侧)(图 371)。

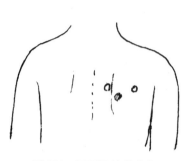

图 371　冈下肌触发痛点

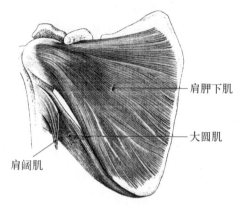

——肩胛下肌

——大圆肌

肩阔肌

图 372　肩胛前面观

（7）肩旋袖的肩胛下肌（图 372）

起点：肩胛骨后窝。

止点：肱骨小结节，冈小结节（近端部分）。

功能：内旋。

神经支配：肩胛下神经（颈 5～颈 6）。

肌肉纵向展伸：患者靠床缘仰卧，医者坐于其头部侧方，面向足端，近床手（图中右手）从头端向足端方向（主要以拇指）固定肩胛骨（虎口在上，拇指在肩胛骨后），肩外展并外旋 90°，屈肘 90°，远床手（图中左手）握持前臂中/近端，向外旋方向作预备性展伸，患者抗阻向内旋方向作肌肉紧绷后松弛，医者于松弛相加强外旋展伸（图 373）。

肌肉横向展伸：患者仍平卧，医者坐于床旁与其面对面，医者以远床手（图中右手，未示）提患者手臂（图 374），肩前屈上提，近床手（图中左手）长指指腹于腋窝肌肉外缘向内展伸。

触发痛点：主要点亦在腋窝触及（图 374）。

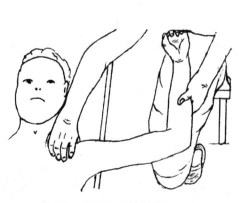

图 373　肩胛下肌等长收缩展伸

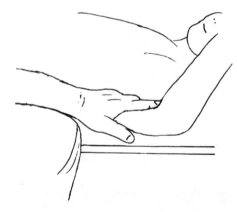

图 374　肩胛下肌横向展伸与触发痛点治疗的体位

（8）肩旋轴的小圆肌（图364）

起点：肩胛骨外缘。

止点：肱骨大结节远端。

功能：肩外旋。

神经支配：腋神经（颈5～颈6）。

肌肉纵向展伸：患者取仰卧位，医者立于患者头端面向患者，患者肩胛骨稳靠于治疗床，医者近床手（图中右手）从肘前尺侧延至肘后握患者前臂近端，肘屈略大于90°肩前屈90°，远床手（图中左手）鱼际从前向后固定肩胛骨外缘，肩内旋并内收作预备性展伸，近床手牵伸上臂远端，患者抗阻向外旋方向作肌肉等长收缩后松弛，医者于松弛相作内旋展伸（图375）。

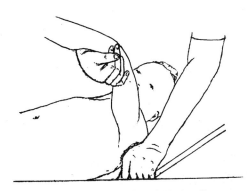

图375　小圆肌等长收缩后展伸

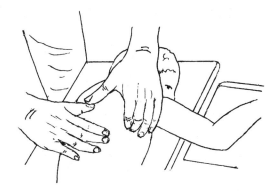

图376　小圆肌横向展伸

肌肉横向展伸：患者取仰卧位，手臂置床旁小台上，医者双拇从肌肉头侧按小圆肌腹，在长指对持下作横向展伸（图376）。

触发痛点：于肌肉中点（图377）。

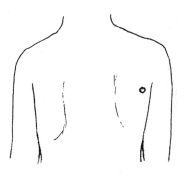

图377　小圆肌触发痛点

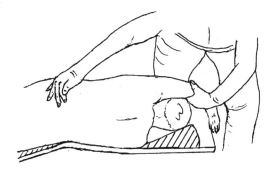

图378　大圆肌与背阔肌等长收缩后展伸

（9）肩部的其他肌肉（图372）

① 大圆肌与背阔肌

起点：大圆肌起于肩胛骨下角；背阔肌起于胸腰筋膜，髂嵴后1/3，足端数肋骨。

止点：小结节冈。

功能：司肱骨内旋、内收、背伸。

神经支配：胸背神经（颈6～颈8）。

肌肉纵向展伸：患者侧卧，腰下窝处加垫（或治疗床腰块抬高），下方腿屈曲，上方腿伸直，医者立于患者头部前上方，近头手（图中左手）握上臂远端，肩关节上举过头轻微外旋，足端手（图中右手）置腋中线下方诸肋骨上，增强外旋作预备性展伸；患者抗阻于内旋方向作肌肉等长收缩后放松，医者于松弛相增加上举外旋展伸（图378）。

肌肉横向展伸：位置同上，医者双拇在长指对持下作大圆肌与背阔肌肌肉横向展伸（图379）。同此位置亦可，以鱼际向足端经大圆肌与背阔肌作筋膜的展伸按摩（图380）。

触发痛点：在上臂上端尺侧与胸廓外侧（图381）。

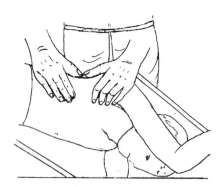

图379　大圆肌与背阔肌横向展伸

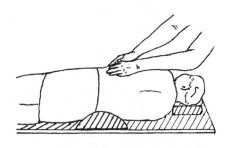

图380　大圆肌与背阔肌作筋膜按摩

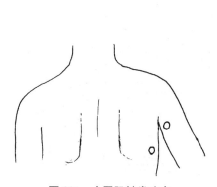

图381　大圆肌触发痛点

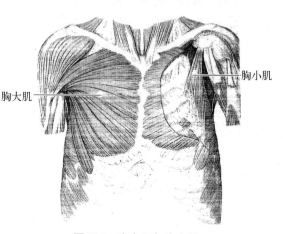

图382　胸大肌与胸小肌

② 胸大肌（图382）

起点：锁骨部起于锁骨前内侧1/2；胸骨/肋骨部起于胸骨柄与胸骨体（外侧）；1～7肋软骨，腹部起于腹直肌鞘前壁。

止点：肱骨大结节。

功能：肩内收、内旋、前倾、肩带前伸、吸气。

神经支配：胸肌内侧神经(颈 8～胸 1)、胸肌外侧神经(颈 5～颈 7)。

胸大肌等长收缩后展伸：患者取仰卧位靠一侧床缘,使肩胛骨外缘与床缘在一线上,肩外展度-依肌纤维方向(锁骨部：70°～90°)；胸骨-肋骨部(90°～120°),腹部(120°～160°),略外旋向后。医者立于床头一侧,以近床手(图中右手)的大鱼际按锁骨胸骨端(锁骨部),第 2 至第 5 肋骨的胸骨端(胸骨-肋骨部),或下段肋骨的胸骨部(腹部)；远床手(图中左手)握上臂远端,臂外旋至终点并向上/外方提,作预备性展伸,患者抗阻,即向上述相反方向内收、内旋、前倾作肌肉等长收缩,与松弛相医者向外旋、外展,后倾作肌肉展伸(图 383)。

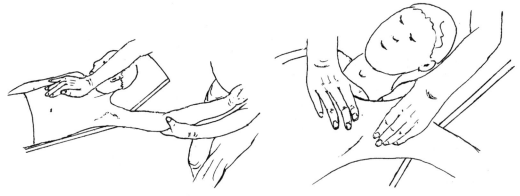

图 383　胸大肌等长收缩后展伸　　　　　图 384　胸大肌横向展伸

肌肉的横向展伸：位置同上,医者以双手拇指指腹平放于肌肉内侧的"前腋袋",在长指对持下作横向展伸(图 384)。

触发痛点：疼痛在胸廓前中/上方(图 385,386),可借减少血供挤压或唧筒式松动处理(图 385,386)。

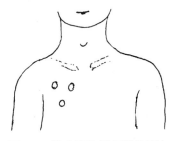
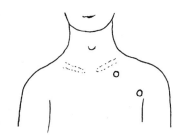

图 385　胸大肌胸骨部触发痛点　　　　　图 386　胸大肌(锁骨部)触发痛点

筋膜按摩：沿个别肌群的纤维走向操作。

③ 胸小肌(图 382)

起点:第 3～5 骨性肋骨外端。

止点:啄突。

功能:肩胛骨下降与转动(下角向背/内方转)。

神经支配:内侧胸小肌(颈 8～胸 1)、外侧胸小肌(颈 5～颈 7)。

肌肉纵向展伸:患者取侧卧位、屈腿,医者坐于床缘面对治疗床头端,医者近头手(图中右手)从前方于肩峰按压肩胛骨,近足手(图中左手)从背部持肩胛骨下角,患者上方手臂垂靠自己胸廓侧面,医者向外上方推移肩胛骨作预备性展伸,患者向内/下紧绷作肌肉等长收缩紧绷,与松弛相医者向外上增强上述预备性展伸(图 387)。

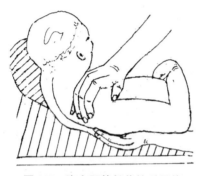 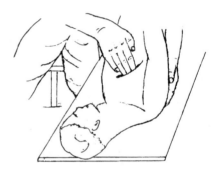

图 387　胸小肌等长收缩后展伸　　　图 388　胸小肌横向展伸

肌肉的横向展伸:位置同上,医者近床手(图中左手),向背上方推移肩胛骨,以前臂进一步固定脊柱以避免旋转,医者远床手(图中右手)长指于啄突远端按住肌肉作横向展伸(图 388)。

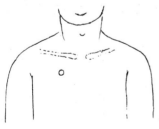

图 389　胸小肌触发痛点

触发痛点:于第 3 肋骨上缘肌止点下方 2 横指左右(图 389)。

④ 锁骨下肌(图 390)

起点:第 1 肋骨的骨-软骨交界处上(头)面。

止点:锁骨下方。

功能:牵拉锁骨向前方,紧绷锁骨-胸肌筋膜。

神经支配:锁骨下神经(颈 5～颈 6)。

肌肉纵向展伸:患者坐于治疗床缘或凳上,肩内收、稍前屈、肘关节尽可能屈曲,医者立于患者肩背侧略外方,以身体向前固定患者胸廓,近床手(图中左手)按第 1 肋胸骨端,远床手(图中右手)握持患者鹰嘴下方,沿上臂纵轴向背上(头)端推按作预备性展伸,患者抗阻向相反方向(向下)作肌肉等长收缩,医者于松弛期加强向背上(头)按压(图 391)。

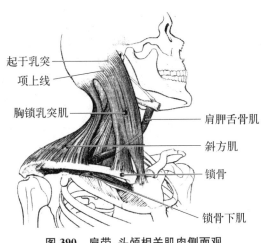

图 390 肩带、头颅相关肌肉侧面观

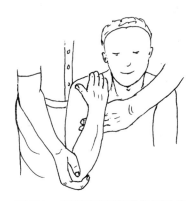

图 391 锁骨下肌等长收缩后展伸

触发痛点：于锁骨胸骨端下方，与上臂屈侧、前臂桡侧与手的疼痛有关。

4.6.2 躯干肌肉

4.6.2.1 肩颈部

（1）斜方肌降部

斜方肌横部与升部见 4.5 筋膜按摩。

起点：枕外结节、项线、颈韧带。

止点：锁骨外 1/3、肩峰、肩胛冈。

功能：肩胛骨抬高与外旋。

神经支配：副神经、颈丛分支（颈 2～颈 4）。

肌肉纵向展伸：患者取仰卧位，头略伸出床头缘，医者坐或立于治疗床头外，近足手（图中左手）按住肩峰以固定肩胛骨，并按向下侧方作为对持，另一手（图中右手）托患者枕部，向前屈头并向对侧作最大限度侧倾，并旋转向患侧，同时纵向牵伸；患者抗阻上提肩胛骨作肌肉等长收缩，于松弛相医者肩峰处手（左手）加强向下按压肩胛骨，枕后手（右手）加强向对侧屈曲（图 392）。

肌肉横向展伸：患者取俯卧位，医者立于健侧，治疗床的床头向下降，患者头转向患侧但侧屈向对侧（健侧），患者手臂置骨盆下，以固定肩胛骨，医者双手拇指置于肌肉内缘，在长指对持下作横向展伸（图 393）。亦可于上述同一位置，以足端手鱼际从颈椎向肩部作筋膜按摩（近头手则固定头部）。

触发痛点：于斜方肌上缘中点，它与颈部及颞部头疼有关（图 394）。

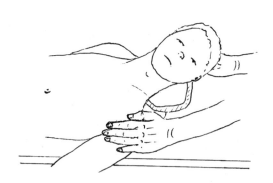

图 392　斜方肌降部等长收缩后展伸

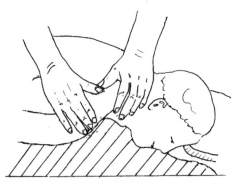

图 393　斜方肌(降部)横向展伸

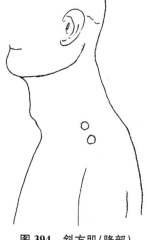

图 394　斜方肌(降部)
触发痛点

(2) 提肩胛肌(图 364)

起点:第 1~4 颈椎横突后结节。

止点:肩胛骨上角。

功能:提升肩胛骨,参与颈椎侧屈与旋转,于手臂抬高状态可提升肩胛骨,使处中间位。

神经支配:肩胛背神经及颈丛直支(颈 3~颈 5)。

肌肉纵向展伸:卧位展伸,患者仰卧,头抬高,医者坐或立于床头,以远床手(图中左手)置肩胛骨上角向下侧方固定肩胛骨,近床手(图中右手)托枕后,将头前屈,最大限度侧屈与轻度旋转向对侧,并作纵向预备性展伸,患者头抗阻向患侧侧屈与后屈作肌肉等长紧绷,于松弛相医者将肩胛骨向下/侧方按压,头侧屈向对侧展伸(图 395)。

肌肉横向展伸:位置同上,患者头侧屈并旋转向对侧,医者立于对侧肩高度面向患侧,双拇重叠从上方向下平放于肌缘,在长指对持下向背/侧方作横向展伸(图 396)。

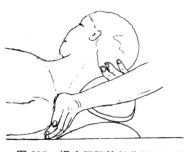

图 395　提肩胛肌等长收缩后展伸

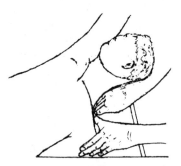

图 396　提肩胛肌横向展伸

坐位展伸:患者亦可取坐位作纵向与横向展伸,医者立于患者后方,将患者头部向对侧倾、旋转,并以近患者头的手臂(图中左手)上臂与前臂固定头部,以离患者头手(图中右手)固定肩胛骨上角,双侧拇指紧靠,从背侧平放于肌肉边缘,患者向患侧侧屈与后屈作抗阻肌肉等长收缩后,于松弛相医者近头手上臂与拇指腹向健侧作纵向展伸;双拇指亦可横向作肌肉展伸(图397)。

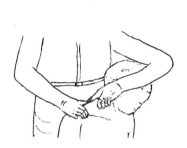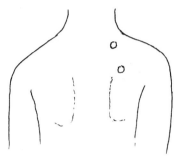

图 397　提肩胛肌纵向与横向展伸　　　　　图 398　提肩胛肌触发痛点

触发痛点:紧靠肌止点头端(图398)。

(3)胸锁乳突肌(图390)

起点:胸骨头-胸骨柄上缘、锁骨头-锁骨内1/3(上)头面。

止点:乳突。

功能:头向同侧(患侧)倾,向对侧旋转;双侧肌肉收缩时头向后屈,下段颈椎向前屈。

神经支配:副神经(颈2~颈3)。

肌肉纵向展伸:患者仰卧,头伸向于治疗床头端之外,医者坐于治疗床头侧外,以一膝向足端顶住肩-锁部,近足端手(图中右手)以虎口置患者颏部,近头端手(图中左手)托持患者枕部,头侧倾向对侧(健侧),旋转向患侧,颈椎下段后屈,颈椎上段前屈,枕部手(左手)向身体纵轴方向牵伸作预备性展伸;患者抗阻向相反方向作肌肉等长收缩,于松弛相医者维持向预备性展伸之力,于颏部并向背侧推压(图399)。

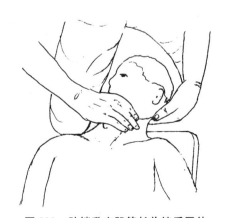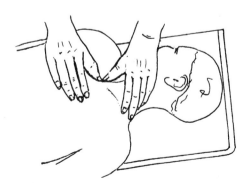

图 399　肋锁乳突肌等长收缩后展伸　　　　　图 400　胸锁乳突肌横向展伸

肌肉横向展伸:患者侧卧,头平置于床头上,医者立于患者头部侧方,患者头部转向患侧但向健侧侧倾,医者双手拇指从内前方置于肌肉中部适度向背外侧按压展伸(图400)。于肌肉起点,亦可作肌肉横向展伸,但要区分胸骨部和锁骨部。

触发痛点:胸骨部痛点可能与同侧眼睛、枕部、颏尖、颅顶有关;锁骨部痛点可能与额部头痛、耳后痛以及耳痛有关(图401)。

(4) 前/中斜角肌(图402)

起点:前斜角肌起于第3~6颈椎横突前结节、中斜角肌起于第3~7颈椎横突后结节。

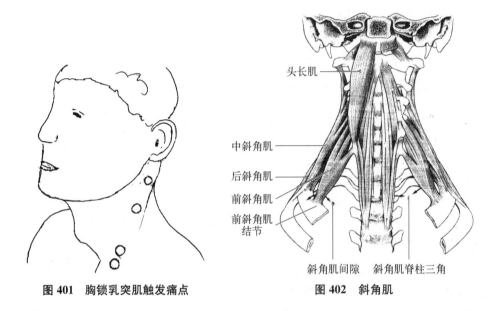

图401 胸锁乳突肌触发痛点　　图402 斜角肌

止点:前斜角肌止于第1肋前斜角肌结节、中斜角肌止于第1肋于锁骨下动脉后方。

功能:抬高第1肋(呼吸辅助肌),颈椎侧屈。

神经支配:颈丛与肱丛(颈3~颈8)。

肌肉纵向展伸:患者仰卧,头伸出治疗床缘外,医者立或坐于床头端,近床手(图中右手)托患者枕部,近足手(图中左手)于第1肋前上(头)方,以鱼际将它压向足端,近头手(图中右手)将头略后屈,并向对侧侧倾,沿患者纵轴方向牵伸作预备性展伸;患者适度抗阻紧绷向患侧侧倾作肌肉等长收缩,医者于呼气松弛相小心加强向健侧侧倾方向展伸(图403)。

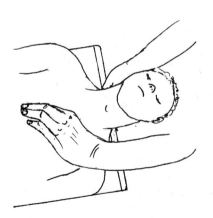

图403 前/中斜角肌等长收缩后展伸

肌肉横向展伸:患者仰卧,位置同上,但头部置于治疗床上,头倾向对侧(健侧)。医者以食指桡缘置于肌肉缘,将前斜角肌向前,中斜角肌向后作横向展伸(图404)。

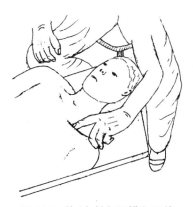

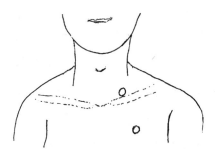

图 404　前/中斜角肌横向展伸　　　　　图 405　前斜角肌触发痛点

触发痛点：前/中斜角肌的触发痛点可于锁骨中/内 1/3 交界处上方与胸大肌处检测（图 405），与肱臂痛、肩痛有关。

（5）斜方肌横部（图 406）

起点：颈 7～胸 3 棘突。

止点：肩峰与锁骨肩峰端。

功能：向内侧牵伸肩胛骨。

神经支配：副神经外侧支与颈丛（颈 2～颈 4）。

肌肉纵向展伸：患者取俯卧，靠治疗床一边臂从床沿下垂，头向患侧旋转，医者立于健侧面向患者。近足手（图中右手）主要以手掌尺缘固定健侧上部胸椎横突，近头手（图中左手）大鱼际置患侧肩胛骨内缘向前外推按紧绷，患者抗阻向内侧（中线方向）作肌肉等长收缩，于松弛相医者增加向前/外侧速冲推压展伸（图 407）。

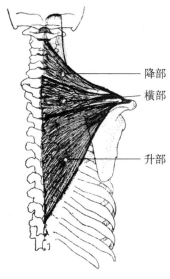

降部

横部

升部

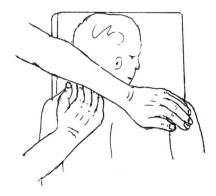

图 406　斜方肌　　　　　　　　　　图 407　斜方肌(横部)等长收缩后展伸

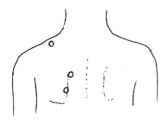

图 408　斜方肌触发痛点

触发痛点(横部与降部)：于斜方肌中段上缘与棘突旁 3 横指(图 408)。

(6) 斜方肌升部(图 406)

起点：第 3~11 胸椎棘突。

止点：肩胛冈下缘。

功能：向内下方向牵伸肩胛骨。

神经支配：副神经外支与颈丛。

肌肉纵向展伸：患者取俯卧位靠床缘，患侧手臂从床缘下垂，头转向(右)患侧，医者立于健侧面向患者，近头端手(图中左手)尺侧固定患侧中/下段胸椎棘突，近足端手(图中右手)以大鱼际触按肩胛骨下角。医者将肩胛骨向外上前方推移作预备性展伸，患者抗阻向内下方作适度肌肉等长收缩，于松弛相医者进一步向外上前方展伸(图 409)。

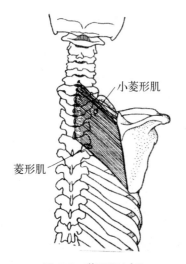

图 409　斜方肌(升部)等长收缩后展伸

触发痛点：于斜方肌中下段棘突旁 4 横指。

上述两部分肌肉的筋膜按摩，包括在整个背部筋膜按摩中。

(7) 大/小菱形肌(图 410)

起点：颈 6~胸 4 棘突。

止点：肩胛骨内缘。

功能：肩胛骨内收，使肩胛骨靠拢胸廓。

神经支配：肩胛背神经(颈 4~颈 5)。

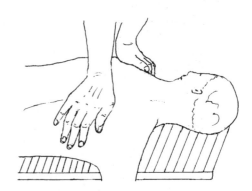

图 410　菱形肌(右)　　　　**图 411　大/小菱形肌等长收缩后展伸(左)**

肌肉纵向展伸：患者取俯卧位,患侧靠治疗床缘,头向患侧(左)转,手臂沿床缘下垂(患侧未示),医者立于患侧,肩部面对患者,近头手(图中左手)以大鱼际置患侧肩胛骨内缘上方,近足手(图中右手)置于对侧上段胸椎横突以资固定。医者左手向外下方推移肩胛骨,作肌肉预备性展伸;患者抗阻向上(头)内方作适度肌肉等长收缩紧绷,于松弛相医者左手向外下方展伸(图 411)。

肌肉横向展伸：亦可于上述体位以长指(食、中、环指)进行。

触发痛点：两肌均紧靠肩胛骨内缘,它与肩胛骨-脊柱间的疼痛有关(图 412)。

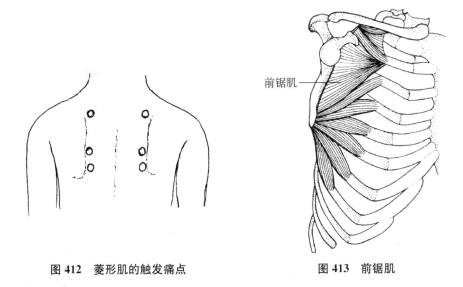

图 412　菱形肌的触发痛点　　　　图 413　前锯肌

(8) 前锯肌(图 413)

起点：第 1～9(或 8)肋骨。

止点：肩胛骨上角、肩胛骨内缘与肩胛骨下角。

功能：于横向固定肩胛骨,参与提臂与呼吸辅助肌的功能。

神经支配：胸长神经(颈 5～颈 7)。

肌肉纵向展伸：患者取侧卧位,患侧在上,医者立于患者前方,以近头手(图中左手)鱼际扶肩峰,近足手(图中右手)握肩胛骨下角,患者肩关节轻度外展、内旋。肘鹰嘴支于医者近头端腿的腹股沟处,对前锯肌头(上)段,医者将肩胛骨向内下,对前锯肌中段向内;对前锯肌下段则向内上方推移,作为预备性展伸。患者适度抗阻将肘顶向医者腹股沟方向(向前)作肌肉等长收缩紧绷,医者在松弛相加强向预备性展伸方向施力作进一步展伸(图 414)。

肌肉横向展伸：亦取侧卧,医者面向患者,双手交叉,近足手(图中右手)向内上方按压肩胛骨;近头手(图中左手)长指与肌纤维相反方向平放于肌肉,然后向下侧方展伸(图 415)。

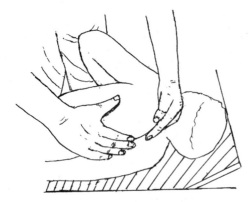

图 414 前锯肌等长收缩后展伸

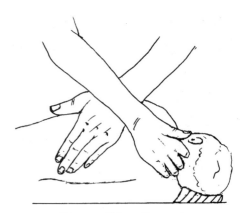

图 415 前锯肌横向展伸

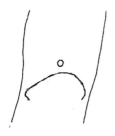

图 416 前锯肌触发痛点

触发痛点：胸廓侧方疼痛与内侧前锯肌有关(图 416)。

4.6.2.2 腰腹部

(1) 腹直肌(图 417)

起点：第 5~7 肋软骨段,剑突。

止点：耻骨上缘、耻骨连合与耻骨结节间。

功能：躯干前屈与稳定。

神经支配：第 5~12 肋间神经。

肌肉纵向展伸：患者取仰卧位,腰下方加垫使之前凸(或腰部抬高),患者手臂尽量上举,医者立于床侧面向患者,交叉双手后,近头端手(图中右手)于胸廓下部向头端紧绷,近足手(图中左手)紧靠耻骨联合向足侧作紧绷按压,令患者作大口腹部吸气,医者以双手加强向足端与头端的按压以展伸肌肉(图 418)。

肌肉横向展伸：位置同上,医者立于健侧,以拇指或大鱼际于腹直肌鞘旁向外推按展伸(图 419)。

触发痛点：紧靠剑突以及脐下方(图 420),触发痛点与触发痛点水平的背痛有关。

(2) 腹外/腹内斜肌(图 421)

起点：腹外斜肌起于第 5~12 肋骨;腹内斜肌起于髂嵴中间线、髂前上棘、胸腰筋膜深层。

止点：腹外斜肌止于髂嵴外唇、腹股沟韧带;腹内斜肌止于第 9~12 肋骨,腹直肌鞘。

功能：参与躯干屈曲与转动、主动腹壁紧绷(斜腰带)、侧屈。

神经支配：第 5~12 肋间神经。

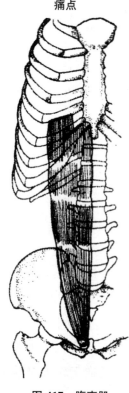

图 417 腹直肌

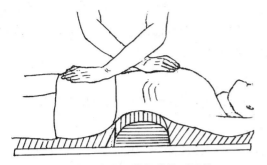

图 418　腹直肌等长收缩后展伸

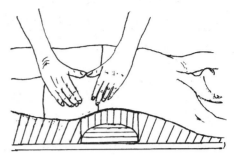

图 419　腹直肌横向展伸

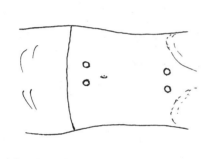

图 420　腹直肌触发痛点

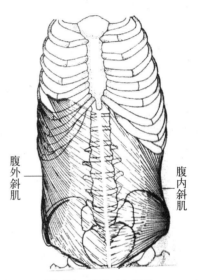

腹外斜肌　　　　　　　　　　腹内斜肌

图 421　腹外/内斜肌

肌肉纵向展伸：患者取仰卧位,腰椎宜前凸(治疗床腰块抬高或下方加垫),下肢伸直、外展；手臂上提、外展,医者立于床侧面对患者,双手交叉呈对角线状,分别置于医者一侧的胸廓下方与对侧骨盆缘前方。令患者大口腹式吸气,同时医者向交叉双手相反方向作预备性展伸,于患者呼气时,医者双手增加向反向推移以增加展伸(图 422)。

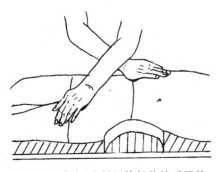

图 422　腹内/外斜肌等长收缩后展伸

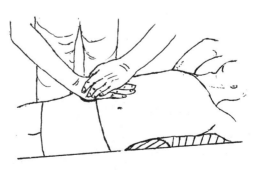

图 423　腹斜肌横向展伸

肌肉横向展伸：位置同上，医者立于患侧，近足手（图中右手）在下；另一手（图中左手）按其手臂以加大力度，在患者呼气相向肌纤维垂直方向，推按肌纤维。双手位置按检查发现或近肋弓或于腹股沟韧带上方作横向展伸（图423）。

（3）背阔肌（图424）

起点：7～12胸椎，髂嵴后1/3，经腰背筋膜于下胸椎与腰椎、骶骨、髂嵴后部等。

止点：肱骨小结节嵴。

功能：伸臂位下沉、内收肩拉向后内、旋内，又称"燕尾服袋"状肌，使肩向后下牵拉，助呼气、咳嗽；腰椎后突。

神经支配：胸背神经（颈6～颈8）。

肌肉纵向展伸：患者取侧卧位患侧在下，髋膝最大程度屈曲，医者立于治疗床侧面对患者，近头手（图中左手）固定上段胸椎棘突，近足手（图中右手）大鱼际置骶骨棘突，骶骨处手向下/前方牵拉作肌肉预备性展伸，患者向腰椎前凸（后凹）方向作适度肌肉等长收缩后放松，医者于松弛相使患者脊椎后凸，借骶骨处手加强向前下方牵拉作肌肉进一步展伸（图425）。移动双手位置，可作胸腰不同段的背阔肌展伸；腰椎后凸状态亦可作胸腰段背阔肌纵向展伸。

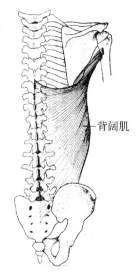

图424　背阔肌

肌肉横向展伸：临床常用，效果较佳，患者取侧卧位，拟处理段在上，下方垫高，医者立患者前方，双手长指指腹平放于拟处理段背阔肌内侧，医者置于胸廓与骨盆的前臂作为对持，向侧方作肌肉横向展伸（图426）。如处俯卧位，腰椎区下方垫高，亦可以手鱼际作横向展伸。假根性综合征，可于背阔肌不同部位检寻触发痛点加以治疗（图427）。

筋膜按摩：患者取俯卧位，脊柱轻度后凸（腹部加垫）紧靠棘突旁以双手鱼际从头端向足端推按（图428）。

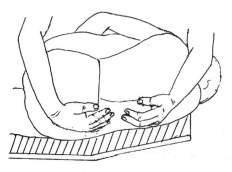

图425　背阔肌等长收缩后展伸

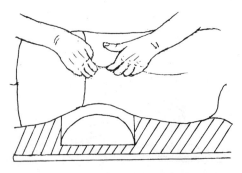

图426　背阔肌横向展伸

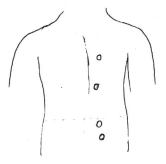

图 427　背阔肌触发痛点

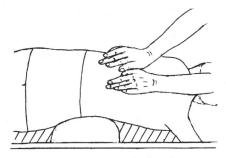

图 428　背阔肌筋膜按摩

（4）腰方肌（图 429）

起点：髂嵴、髂腰韧带背侧部，腰 3～腰 5 的腰椎肋突前部。

止点：腰 1～腰 3 肋骨突，第 12 肋骨背/前方。

功能：躯干侧屈，可将第 12 肋骨向下牵拉。

神经支配：肋下神经与腰丛（胸 12～腰 3）分支。

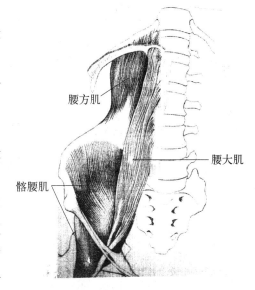

图 429　髂腰肌、腰方肌、腰大肌

肌肉纵向展伸：患者取侧卧位，髋膝略屈曲，治疗床腰块抬高或腰下垫高，使上方胁腹（肋弓至髂棘）展伸。医者立于患者前方，双臂交叉，近足端手（图中右手）置胸廓侧方，头端手（图中左手）置骨盆缘，前者向头端按压，后者向足端按压作预备性展伸。患者将上方骨盆向上（头端）适度抗阻紧绷后放松，医者于松弛相加强上述预备性展伸后，即双手反向推按加强展伸（图 430）。

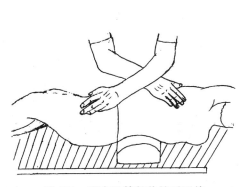

图 430　腰方肌等长收缩后展伸

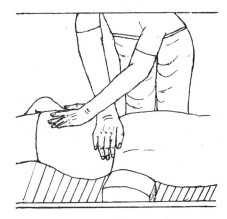

图 431　腰方肌横向展伸

肌肉横向展伸：位置同上，医者立于患者前方，双前臂亦交叉，足端手（图中左手）向足端按压骨盆固定之，头端手（图中右手）大鱼际向内上作横向展伸（图431）。

腰方肌触发痛点：有浅/深之分，疼痛可能在臀区或大粗隆。患者取侧卧位，医者双手拇指重叠于腰方肌缘向脊柱方向按压（图432,433）。

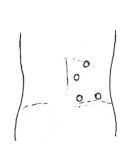 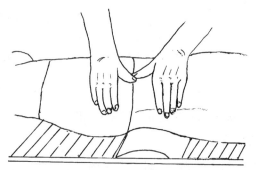

图 432　腰方肌触发痛点　　图 433　腰方肌触发痛点治疗

（5）髂腰肌（图429）

起点：第12胸椎至第4腰椎，腰椎肋突（腰肌）；髂凹、髂前下棘与髂嵴。

止点：股骨小粗隆。

功能：屈髋、枢干侧屈、（腰椎前屈但屈点在股骨）、协肋腰椎前凸（后凹）。

神经支配：股神经与腰丛（胸12～腰3）。

肌肉纵向展伸：患者取仰卧，但臀部靠足端床沿，医者立于对侧。第一步，初始位（图434甲）。患髋伸直、内旋、屈膝小腿下垂，患者抗阻最大限度屈曲健侧髋、膝关节，双手于髋前下扶持以固定盆骨，医者近头手（图中左手）按患侧髋前，远床手（图中右手）按患侧大腿前下方；医者双手改位即第二步（图434乙），医者此时略向前立于患腿内侧，其头端手（图中左手）按压患者大腿远端前方，足端手（图中右手）扶持小腿中/下段，并内旋髋作预备性展伸；第三步，患者向屈髋方向施力作肌肉等长收缩后松弛，与松弛相医者加强伸髋作髂腰肌展伸。

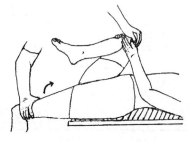 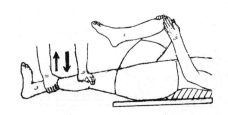

图 434甲　髂腰肌等长收缩后展伸（第一步）　图 434乙　髂腰肌等长收缩后展伸（第二步）

　　肌肉横向展伸：患者仰卧，患侧髋轻度屈曲，膝下略垫高，医者立于患侧面向患者以近床手(图中右手)尺缘，在治疗髂肌时置于髂凹，治疗腰肌时则置于腹直肌外缘，均由内侧向外作横向肌肉展伸(图435,436)。

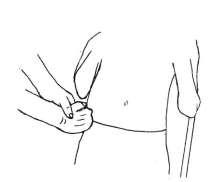

图435　髂肌横向展伸(髂肌)

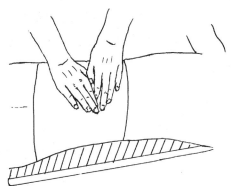

图436　腰肌横向展伸(腰肌)

　　触发痛点(图437)：它与腰椎旁及大腿近端屈侧疼痛有关，一般以唧筒式松动处理。

　　(6)膈肌(图438)

　　起点(有三部分)：胸骨部起于剑突内面；肋骨部起于第7～12肋软骨内面；腰(椎)部起于前纵韧节，腰椎肋突。

　　止点：膈肌中央腱。

　　功能：吸气及支持腹压。

　　神经支配：膈神经(颈3～颈4)。

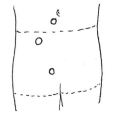

图437　髂腰肌触
发痛点

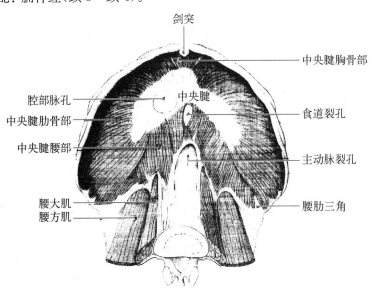

图438　横膈下面观

手法治疗虽有许多方法但存在难度,因包括膈肌前部,离起点后迅速向上拱起,手指在腹壁外很难触及。患者取仰位膝下方垫起,医者立于患侧面向患者头部,双手拇指分别置于两侧肋弓下方朝向肋弓后方,向头端按压作预备性紧绷,令患者抗阻对医者双拇指吸气加压,在呼气相,双拇指再略向头端推移(图 439);另一种方法是患者仰卧,治疗床头稍抬高,上身亦略抬起,医者立于治疗床头端以双手长指指腹向后方向置于肋弓下方,然后亦可作上述手法(图 440)。

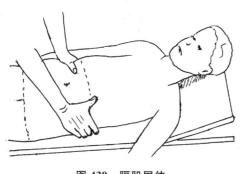

图 439　膈肌展伸

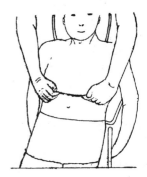

图 440　另一种膈肌展伸手法

4.6.3　下肢

4.6.3.1　臀部

髋部肌肉以及作用于髋关节及骨盆的肌肉。

(1) 臀大肌(图 441)

起点:坐骨臀面、胸腰筋膜、骶尾骨外缘、骶结节韧节。

止点:阔筋膜、臀肌粗隆。

功能:髋展伸、躯干挺直稳定、髋关节外旋。

神经支配:臀下神经(腰 4～骶 1)。

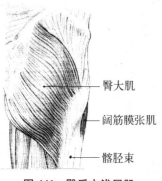

臀大肌
阔筋膜张肌
髂胫束

图 441　臀后方浅层肌

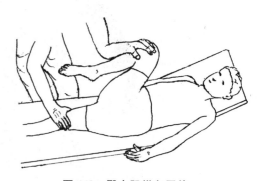

图 442　臀大肌纵向展伸

肌肉纵向展伸:患者仰卧,医者立于患侧治疗床旁,面向患者,患侧髋膝屈曲,健腿伸直。医者近足手(图中右手)固定伸直的健腿于治疗床,近头手(图中左手)扶患侧膝前方,屈髋屈膝,医者增加屈髋轻度内收、内旋髋作预备性展伸,患者抗阻伸髋(外旋)方向作肌肉等长紧绷后放松,医者于松弛相左手向患者上臂方向按压以增加髋屈曲与内收(内旋),作进一步展伸(图442)。

肌肉横向展伸:患者侧卧,患侧在上,下方健侧髋伸直,上方患侧髋中度屈曲内收,医者立于床侧面对患者,双手拇指与大鱼际于肌肉内前方,其余4指从外后侧平置于肌肉,作为对持向内(身体中线)方向作横向展伸(图443)。

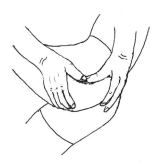

图 443　臀大肌横向展伸

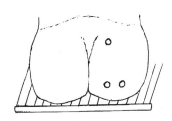

图 444　臀大肌触发痛点

触发痛点:于骶髂关节下级关节旁(相当骶3刺激点)以及肌肉下缘(图444)。

(2) 臀中肌(臀小肌)(图445)

起点:髂骨翼外侧。

止点:股骨大转子。

功能:髋关节外展(单腿站立时稳定骨盆)。

神经支配:臀上神经(腰4～骶1)。

肌肉纵向展伸:患者取侧卧位,患侧居上方将髋后伸使小腿伸出治疗床缘外,下腿略屈髋屈膝,医者跪于治疗床足端面对患者头端,近床手(图中左手)固定患者骨盆,近足手(图中右手)从外侧按患者大腿远端外侧。医者最主要是加强内收作预备性展伸,患者抗阻向髋外展方向施力作肌肉等长收缩紧绷,于松弛相医者加强内收作进一步展伸(图446)。

肌肉横向展伸:患者侧卧,医者立于床缘面对患者,患者骨盆置于医者侧床缘,下方健侧髋、膝关节略屈曲,上方患侧腿伸直向后。作腹侧肌肉横向展伸时,医者双拇向背侧推按(图447);作背侧肌肉横向展伸时,医者改立于患者背侧双拇则向前(腹)侧推按。

触发痛点:3个触发痛点紧靠髂嵴下方(图448)。外侧点与髂嵴背侧及骶髂关节痛有关;中间点与臀中区痛点有关;内侧点与骶骨痛有关。

(3) 股四头肌(图449)

起点:股直肌起于髂前上棘、髋臼顶部、股内侧肌起于粗隆间线、股内侧肌间隔。股

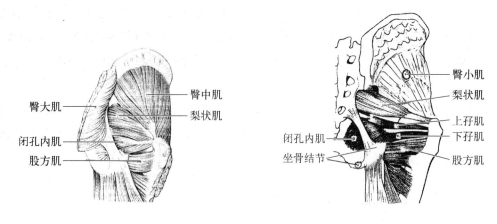

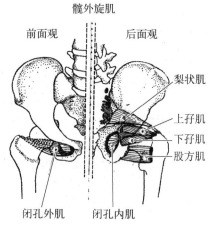

图 445 臀后方深层肌

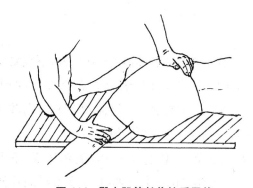

图 446 臀中肌等长收缩后展伸

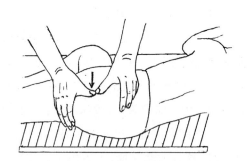

图 447 臀中肌横向展伸

外侧肌起于大粗隆、粗隆间线、股外侧肌间隔。股中间肌起于股骨干前/外侧面。

止点：胫骨结节。

功能：伸膝、屈髋。

神经支配：股神经(腰 2～腰 4)。

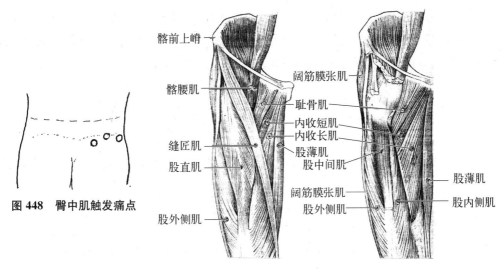

图 448 臀中肌触发痛点

图 449 股四头肌

此组肌肉展伸技术包含股直肌处理与其他肌群处理两种技术。

① 对股直肌的处理

肌肉纵向展伸：患者仰卧偏治疗床足端,医者立或坐于患腿内侧,膝关节伸出治疗床缘之外,健腿最大限度屈髋屈膝,由患者自己双手在膝前固定之,患髋伸直不向内/外旋转,医者将患侧膝屈曲 90°,作预备性展伸,患者抗阻伸膝作肌肉等长收缩后放松,于松弛相医者加强屈膝作进一步展伸(图 450)。

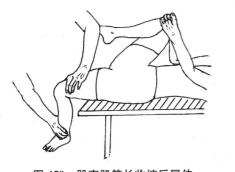

图 450 股直肌等长收缩后展伸

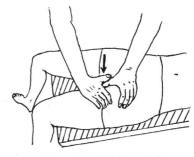

图 451 肌直肌横向展伸

肌肉横向展伸：体位同上,立于健侧的医者双拇重叠相靠,各长指紧靠缝匠肌与阔筋膜张肌起点足端作向内或向外展伸(图 451)。

触发痛点：紧靠肌起点足侧股骨头处,该点与大腿远端伸侧及髌骨疼痛有关(图 452)。

② 对股直肌以外其他相关肌肉的处理(图 449)

注意仅股直肌起于髂前上棘,故除伸膝外还有屈髋功能,其他伸肌起于股骨粗隆间线,故此只有伸膝功能。

肌肉纵向展伸：患者取仰卧位，医者站立或坐于患侧，面向患者，近头手(图中左手)置大腿伸侧，近足手(图中右手)握患者小腿远端(髋、膝屈曲)，屈膝作预备性展伸。患者伸膝作肌肉等长收缩后放松，于松弛相医者向屈膝方向作进一步展伸(图453)。

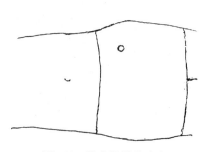

图 452　股直肌触发痛点

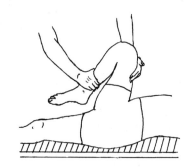

图 453　股四头肌等长收缩后展伸

股四头肌肌肉横向展伸：患者仰卧于治疗床偏足端，让小腿沿治疗床下垂，医者立或坐于患侧大腿侧方，双拇从外侧置于肌缘，在双手长指从下向上对持下，双拇作横向展伸(图454)。

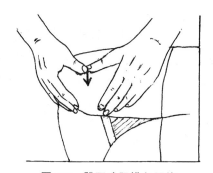

图 454　股四头肌横向展伸

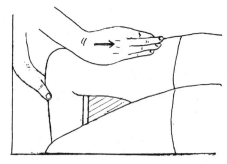

图 455　股四头肌筋膜按摩

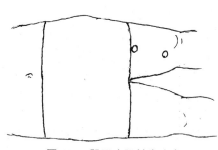

图 456　股四头肌触发痛点

股四头肌筋膜按摩：患者位置如图(454)，膝屈曲小腿下垂位，但医者立于治疗床足端，面向患者头部，以大鱼际从股四头肌足端(髌上)向近端按压效果较佳，此手法亦可用于髌上隐窝的处理(图455)。

触发痛点：一般与局部疼痛相关(图456)。

下肢其他肌肉(包括起于坐骨、髂前上棘、骶骨、耻骨等下肢相关肌肉)。

4.6.3.2　坐骨-腿肌(图457)

(1) 股二头肌

起点：长头起于坐骨结节；短头起于股骨中1/3粗线外唇。

止点：腓骨小头。

功能：膝屈曲、外旋，髋背伸。

神经支配：股二头肌长头由胫神经（骶 1～骶 2）；股二头肌短头由腓神经（腰 5～骶 1）。

（2）半腱肌（图 457）

起点：坐骨结节。

止点：胫骨上内方的鹅足浅部。

功能：屈曲、内旋膝关节、伸髋关节。

神经支配：胫神经（腰 5～骶 2）。

（3）半膜肌（图 457）

起点：坐骨结节。

止点：胫骨内侧髁后部。

功能：屈曲、内旋膝关节、伸髋关节。

神经支配：胫神经（腰 5～骶 2）。

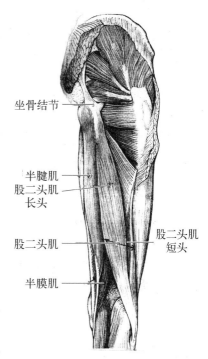

坐骨结节

半腱肌
股二头肌
长头

股二头肌

半膜肌

股二头肌
短头

图 457　大腿后面观

肌肉纵向展伸，坐骨腿肌的手法处理：患者取仰卧位，医者立或坐于治疗床患侧面向患者头部，按腿部肌肉缩短多与少所示一腿抬高限制，大体上将髋关节曲 90°，膝关节屈曲 60°～90°，健腿伸直，患侧小腿置医者近患者侧肩上，双手指交叉置于患者大腿远端前面，医者向伸膝方向

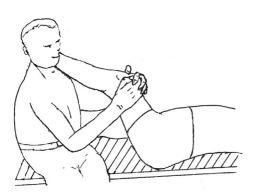

图 458　坐骨腿肌等长收缩后展伸

按压作预备性展伸。患者抗阻于医者肩上的小腿向屈曲方向按压，向医者肩部作适度肌肉等长收缩后放松，于松弛相医者双手加压增大向膝牵伸方向施力作膝关节与肌肉展伸（图 458）。

此展伸技术如主要作用于股二头肌，宜将髋关节内旋，如主要拟作用于半膜或半腱肌则宜将髋关节外旋。

肌肉横向展伸：患者侧卧于健侧，医者立于床侧面向患者，上腿（患侧）屈髋约 90°，膝微屈置于垫上，医者腿部从前方支撑患腿，医者近头端手（图中左手）从外侧置于肌群外侧中/下方，在长指对持下，向下/内作肌肉横向展伸（图 459）。如仅作股二头展伸，屈髋 90°左右（腿下方的垫可防止髋内收），离床手（图中右手）握小腿远端，保持膝微屈，近床手（图中左手）鱼际，略移向外上方（因二头肌略偏外上方）（图 460）。从外上向内下作横向展伸。

筋膜按摩：同上位置，医者近足手（图中右手）鱼际向近端按压（图 461）。

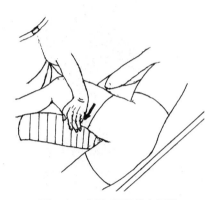

图 459 坐骨-腘肌横向展伸

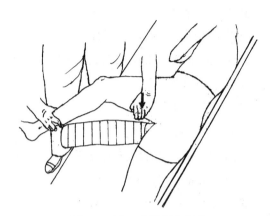

图 460 股二头肌横向展伸

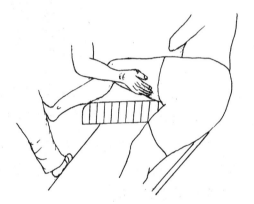

图 461 坐骨腘肌筋膜按摩

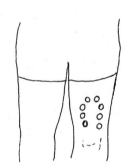

图 462 坐骨腘肌触发痛点

触发痛点：半膜与半腱肌与几个触发痛点臀裂以及大腿伸面内侧放散痛，股二头肌的几个触发痛点则与腘窝，大腿伸面外侧放射痛有关（图 462）。

（4）阔筋膜张肌（图 449）

起点：髂前上棘。

止点：髂胫束。

功能：髋关节屈曲、内收、内旋。

神经支配：臀上神经。

肌肉纵向展伸：患者仰卧。医者立于患侧近足端，面向患者。健侧小腿可下垂于对侧床缘，亦可置于治疗床上，则患者宜双手握持两侧床缘以资固定，医者近头手（图中左手）按于膝前方，近足手（图中右手）虎口在上握持踝关节。外展、外旋、背伸髋作预备性展伸。患者抗阻适度作内收、内旋、屈髋肌肉等长收缩紧绷后放松，医者于松弛相加强外展、外旋、背伸（图 463）。

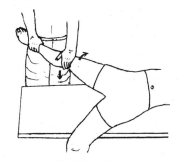

图 463 阔筋膜张肌等长收缩后展伸

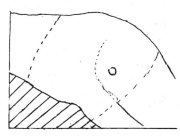

图 464 阔筋膜张肌触发痛点
（紧靠左髂前上棘足端）

　　肌肉横向展伸：患者取仰卧，医者立于患者床侧缘，患侧髋内收，健侧腿叠置以资稳定，近足手（左手）将患腿固定于内收位，近头手（右手）大鱼际置于肌肉前方、向背外作横向肌肉展伸。

　　触发痛点：紧靠起点足端，与大腿中段外侧疼痛有关（图 464）。

　　(5) 缝匠肌（图 449）

　　起点：髂前上棘。

　　止点：胫骨结节。

　　功能：髋关节屈曲、外旋、外展；膝关节屈曲与内旋胫骨。

　　神经支配：股神经（腰 2～腰 3）。

　　肌肉纵向展伸：患者取仰卧于治疗床（足缘），患侧臀裂平或近床缘，医者立于患侧治疗床足端，健侧髋与膝关节最大限度屈曲，由患者自己以双手于膝下小腿上方握持固定之。医者以近头端手（图中左手）从前方按压大腿近端，近足端手（图中右手）虎口从前外方后扶握小腿远端脚踝处作髋关节后伸、内收、内旋以及伸直膝关节作为预备性展伸，患者则抗阻向髋屈曲、外展、外旋膝屈曲方向做肌肉等长收缩紧绷后放松，于松弛相医者增强髋后伸、内收、内旋、膝伸直作进一步展伸（图 465）。

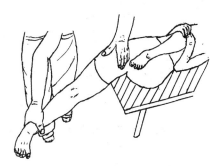

图 465 肌等长缩后展伸

　　(6) 髋关节外旋肌（图 445）

　　起点：孖肌起于坐骨结节；股方肌起于坐骨结节；闭孔外肌起于坐骨支、闭孔膜。

　　止点：孖肌与闭孔外肌止于粗隆窝，股方肌止于大粗隆远端。

　　功能：髋关节外旋、外展。

　　神经支配：臀下神经、闭孔神经（腰 5～骶 2）。

　　肌肉纵向展伸：上述肌群的展伸，可以同一手法操作。患者俯卧，靠近医者侧床缘，

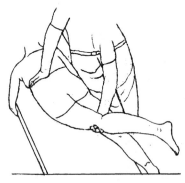

图 466　髋外旋肌等长收缩后展伸

医者立于健侧床缘,医者近头手(图中右手)以大鱼际按对侧髂嵴以固定骨盆,近足端手(图中左手)由内向外置大腿远端前方髌骨处,手上提使髋关节内旋并向医者方向牵拉(内收)作预备性展伸,患者抗阻向外旋、外展方向适度作肌肉等长收缩紧绷展伸后放松,医者于松弛相向内收、内旋方向施力作进一步肌肉展伸(图 466)。

(7)梨状肌(图 445)

起点:骶骨前面。

止点:大粗隆。

功能:髋关节外旋、外展,支持大腿向后移。

神经支配:骶丛(腰 5~骶 2)。

肌肉纵向展伸:患者取仰卧位,医者立于患侧大腿近端,患髋取屈曲、内收、内旋位,小腿跨过伸直的健腿,腿肚外侧约触健膝前,足底平放于健腿外侧治疗床上,医者以头端手(图中左手)固定患者骨盆,足端手(图中右手)置膝前,医者将其推向健侧使髋内收、内旋作预备性展伸,患者抗阻向外旋、外展方向作适度肌肉等长收缩,于松弛相医者增强髋内收、内旋作进一步展伸(图 467)。

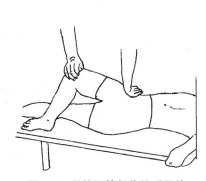

图 467　梨状肌等长收缩后展伸

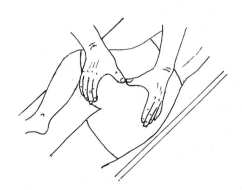

图 468　梨状肌横向展伸

肌肉横向展伸:患者取侧卧,下方健侧腿伸直,上方的患侧腿屈髋、内收。医者立于患者前方患侧骨盆水平,右手长指从肌肉足侧缘,拇指从肌肉头侧缘,双拇在右手长指对持下向足端按压,作横向展伸(图 468)。

筋膜按摩:亦可于此位进行,足端手(右手)以鱼际从大粗隆向骶骨方向按压,头端手则在右手前臂下方固定患者膝部。

触发痛点:紧靠骶骨者(内)与臀部内侧疼痛,于大粗隆内 2~3 横指者(外),则与臀部外下方疼痛有关(图 469)。

(8) 髋关节内收肌(内收长肌、内收大肌)(图 449,470)

① 内收长肌

起点：耻骨上支、耻骨联合前面。

止点：股骨粗线内唇。

功能：髋关节内收，支持髋屈曲。

神经支配：闭孔神经(前支)(腰 2～腰 4)。

② 大收肌

起点：耻骨支及坐骨支前。

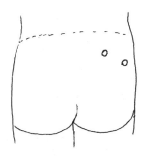

图 469 梨状肌触发痛点

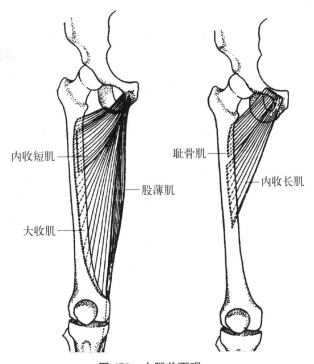

内收短肌
股薄肌
大收肌
耻骨肌
内收长肌

图 470 大腿前面观

止点：股骨粗线内唇、股骨内上髁。

功能：髋关节内收、内旋。

神经支配：闭孔神经后支(腰 3～腰 4)，胫神经(腰 4～腰 5)。

内收肌纵向展伸：患者仰卧位，医者立于患侧小腿旁，将健侧腿尽量外展，小腿可下垂床缘下以增加固定，患侧腿亦尽量外展、轻反外旋。处理内收长肌则增加后伸，近头手(图中左手)扶右膝内，近足手(图中右手)持小腿远端，将髋外展作预备性展伸，患者抗阻向内收方向作适度肌肉等长收缩后放松，于松弛相医者加强外展、外旋作进一步展伸(图 471)。

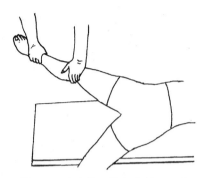

图 471　髋内收肌等长收缩后展伸

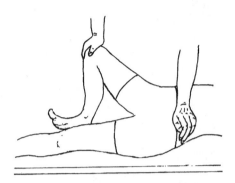

图 472　内收大肌等长收缩后展伸

内收大肌亦可单独处理：患者亦取仰卧，医者立于患侧床旁髋/大腿处，健侧髋伸直略外展，患侧则屈髋、屈膝，足根抵床，足底抵健膝内侧，足尖向上。近头手（图中左手）固定骨盆，近足手（图中右手）鱼际置于屈曲的膝关节前方，医者将髋外展、外旋（膝向下沉）作预备性展伸，患者向内收内旋方向抗阻下作肌肉等长收缩紧绷后放松，于松弛相医者加强外展、外旋作进一步展伸（图 472）。

如分别重点处理内收肌个别部分，则髋关节屈曲度可作适当的相应改变。

内收肌横向展伸：患者取仰卧，医者立于患侧患者大腿处，患侧髋外展，小腿沿床沿下垂。为减少腰椎负荷，健侧髋可稍屈曲（减少腰椎前凸/后凹），近足手（图中右手）按大腿远端前部，固定髋于中度展伸、外展，近头手（图中左手）鱼际从前上向后下按压（图 473）。

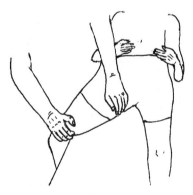

图 473　髋内收肌横向展伸

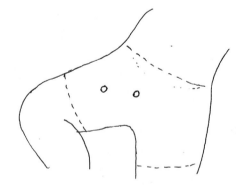

图 474　髋内收肌触发痛点

触发痛点：主要在内收大肌近端者与髋关节屈侧及髋前疼痛有关；主要在内收长肌近端内侧者则与内收肌范围内的放散痛有关（图 474）。

（9）小腿三头肌

包括腓肠肌、比目鱼肌与跖肌（图 475）。

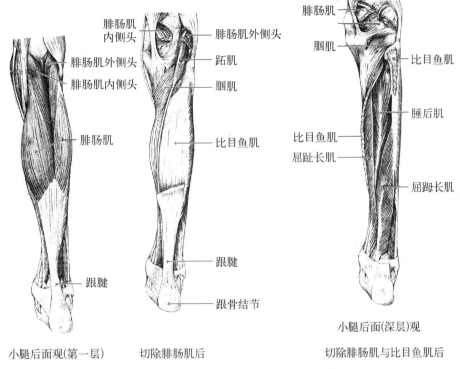

腓肠肌内侧头
腓肠肌外侧头
腓肠肌内侧头
腓肠肌

跟腱

小腿后面观(第一层)

腓肠肌外侧头
跖肌
腘肌
比目鱼肌

跟腱

跟骨结节

切除腓肠肌后

腓肠肌
腘肌
比目鱼肌
屈趾长肌

比目鱼肌

胫后肌

屈𧿹长肌

小腿后面(深层)观

切除腓肠肌与比目鱼肌后

图 475　小腿后面观

起点：腓肠肌起于内外侧头紧靠股骨内、外髁上方；比目鱼肌起于腓骨头；跖肌起于股骨外髁(跖肌正常约 7% 缺如)。

止点：跟骨结节。

功能：踝关节跖屈、旋后，膝屈曲。

神经支配：胫神经(骶 1～骶 2)。

肌肉纵向展伸：患者仰卧，医者立于患侧床缘小腿外，患侧膝关节伸直，健侧腿屈曲，足底平放于治疗床上，头端手(图中左手)置大腿前下方将腿固定于治疗床，近足端手(图中右手)手掌握足底、持足跟，前臂下段屈侧与足底接触，医者背屈踝关节

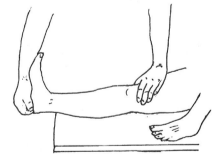

图 476　腓肠肌等长收缩后展伸

并旋前作预备性展伸，患者于抗阻下向跖屈旋后方向作适度肌肉等长收缩紧绷后放松，于松弛相医者加强足背伸旋前作进一步肌肉展伸(图 476)。

肌肉横向展伸：患者取俯卧位，足伸出治疗床足缘之外，医者取坐位或立位于患侧，以近足端手(图中右手)固定小腿于中间位，近头端手(图中左手)置小腿近端，双拇从外侧向内下作横向展伸(图 477)。

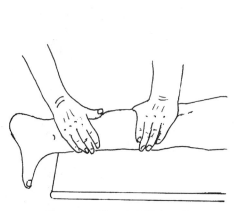

图 477　小腿三头肌横向展伸

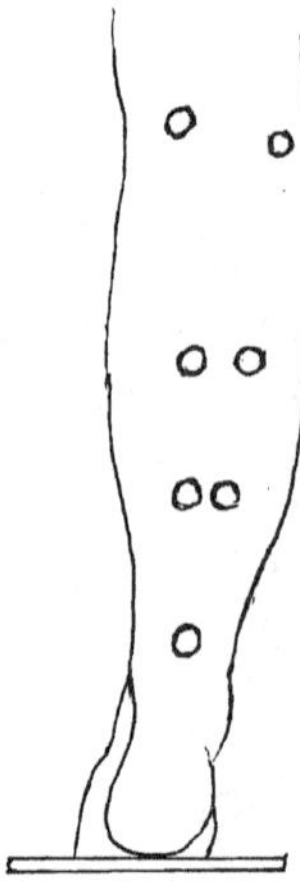

图 478　小腿三头肌触发痛点

　　肌肉的触发痛点(图 478)：紧靠肌起点足侧以及近/中 1/3 肌交界处,主要与向其周围的放散疼痛有关,远端胫骨部触发痛点与股骨远端背侧以及小腿背内(胫)侧疼痛有关。比目鱼肌有两个触发痛点,紧靠起点足端与小腿背侧放散痛有关,紧靠跟腱头端则与同侧骶髂关节疼痛有关。

　　(10) 胫后肌(图 475)

　　起点：小腿骨间膜、胫骨后面、腓骨后面。

　　止点：舟状骨结节、外/中楔骨。

　　功能：踝关节跖屈、旋后。

　　神经支配：胫神经(腰 4～骶 1)。

　　肌肉纵向展伸：取仰卧位,医者坐或立于患侧床旁,以近头手(图中左手)于膝下小腿前方固定患腿于治疗床,近足手(图中右手)从下方持跟骨,前臂远端屈侧则贴靠足底,医者将足背伸与旋前作预备性展伸,患者向跖屈与旋后在抗阻下作适度等长收缩后放松,于松弛相医者加强背伸与旋前作进一步展伸(图 479)。

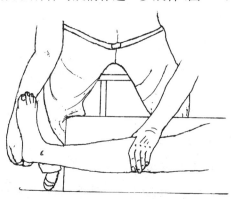

图 479　胫后肌等长收缩后展伸

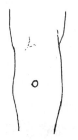

图 480　胫后肌触发痛点

肌肉横向展伸：类同腓肠肌与比目鱼肌。

触发痛点：于小腿近/中 1/3 交界中部,他主要与跟腱放散疼痛有关(图 480)。

(11) 胫前肌(图 481)

起点：胫骨外面上 2/3,小腿骨间膜。

止点：内侧楔骨,第一跖骨基部。

功能：足背伸、后旋。

神经支配：膝深神经(腰 4～5)。

肌肉纵向展伸：患者取仰卧位,足伸出床缘之外,医者于患侧取立位或坐位以头端手(图中左手)固定患者小腿近端于治疗床,足端手(图中右手)从内侧握患者足中部,医者将足跖屈与旋前作预备性展伸,患者向足背伸与旋后方向抗阻下作肌肉等长收缩紧绷后放松,医者于松弛相加强足跖屈与旋前作进一步展伸(图 482)。

肌肉横向展伸：同上位置,伸出床外之足自然下垂跖屈(有一定展伸作用),健侧髋、膝关节屈曲,足底平置床上,医者双拇平置于肌肉内侧,在长指对持下双拇向内后方按压(图 483)。

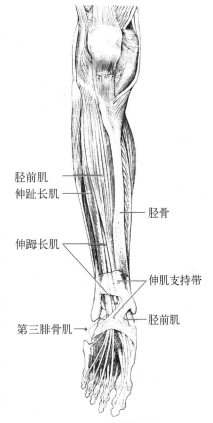

图 481 小腿前面观

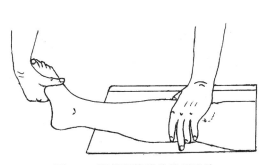

图 482 胫前肌等长收缩后展伸

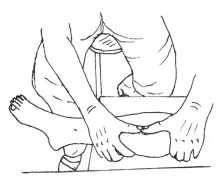

图 483 胫前肌横向展伸

触发痛点：于膝关节间隙内侧,足端约 4 横指,他与胫前肌肌肉本身及肌止点疼痛有关。

(12) 腓骨肌(图 484)

① 腓骨长肌

起点：腓骨小头、腓骨干外侧近端 2/3。

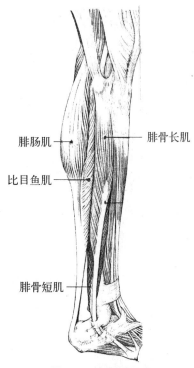

图 484　小腿侧面观

腓肠肌

腓骨长肌

比目鱼肌

腓骨短肌

止点：内侧楔骨、第 1 跖骨基部。

功能：足跖屈、旋前。

神经支配：腓浅神经(腰 5～骶 1)。

② 腓骨短肌(图 484)

起点：腓骨外面。

止点：第 5 跖骨结节。

功能：足跖屈、旋前。

神经支配：腓浅神经(腰 5～骶 1)。

肌肉纵向展伸：患者仰卧，医者坐或立于患者小腿侧方，以近头端手(图中左手)固定患者小腿于治疗床，足端手(图中右手)从背侧握患者中足。医者将足背伸、旋后作预备性展伸，患者向跖屈、旋前方向抗阻下作适度肌肉等长收缩紧绷后放松，于松弛相医者加强足背伸与旋后作进一步展伸(图 485)。

肌肉横向展伸：患者俯卧，患足伸出治疗床足缘外，医者取坐位于患侧足端外侧，医者大腿远端内侧顶足根外前方，使踝关节背伸旋后，尽可能使肌肉紧绷(旋后位常较难获取，但不可旋前，因肌肉不紧绷)。双拇置肌肉内侧缘，在长指对持下向外方按压，作肌肉横向展伸(图 486)。

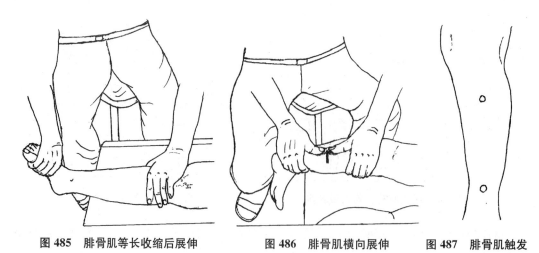

图 485　腓骨肌等长收缩后展伸　　图 486　腓骨肌横向展伸　　图 487　腓骨肌触发痛点

触发痛点：腓骨长肌痛点于腓骨小头足端约 3 横指；腓骨短肌于外踝近端约 4 横指(图 487)。

5 内脏手法治疗技术

5.1 基本原理

本章描述直接或间接影响内脏功能的诊断与治疗基本手法技术。脊椎-内脏及内脏-脊椎的相互关系，前已述及不赘。本章所述主要是机体对有害输入刺激不自主的应答反应或保护性反应所致功能紊乱。多数内脏与运动器官之间有韧带结构的联系，此外借身体深部传入冲动经交感神经干达胸椎脊髓或经迷走神经直接传导至脑干；体液或免疫调节机制则借血液循环进行。这些因素在治疗中均应予重视，原发于躯体的紊乱可伴有椎间关节活动限制，而原发内脏的紊乱则可能有相应节段软组织的坚韧度变化。如血液、淋巴系统循环障碍是它们负责供应的脊椎节段病态成因之一，则亦应予检查诊断并予治疗。有人认为血液淋巴系统与膈系（横膈、胸腔及骨盆底）有关，相关的技术在横膈肌处理及胸腔与盆底的肌肉-筋膜治疗中述及。

虽然德语科学协会认为内脏松动以"内脏去滞"一词定义不妥，但内脏松动对促进内脏血液循环、腹腔减压、调节肠蠕动功能等的作用还是肯定的。美国查氏就此对诊断治疗有重要描述。查氏反应点前方多位于肋骨前部骨膜，后方则在棘突与横突之间，被视为内脏功能紊乱的反应点，该点可能有疼痛结节可触及，其诊断可靠性约80％。内脏功能紊乱早期可能仅出现于"局部内脏反射"，随后可出现内脏躯体脊椎节段反应，形成"查氏点"，然后出现邻近或更远处反应，诸如腹膜、横膈以及相邻肌肉等。

骨医学者将器官活动度分为下列几种：

（1）位动性指活动器官系统被动的位置改变，作用于内脏。

（2）自动性（能动性）指内脏本身活动（内脏节律），正常状况时它具缓慢的节律且幅度微小。此外还要区分内在或外在自动性，内在自动性指胚胎生长活动所致脏器活动，外在自动性指器官本身活动，但它与胚胎发展空间有关，不过这些概念尚缺乏严谨的科学基础。

（3）活动性指如呼吸与心脏活动所伴随的器官被动活动。手法医学的诊断与治疗包括内脏急/慢性感染、营养障碍、消化不良与缺乏活动等所致紊乱。骨病学者把上述处理活动性的特殊技术,如淋巴技术以及自主神经系统等特殊技术作为重要组成部分,归入内脏松动手法,它包括改善乃至使上述自动性、位动性及活动性等正常化;其次为节奏性加压;还包括持位手法,如治疗肠下垂手法等。预防复发还有腹壁紧绷方法等。软组织紧张度,脏器位置以及器官活动度,如肠蠕动等的诊断与处理在内脏松动手法中亦占重要地位。

由于"膈系"在骨病学中的意义,故首先应对其状况做出评估,然后进一步对内脏状况作出判断。处理上首先是促进淋巴回流,如对上胸"膈系"可采取头部交替侧倾,以改善颈前方肌肉的紧绷,其次则应改善其他软组织(如筋膜、韧带)的紧绷(图 488)。

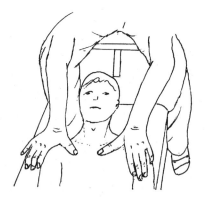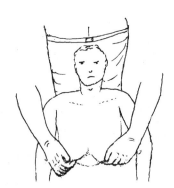

图 488　检查胸廓上口软组织紧绷度　　图 489　检查胸廓下口软组织紧绷度

检测横膈紧张度可借拇指或长指在剑突两旁向内上触诊(图 489),由于受到腹壁不同厚度与紧张度的影响,对横膈的触诊存在一定难度。骨盆底"膈系"紧张度的检查可直接与两侧坐骨结节旁探触或借小心地松动探测(图 490)。对腹部脏器可测上腹角为30°~50°(图 491),作为反射性反应的相关局部,可在筋膜或骨膜处寻找查氏反射点。多个内脏的该反射点可在腹(前)方或背(后)方寻找。

个别器官可检测其活动性与自动性(能动性),治疗目标在于使其正常化成合理化。

对于活动性的处理,多可直接有节奏的施行缓慢手法(10 次/分钟)。对自动性(能动性)的处理亦可采取手按压范围尽可能较宽向自由方向(无痛的方向)作幅度较大的缓慢、柔和、有节奏的反复松动。

原则上经躯干脊椎相关节段或经上述查氏反射点进行治疗均属可能。

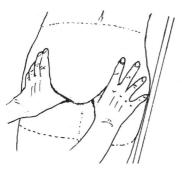

图 490　检测骨盆底软组织紧绷度

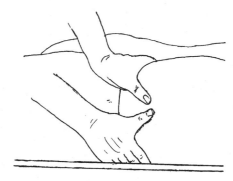

图 491　检测上腹角

5.2　内脏的诊断与治疗

5.2.1　肝

　　肝脏的活动度与自动性(能动性)乃从左侧肝叶固定点出发,由于呼吸活动,肝脏器官活动轨迹呈弓状;同时还有从上向前与从下向背侧的旋转活动。患者平卧,医者右手平放于右侧肋弓作检测(图 492)。治疗方法可于查氏反射点作压点治疗,前方查氏反射点在右侧第 6 肋骨软骨交界处前方;或可向活动障碍方向(直接)或向活动自由方向(间接)施力,此时患者取略后倾的坐位,医者略前倾身体,以松弛腹壁的紧绷,医者以双手长指从右侧肋弓下向上作柔和缓慢有节奏地松动(图 493)。患者也可取仰卧位,医者近床手(图中右手)置右肋弓下做松动(图 494),对特别敏感并于查氏反射点有压痛者,医者可以中指作局部柔和松动;亦可用唧筒式松动手法处理触发痛点,但要注意于各个别点的操作不宜超过 20 秒。

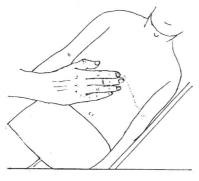

图 492　肝脏检查

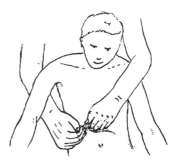

图 493　肝脏松动

5.2.2 结肠

结肠的查氏反射带位于髂胫束分别为：

回-盲肠在右上 1/3,升结肠在右中 1/3,横结肠右半在右下 1/3,左半在左上 1/3,降结肠在左中 1/3,乙状结肠在左下 1/3。回肠末端与结肠疼痛在肠局部前方,有压痛点者包括：回盲肠、升结肠上部、降结肠上部以及乙状结肠;升/降结肠与乙状结肠的诊断性手法牵伸方向乃向身体中部;肠系膜结构的牵伸乃从左下向右上方向按压。

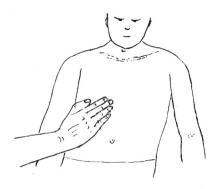

图 494 手尺缘作肝脏松动

对结肠的手法治疗原则上类同肝脏,即按查氏反射点作压痛点治疗,松动可向自由活动方向或阻滞方向见图(495,496),图示为回盲瓣的松动手法以改善肠道自动性以及乙状结肠松动手法。

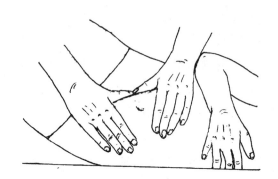

图 495 回盲瓣区作结肠松动

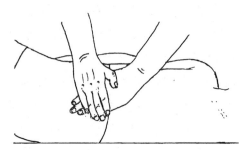

图 496 乙状结肠区作结肠松动

5.2.3 小肠

小肠的查氏反射点于背侧胸椎 9～11 棘突旁,相当于塞氏刺激点以及前方 9～11 肋骨-肋软骨交界处(或第 8～10 肋骨最内侧可触及的肋间隙)。骨盆缘向内 4 横指大约为肠襻界限(图 497),越偏外侧则小肠松弛程度可能越大。小肠的手法治疗大致与大肠类同,可经查氏反射点;或向自由方向但也可向障碍方向作松动(图 498,499)。

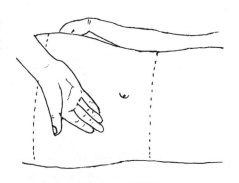

图 497 小肠检查

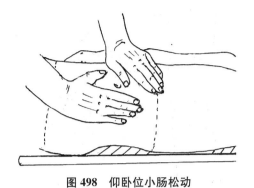

图 498　仰卧位小肠松动

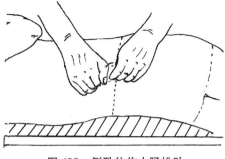

图 499　侧卧位作小肠松动

5.2.4　胃

胃的腹前查氏反射点在左侧第 5/6 肋间隙最内侧,查氏认为第 5 肋间隙多与影响胃酸分泌有关,第 6 肋间隙则与胃的蠕动关系大。治疗可按查氏反射点原则,亦可向阻碍或自由活动方向松动(图 500 甲、乙)。

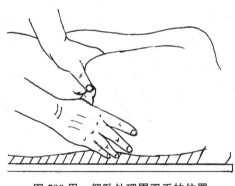

图 500甲　仰卧处理胃双手的位置

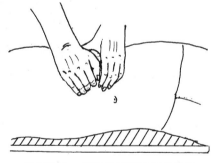

图 500乙　侧卧处理胃双手的位置

5.2.5　肺

肺的腹侧查氏反射点在第 3/4 肋骨与胸骨交界处,背侧则相当于塞氏胸椎 3/4 刺激点;个别肺叶的可活动性(自动性)可借软组织测试,如肌肉-筋膜治疗技术予以判断;治疗上有胸膜相关的韧带松动技术(图 501)以及胸膜本身的松动技术(图 502)。

其他脏器同样可通过查氏反射点或通过相关关节节段进行诊疗。

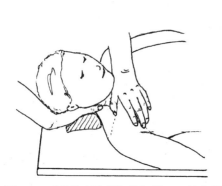 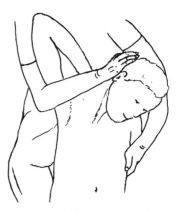

图 501　手法处理胸膜相关韧带双手的位置　　　图 502　胸膜松动双手的位置

5.2.6　肾

查氏反射点于腹部两侧,脐上/外侧约 2 横指,背侧相当于塞氏于第 1 腰椎两侧的刺激点。肾脏的自动性(能动性)包括向下方的细微活动,向侧方较大活动以及肾外缘向背侧的活动。治疗可按查氏反射点,或处理伴随的第 1 腰椎阻滞,亦可作肾脏松动。患者于医者前取坐位,身体略前倾(图 503)医者双手长指于肋弓下尽量向肾脏下极方向深按,尽可能将下极抬起,治疗侧手臂将患者支撑于自己大腿前,并将其肩向背上方提转。

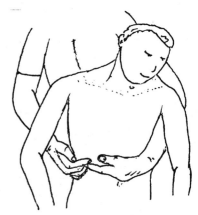

图 503　肾脏滑动位置

5.2.7　小骨盆内脏

膀胱前方的查氏反射点紧靠脐下外,卵巢与尿道于耻骨联合上缘;子宫于闭孔内缘;直肠于小粗隆下缘,前列腺于股骨中段外缘。后方查氏反射点相当于塞氏下列刺激点:膀胱于第 2 腰椎、尿道于第 3 腰椎,阴道、子宫与前列腺于骶骨上极,直肠于骶髂关节下极。

小盆骨内脏的活动性测试,有如测试肌肉-筋膜紊乱症,乃将手置于耻骨联合上方。治疗手法可按上述查氏反射点方法,治疗腰椎与骶髂关节伴随阻滞的手法以及内脏松动手法。

内脏松动手法(图 504)

患者取平卧位,医者立于患者床侧,两侧髋、膝屈曲,足端膝(图中右膝)跪于治疗床,近足端手(图中右手)扶提患者小腿近端;近头端手(图中左手)置下腹部耻骨联合上方,医者于下腹的手作膀胱松动时,近足端手则将患者双腿向两侧方来回晃动(图505)。

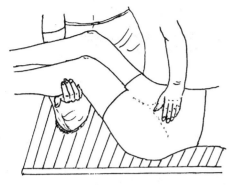

图504 骨盆内脏器官的活动性测试与松动

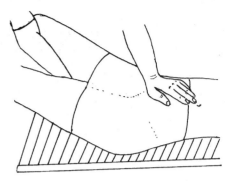

图505 膀胱活动的双手位置

6   儿童手法医学诊断与治疗

对儿童的治疗欲取得成效,不仅要了解儿童的身体状况,还要对儿童的年龄、个性特点及其所处家庭、社会环境的影响有所了解,对儿童的治疗要有比对成年人更多的耐心入微的体贴以及掌握与儿童交往的技术与经验。手法的基础原则当然基于成年人诊断与治疗的基础,不过许多治疗成年人成熟的手法技术不能简单移用于儿童,所以治疗中应注意儿童个体身体与精神发育的状态,即诊断与治疗的方法要适合不同年龄段儿童的发展状况,应该区分婴儿与幼儿、幼儿与学童以及随着年龄增长儿童的不同特点。汇总起来对儿童的施行手法治疗宜注意下述问题:

(1) 要具备对成年人手法治疗、诊断与手法治疗技术的足够经验;

(2) 诊断与治疗措施严格遵循无损伤原则;

(3) 具备对儿童解剖,生理特点,儿童运动器官的正常解剖及变异的知识;

(4) 对儿童神经生理发育状态与病理状态有所认知;

(5) 对不同年龄段儿童的精神、心理、智力有所认知。

儿童心理与躯体脆弱易伤,所以治疗时要有足够耐心,给予比成人更多时间与体恤。

6.1   儿童的发育

随年龄的增长,器官的成熟与身材形态变化,由儿童发展至成熟的成人,有若干各具特点的不同阶段,它们对检查与治疗技术各有不同要求。发展过程中精神、心理方面对环境的观察、学习,经验的积累与日俱增,但对损伤的敏感性也很明显。

出生后 1～4 岁:初始的非特征性,无区别的感觉表达(喊叫、睡觉等)很快发展其区别能力,如惊吓反应,由避开趋向发展为抓物与视觉关注等探索性躯体感受反应。

5～7 岁:创造性的幻想大体始于 5 岁左右(玩翻滚、画图、捏制),较精细的动作亦有明显发展,如写字等幻想世界逐渐与真实世界接轨。

8～10 岁:注意力集中能力与算数能力增加。

11～15 岁：自主能力增加，不喜欢父母的帮助，抽象思维能力提高，对周围环境与社会的兴趣增加。

16 岁前后逐渐进入青春期。

生长发育过程，中枢神经系统趋向成熟，其特征为神经可塑性增强，对身体支撑与目标动作，即对身体的感觉与控制能力增强，随之对于动作的控制能力更为精巧，总之感觉、运动程度编制更为精确。青春期由于体内激素变化形成性别特征与成人身体比例及活动特征趋近。

6.2　手法医学对儿童的应用范围

除典型的手法医学治疗的治疗指征，诸如运动器功能障碍所致疼痛、外伤后功能性障碍与疼痛以及小儿脑瘫、代谢疾患、感觉与运动综合功能障碍，婴儿神经活动功能发育障碍等疾患的预防以及病后康复等。

6.2.1　运动器功能障碍所致的疼痛

（1）寰枕关节或颈椎功能障碍所致疼痛，"学生头痛"，儿童偏头痛等可因或伴关节阻滞所致；

（2）由于颈椎与上胸椎或第 1 肋相关关节功能障碍所致颈背区痛，部分可伴向手臂放散的假性神经根痛；

（3）骶髂关节阻滞，骨盆扭转致腰-骨盆-髋部疼痛；

（4）顿挫型或良性髋关节炎，股骨头骨骺骨软骨病或髋发育不良；

（5）中段腰椎关节功能紊乱伴髌骨周围疼痛，近端胫/腓关节阻滞伴侧方疼痛。

6.2.2　外伤后功能紊乱部分可伴随神经症候

（1）外伤后脊椎与四肢关节阻滞；

（2）颈椎扭伤后功能紊乱，伴自主神经系统症候如晕眩、恶心、耳鸣或注意力涣散、睡眠障碍等；

（3）反应性功能紊乱致上/下肢轻瘫。

6.2.3　预防与健康

（1）姿态异常所致功能紊乱；

（2）青少年脊柱后凸舒尔曼病以及特发性脊柱侧屈所致下段胸椎与肋骨功能紊乱；

（3）静态缺陷，部分因肌肉平衡失调所致，但亦可为原发性功能紊乱；

（4）口腔系统疾患所致阻滞。

6.3　儿童手法医学的诊断

儿童的年龄越小，能提供对疼痛的性质、部位、持续时间及强度等资讯越少，准确性越差，一般而论，父母、陪伴人员的诉说则多较准确。成人不少见的两种极端，即过分强调或过分轻描淡写，在儿童则相反。要注意其保护性寡言，对病痛不起眼的描述以及抗拒检查等特殊表现均要认真对待，并借详细的临床乃至图像诊断或化验检查予以阐明，针对疾患所在部位视诊后，按不同病症分别检查下述重点部位：

（1）寰枕关节，寰枢椎（颈 1 与颈 2）关节以及第 2/3 颈椎；

（2）颈/胸交界（颈 7/胸 1）以及第 1 肋骨；

（3）中段胸椎（胸 5～胸 6）；

（4）胸-腰椎交界，腰骶交界与骶髂关节。

检查还包括四肢关节功能检查，定向性神经检查诸如足尖行走、足跟行走、单足站立、单足跳跃；起、坐，各种肌反射，锥体束征，腹部皮肤反射等。多半还需要作相关区域图像检查。对婴儿的检查由于其神经生理特殊性，情感精神发育状态以及感觉与运动的程序编制等的特点与较大年龄的儿童不同，故诊断与治疗要求医者对婴儿与幼童的发育、发展阶段病理性运动模式具备专门知识。

以下为"婴儿检查项目的一览表"供参考：

（1）仰卧与俯卧位观察头部与身体姿态；

（2）矫形外科常规检查；

（3）早期的婴儿反应（1～8 周）以及出生后 56 周前的自主活动状态；

（4）迷路-位置反应，颈部位置反应，头部侧倾；

（5）检查手法医学相关重要感觉区域；

（6）头部、躯干与四肢肌肉、筋膜检查与诊断；

（7）神经系统检查；

（8）神经运动生理检查；

（9）对身体的控制与手的动作判断发育年龄、实际年龄；

（10）头颈交界处 X 线检查（婴幼儿童对放射敏感性大，慎重！）。

与上述相关各项的详细内容以及对婴幼儿适当的手法去滞技术等可参阅《儿童手法医学》（*Manuelle Medigin be Kindern*）一书。

6.4   儿童手法医学治疗手法

6.4.1   原则

（1）按儿童年龄与成熟程度选用成人常用适当的手法技术；

（2）严格柔和与无损伤体位与手法操作；

（3）诊断与治疗操作要求医者比对成人患者更多耐心与沟通技巧；

（4）掌握成人手法治疗的操作技术与经验乃一首要条件。

6.4.2   手法

（1）脊柱与四肢的松动技术；

（2）运动器官的手法去滞技术；

（3）肌肉-筋膜技术（图 506）；

（4）选用治疗骨病技术，如肌肉能量技术，是否采用则取决于儿童的合作程度；

（5）阿氏寰枕关节治疗技术（图 507）。

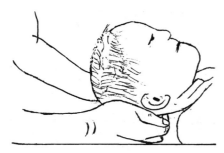 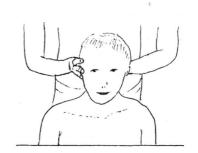

图 506   感觉中枢关键区（过渡带）-寰枕关节　　　　图 507   寰枕关节治疗
　　　　　颈枕区肌肉-筋膜松解

下列各图为学龄以上儿童若干手法操作范例（图 506～513）。

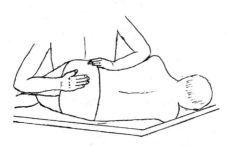

图 508　骶髂关节去滞（髂骨向足端骶骨向头端）

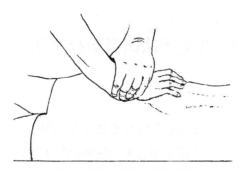

图 509　经骶 3 作骶髂关节去滞

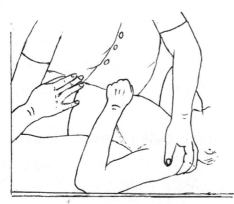

图 510　骶髂关节旋转去滞

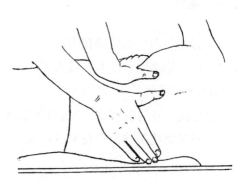

图 511　胸腰交界作胸腰筋膜松解

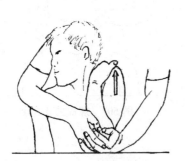

图 512　第 1 肋骨去滞

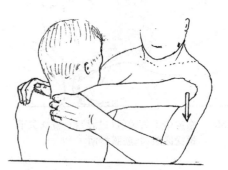

图 513　颈胸交界作胸 1～胸 2 松动

7 手法医学的病理生理

7.1 病理生理

阻滞伴随的症候,就历史发展而言,可追溯到古代所描述的运动系统,它与机体的静态保护以及协调功能都有关联;而且与患者的个人精神、心理等整体状态亦密不可分。

7.1.1 保护性反应

以手指按触高温物体为例。作用于手指的有害刺激,经传入神经传导至脊髓后角,在此激活宽活动级神经元,进一步传导至神经中枢,传入的主要途径为脊髓丘脑束。相关上肢屈肌的α-神经元,借上述宽活动级神经元轴突侧支神经细胞轴突或轴索传导电化或神经电位,其侧支为主轴的分支,其功能为调节神经的起始冲动,它亦反向供应肢体,致屈肌收缩;同时伸肌(对抗肌)经抑制神经元的作用则松弛了,这样在大脑控制的,有意识的保护性抑制反应之前,肢体已借节段反射逃离危险区(图514)。如皮肤有害感受输入,由第一神经元传导至第二神经元,强度上升到能进一步传导的程度。则经轴突侧支达到该肢体屈肌的α-活动神经元,引发保护性反应,通过前角中间神经元,显著抑制拮抗肌,从而迅速完成保护性反应活动。

7.1.2 有害刺激传入脊椎节段与节段的应答活动

保护性反射中,在脊椎节段的协同与拮抗原则机制复杂,但其模式却还简单有效。脊椎关节还存在保护稳定作用的肌肉群,如多裂肌与回旋肌等,它们会对有害传入冲动做出保护性反应。当负荷过度、外伤,持续性肌肉异常负荷,姿态异常致脊椎关节有害受体受到刺激而激活,会导致节段活动障碍,相关肌肉由于疼痛致反射性紧绷。此外精神因素与内脏疾患,及功能紊乱亦可导致阻滞。

身体不同部位传入冲动的趋同,宽活动级神经元不能加以区别,仅做出个别相对简单

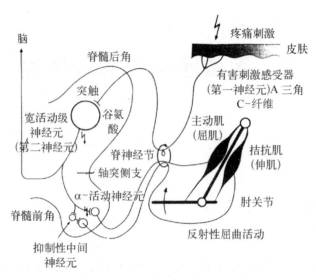

图 514　保护性反应

　　如皮肤有害感受输入冲动,经触突由第一神经元传导至第二神经元,宽活动级神经元,如强度上升达到能进一步传导的程度,则经轴实侧支达到该肢体屈肌的α-活动神经元,引发保护性反应。通过前角中间神经元显著抑制拮抗肌,从而能迅速完成保护性反应活动

型的反射应答,按强度的差异出现不同的功能紊乱(如阻滞)与各种临床征象。精神、心理状态对此亦有影响(图 515)。

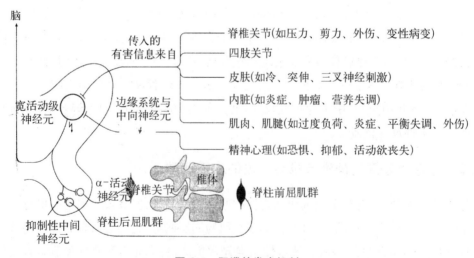

图 515　阻滞的发生机制

　　不同组织的有害刺激传入,达宽活动级神经元引发兴奋,经轴突侧支至 α-动力神经元,图例到达脊柱伸肌群,至肌肉紧绷,脊椎关节可复原性固定。拮抗肌(图例为脊柱前屈肌)松弛。由于平衡失调,脊椎关节的有害刺激导入增强(肌肉负荷增加),经循环反应终于出现阻滞全貌

7.1.3 抑制系统(图 516)

脊椎关节与其他关节一样,于其关节囊及所属韧带及相关肌肉有丰富的感觉神经末梢,它可分为两类。

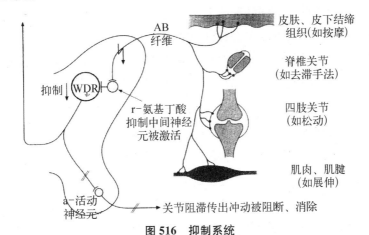

图 516 抑制系统

体位、紧绷压力感受器与皮肤触觉感受器,传导兴奋达抑制中间神经元,它抑制宽活动级神经元(WDR)的活动性向脊椎关节传出(支撑阻滞)的冲动减弱或乃至消除,产生此等效果的各自治疗方式,标明于右方所示各种组织

注:GABA 即 γ-氨基丁酸

其一有害刺激感受器。它传递超常,致病性损害刺激,经游离神经末梢,由 C-与 A-Delta 纤维进一步的传导。

其二机械感受器与本体感受器向中枢传送精细感觉,它有独支囊包或束状等不同感受器,冲动经 A-β 纤维进一步传导(图 517)。

简要而言,来自身体所有组织传入的有害冲动刺激,达宽活动级神经元的轴突,如强度足够,可将兴奋进一步聚合、传导,经宽活动级神经元的轴突以及轴突侧支达运动及交感神经系统。但本体感受冲动当与 γ-氨基丙酸抑制性中间神经元连通后,其兴奋可抑制宽活动级神经元。

上述各种机制对临床的作用为:各种适当的治疗技术乃或多或少选择性针对本体感受器,它激活抑制性中间神经元,减弱有害感受器的传入,从而有镇痛之效;同时降低轴突侧支至前角运动系统

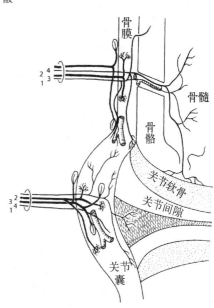

图 517 关节的神经支配

细线状神经末梢与游离分叉的神经末梢(1、2)为有害原发病刺激,传入冲动的载体,经 C 与 A Delta 纤维形成兴奋系统。束状神经末梢感受器与包绕的神经末梢感受器(3、4),经 A-β 纤维传导精细感觉,它供应、滋养抑制系统

的活动性,从而阻滞、减弱乃至完全消失。此等技术包括:特殊的按摩手法展伸技术,被动及神经反射性松动以及去滞手法。不少医疗措施的作用还在于激发脊髓、脑干和大脑所属抑制疼痛的神经系统。

不同输入感受器趋同作用于宽活动级神经元,似可阐明下列若干问题:

(1) 肢体关节的松动为何能缓解或消除脊椎关节阻滞;

(2) 四肢疼痛症候为何可能来自脊椎关节阻滞;

(3) 皮肤的物理刺激为何可抑制宽活动级神经元的活动度,从而改善阻滞;

(4) 治疗肌肉、筋膜功能紊乱为何可能消解脊椎关节阻滞;

(5) 内脏的有害传入刺激,为何可能是复发性脊椎关节阻滞的原因;

(6) 神经源性炎症致关节-肌腱伤害性输入冲动为何可能是复发性阻滞的潜在原因;

(7) 神经根受压,神经根炎等为何可导致伴随阻滞反复发作;

(8) 椎间盘病理状态为何是阻滞复发的可能原因。

神经源性炎症指游离神经末梢分泌一种"物质-P",成为有害感受物质,导致组织释放出缓激肽与其他介质,从而使花生四烯酸转化为前列腺素-E2合成酶,由于有害感受器中的标准值发生失调,导致毛细血管扩张与外渗以及神经性水肿,疼痛敏感性增加,从而出现种种功能紊乱,如皮肤发红、关节肿胀、肌腱炎症等。具体原因可能有紫外线照射、机械性负荷过度、反复多次外伤以及代谢紊乱等。周围可出现原发于脊髓的剧痛,随后则有可能出现中枢继发性剧痛。

神经痛与神经源性炎症不同,可视为一种生理性防卫反应,可能因外伤,局部受压或医源性神经损伤所致。局部可出现神经膜瘢痕形成、局部髓鞘丧失,神经膜可出现自主活动性等病理变化,导致趋于慢性患者的疼痛。

对进一步治疗的战略意义

正确认知增大的有害刺激,传入该节段的宽活动级神经元乃病理状态的关键成因。松动或去滞手法以及下述各种治疗措施,有针对性排除病因,才能维持所获得的治疗效果。

(1) 自然疗法、医疗体操等恢复肌肉再平衡,重建其稳定性。

(2) 选用适当的药物(非激素抗炎止痛药、肌松剂),物理治疗等消除神经源性炎症病灶及其所致反应性肌肉紧张;作用于中枢或周围神经的止痛剂或激素以减轻或消除神经痛;

(3) 诊断内脏疾患,并予相应的病因治疗;

(4) 消除或减轻过度体力负荷;

(5) 分析存在心理上对冲突、恐慌、忧郁等的原因,调节 γ-运动神经所传递的肌肉异常张力。

认识疼痛抑制系统,有助于正确掌握手法治疗的指征并了解其限制。手法治疗不仅适于可复原性功能紊乱,而且亦适于运动器不同的疼痛状态,肌肉功能失调,乃至内脏疾患与功能紊乱,因它们都与后角神经元的宽活动级神经元的活动状态有关。

在头-颈-面部出现的病状要考虑到它们与上颈椎节段,三叉神经核以及前庭-耳蜗系统在解剖、功能上存在的紧密关系。

对疼痛进行缜密的分析后,手法技术对肩周炎,盂肱关节炎,紧张性疼痛,颈-胸椎处肌腱病、眩晕、髌软骨病,肱骨内/外上髁炎(病),肌纤维疼痛综合征等均有适用指征。

7.1.4 交感神经系统激活

宽活动级神经元亦维系胸1~腰12的轴突侧支与交感神经侧角复合体的联络,由于宽活动级神经元被有害刺激反复传入的激活,在相应的展伸区域亦改变了交感神经的张力从而出现众所熟悉的种种临床征象,如水肿、血管舒缩障碍与疼痛等。此等变化亦有助于解析出现克氏皮肤皱卷征、反射性营养障碍[如苏氏(Sudeck)反射性营养障碍出现剧痛、灼痛等临床征象](图518)。

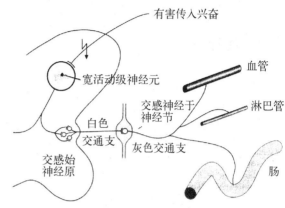

图518 交感神经激活

宽活动级神经元亦支持轴突侧支激化在脊髓背侧角的交感始神经元,由于慢性有害传入冲动作用于宽活动级神经元终致交感神经系统失调

7.1.5 γ-活动系统

除了α-纤维调节肢体骨骼与脊柱肌肉的随意活动外,还有一个γ-活动系统(图519),它借γ-纤维传出冲动,借肌肉的张力调节,对维持姿态与支撑肌肉做出精细校准,又借启动单突触自身反射对站立与行走的功能起到决定性调控作用。

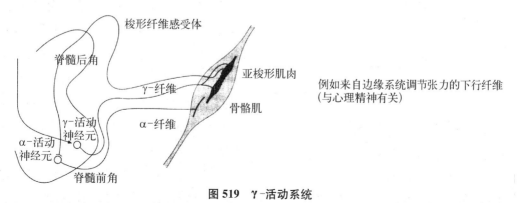

图519 γ-活动系统

骨骼肌与亚梭形肌肉的张力确定α-纤维的梭形感受器的活动性,它通过一个唯一的触突经α-活动神经元反联,γ-纤维从而调节亚梭形肌的能力,其负荷与长度变化发生闪电般快速反应,γ-活动神经元借边缘系统的下行纤维进行精细调节。此处乃精神、心理状态与躯体张力在解剖生理上的切点

对于 γ-活动系统有决定性意义的可能是来自"边缘系统"的下行中央纤维,它们对调节张力的作用有重要意义,从而体现精神-心理状态与肌肉张力间的明确联系。

γ-活动系统对枕下肌肉与寰枕关节功能间的关系亦起着决定性的作用。枕下短肌每克含有肌肉梭达 300 只,它表明寰枕关节对调节整个躯体的平衡所起的重要作用。

7.2　思维模式

对阻滞发生的原因,临床征象及其特殊意义的理论表述,在临床实践中可按一种模式予以阐明,在此脊椎关节乃观察的重点。四肢关节原则上虽相似,但后者机械性紊乱为主,神经反射紊乱为次。

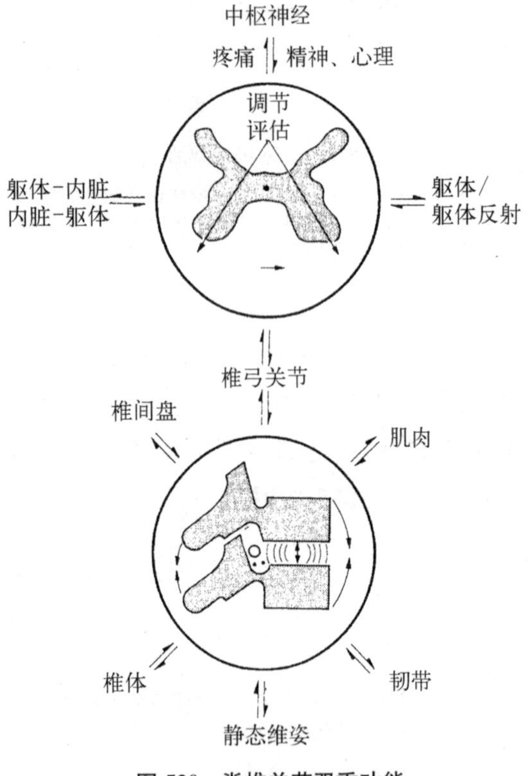

设想脊椎关节有机械性与神经反射性两个功能(图 520)。从该思维模式图中可见各处均有方向相反的两个箭头,表明某一处脊椎关节紊乱会影响整个活动节段。

图 520　脊椎关节双重功能

脊椎关节的双重功能,一部分为活动节段环(下环)另一部分为节段平面的神经反射调节环(上环)

7.2.1　机械性功能环

就机械而言,脊椎关节为活动节段,它为脊柱的最小功能单位,它由椎间盘-椎间关节的活动部分与韧带、肌肉的辅助部分组成(图 520 下环),两者形成一功能单元。椎间盘的内压与韧带、肌肉(它包括韧带的弹性,脊柱相关肌肉的张力等)与静力负荷等形成张力平衡。活动节段的各部分并非独立,相互之间的平衡或失调互相影响、互为因果,此外运动节段的机械功能与总的躯体平衡亦有密切的相互关系,例如下肢不等长、大关节活动限制、骨盆不对称、脊柱侧屈、躯干或肢体肌肉的张力变化、肌肉平衡失调、身体负荷过度、节段功能失调等均可导致脊椎关节阻滞;反之节段功能紊乱亦可影响躯体整体均衡,如脊椎关节阻滞可导致脊柱功能性侧屈伴发疼痛。

7.2.2　神经反射功能环(图 521)

图(520 上环)示椎弓关节与皮区(皮肤脊神经根感觉分布区),神经肌群、中枢神经系统、血管系统以及内脏神经节(与一定皮肤区域相联系的内脏)。脊椎关节的关节囊及相关的韧带、肌肉与所有其他的关节一样含丰富的神经末梢,一般分为自体感受器(Ⅰ、Ⅱ、Ⅲ型)与有害传入感受器(Ⅳ型)。本体感受器为接受静态平衡与机械刺激的感受器,它传导姿势、位置与活动的感觉,对关节囊、韧带、肌腱与肌肉的张力变化做出反应。有害的刺激感受器比本体感受器具有较高的刺激阀,对来自关节囊的较大负荷,诸如外伤、炎症以及可恢复性功能紊乱等刺激做出反应。本体与有害刺激感受器接受的刺激经脊神经背支达脊髓灰质的后角复合体,关节囊的每一点张力变化或损伤会标志于脊髓灰质,并加以评估与调整,予以抑制或接通传导,并于中枢神经不同水平加以处理,然后向周边发出答应信号。冲动超过一定的刺激阀导致节段功能紊乱会出现疼痛,慢性持续性功能紊乱,还会对精神/心理造成不良影响。

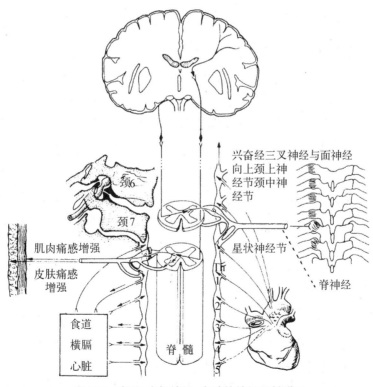

图 521　脊髓、中枢神经、内脏的神经反射联系

交感神经系统属自主神经系统,它分布于活动系统,经交通支与脊神经相连,借此以及脊髓侧索复合体完成内脏-躯体或躯体-内脏反射。

　　脊椎关节功能紊乱通过交感神经影响动脉血循环、内脏功能以及内/外分泌腺功能，脊椎关节阻滞通过躯体各部分之间以及躯体-内脏反射显著影响脊柱自身肌肉、躯干浅表肌肉、四肢肌肉、皮区（皮肤脊神经后根感觉纤维分布区），血管系统与各内脏，例如增强呼吸、心血管与胃肠反射（图 521），另一方面内脏的功能紊乱亦可经内脏-躯体反射作用于维持姿势和运动系统，导致脊椎关节阻滞，不同来源的刺激亦可汇总。某种阈下的功能紊乱，如"隐性阻滞"，亦可因附加的机械性刺激或来自神经反射调节环的附加刺激而出现显性症候，如疼痛。

　　如出现症状的初始原因为关节功能紊乱，则可借手法治疗予以矫正处理；如原发功能紊乱来自内脏，则伴随的关节功能紊乱，虽然主要病因并未排除，但手法治疗可降低节段功能紊乱的潜在病理作用，从而促进该内脏内在的代偿能力。

　　手法治疗不仅在于恢复关节的机械功能，而且对于来自自身感受器的异常刺激与来自外来的有害刺激借反射作用予以消除或减弱。

　　注意：手法治疗是一种反射治疗。

7.2.3　基础理论与临床实践的联系

　　对脊椎关节阻滞刺激的应答重点发生在该关节无疑。但对其特殊性、单一性还要作进一步考量，不可简单化。因为某一脊椎关节、关节囊的神经支配，不仅来自同一节段，还可受其上或其下一节段背侧脊神经的支配，而且传出兴奋经神经根纤维或神经丛亦有差异。这样可出现不仅限于该节段的多种复杂临床表现模式，不仅有节段的，甚至有来自中枢神经更高层次参与的混杂征象。病例个体之间的表现亦不尽相同。脊椎同一节段关节阻滞，可涉及不同的相关肌群，或主要表现为相关内脏的功能紊乱与症候。图（520）乃将上述较复杂的征象尽可能予以简化，图中上环左侧为躯体-内脏，或内脏-躯体反射；右侧为躯体-躯体间反射，前者兴奋传导经交感神经，并通过交通支与脊神经系统相连。此等反射可诠释脊椎与内脏之间存在交互中的功能紊乱关系（图 521），从而出现一系列复杂的临床征象。躯体-躯体各部间的反射对诊断与治疗有重要意义，临床上要注意此等反射分为两组：其一经脊神经背支，另一经脊神经前支。脊神经背支仅供应背部自身肌肉，关节阻滞时一般发生紧绷，并提示关节阻滞的方向，局部肿胀触摸有硬韧感，按之有压痛，伴有关节阻滞时出现节段刺激点；被动活动时，上述刺激征象随之有加强或减弱变化，换言之它们有一定的规律性。注意此等节段刺激点并不是触发痛点。

　　脊神经背支不仅供应脊柱各节段相关的自身局部肌肉，而且亦供应棘突两侧约一手宽的皮肤，节段功能紊乱的血供应增加，局部可能略增厚（桔皮征），并有痛觉增加，可作克氏皮肤皱卷测试（图 522）。医者双手拇/食指捏提腰背部皮肤，皮肤与其下方的组织可推移度减弱出现皱褶，正常皮肤则不出现此等征象。此外可借皮肤检测针、皮肤电阻测定器或热象描记,由脊神经背支所致组织反应,可视为相关节段刺激的表现,有助于对阻滞及其位置(高/低,左/右)以及阻滞方向的诊断。

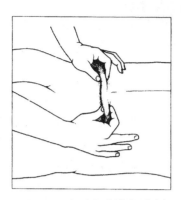

图 522　克氏皮肤皱卷测试

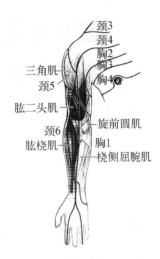

图 523　若干脊神经与其上肢的
标志肌肉

脊神经前支供应躯干前/侧方肌肉,背部浅层肌肉与四肢肌肉,以及相应皮肤区。胚胎期这些肌肉的推移,与组成脊神经前支神经丛的联系,中枢神经对有害反应的种种调节模式导致节段刺激征象多种多样,它们可能偏离其节段紊乱的发生位置;不过一般还处于同一节段,例如颈 5/颈 6 关节阻滞可能是网球肘(肱骨与外踝炎)原因之一,胸 12～腰 1 阻滞常出现同侧腹股沟处痛等。四肢可参考"标志肌肉",可较容易回溯寻找到节段功能紊乱的部位。图(523)示颈 6 为肱二头肌与肱桡肌的标志肌肉,颈 5 为三角肌的标志肌肉等。从标志肌肉的紧绷、硬韧感、肌腱病征以及有时出现的肌腱反射减弱,相应皮区可有痛觉过敏,皮肤增厚、皮温增高、多汗等,它们虽有可能提示节段功能紊乱所在的大体位置,但对阻滞的准确位置以及阻滞方向则尚难以做出判断。

由脊神经前支所致组织反应,可视为节段所致周围刺激征。要强调的是上述各发展走向,均具可逆性,图(520)示相反作用方向的两箭头。图中各结构如脊椎关节、椎间盘、韧带、肌肉、皮区、神经肌群、血管系统、内脏器官以及中枢神经系统,既可能是功能紊乱兴奋的传出者,但也可能是接受者。手法医学的思维首先主要从机械方面出发,然后考虑神经反射调节环的概念,做出综合判断。

8 图像对脊椎临床征象及功能检查外的辅助诊断

帕氏(Palmer),桑氏(Sandberg)对颈椎与腰–骨盆–髋的摄像(尤其是功能摄像)做了许多工作,奠定了较为牢固的基础。德国顾氏(Gutmann)在此基础上,于20世纪60年代开创了针对脊柱手法治疗相关的X线诊断技术,至今被广泛应用,随后众所周知的诊断技术发展,又有了诸如超声波、电脑断层摄影与磁共振等特殊技术。

图像辅助诊断对手法医学的意义,首先是帮助排除禁忌证,警告存在的风险。对节段活动减少或活动过度,主要是颈椎功能摄像(偶尔对腰椎)有一定的帮助。此种诊断不仅对于手法医学工作者,而且对放射科同道亦会有裨益。颈椎的功能活动摄像与临床检查结果加以比对特别有意义。

脊柱除活动功能外,尚有其他功能,诸如在静态平衡与保护性功能范围内对神经、血管基于"脊柱神经共生原理"做出的维持姿势与抗负荷反应。此等功能在X线片上有可能显示,并具再显性,可复制性与可比较性特点。此等摄像技术的目标包括:其一显示中立位,其二从动力学观点显示脊柱在作用力、对抗力、重力与肌肉综合作用下的状态。X线可再显,并可加以比较。但对其诊断的限度,亦要有所认识,例如除颈椎矢状面不同状态摄像外,其他多数X线还不能单独对节段功能紊乱的诊断与手法治疗的效果做出可靠的判断。

8.1 摄影技术

摄像技术的基本要求:立位、坐位或者卧位的起点技术应相同,所取位置应使欲显示的对象对准X线片。

8.1.1 颈椎

8.1.1.1 颈椎正位片(图524甲)

患者先取坐位于检查床,臀中裂与双腿内踝的连线居检查床中线,患者3次卧下后坐起,然后才最终卧下,使其稳坐于坐骨结节。于水平位上唇与前额连线与检查床平行。口微张,中央射线由上方前臼齿足端约 1 cm 处,经枕骨足缘的头端 1 cm,达患者头下的 X 线片盒底部头/足连线的头端 1/3 与足端 2/3 交界处。摄像头与 X 光片的距离约 1.5 米。水平线上上唇与前额连线和检查床平行;从鼻中隔与上/下门齿的连线与检查床上的 X 线片平行;枢椎齿突,第七颈椎椎体在同一水平线上,则为前/后位摄片的理想位置。

　　8.1.1.2　颈椎侧位片

　　如图(524 乙)示 X 线片盒处垂直位,患者取坐位,颧骨取水平位,头位置无旋转与侧屈,中央射线应处耳垂与 X 线片上 1/3 与下 2/3 交界处。如 X 线经两下颌角,可见蝶鞍,第 1 胸椎与硬腭处水平位,则为理想的颈椎侧位片位置。

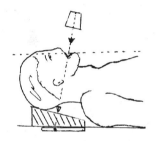 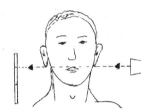

图 524 甲　颈椎正位(前/后)片
射线入口取鼻根-唇连
线与头下方 X 线盒平行

图 524 乙　颈椎侧位片
患者取坐位,射线中
心以耳垂下端为准

8.1.2　腰-骨盆-髋

　　8.1.2.1　腰-骨盆-髋区正位片

　　X 线片垂直位,患者站立,背向挡光板。为正确判断静态总观,确定头垂线与基垂线很重要。头垂线大约定位为患者枕外结节中点的垂线,此外有一有机玻璃板,并附一铅线使易于辨认。

　　基垂线乃从地面双脚间向上直行的垂直线,它相当于 X 线的中线。如前/后片显示两侧股骨头与耻骨联合,基垂线与头垂线相符,即为理想前/后片位置。

　　8.1.2.2　腰-骨盆-髋侧片

　　操作类似正位片,头垂线定于外耳门处。双脚定位,即基垂线居内/外踝中点前大约 1 cm(其延长线为 X 线盒中线)。

　　注意患者头部始终保持直视前方,颌平面处水平位。X 线中心居髂嵴与大粗隆之间。

　　患者取坐位,身体左侧紧靠 X 线盒,双手交叉置肩,使脊柱不被阻挡,基垂线在外踝前 3.5～4 cm,内踝前 1 cm,头垂线经外耳门,射线中央经骨盆缘与大粗隆,投影于 X 线片上 2/3 与下 1/3 处,如胸 12 与整个骶骨均显示则为理想位置。

8.2　正常 X 线解剖及异常征象

8.2.1　颈椎

8.2.1.1　中下段颈椎正位片

可见钩状突、椎弓根、棘突等(图 162,正面位)。寰枕关节正位片(图 525)示枢椎齿凸、寰椎侧块、枢椎棘突、上寰枕关节间隙,下寰枕关节间隙等。特别要注意单个节段旋转(图 526)不能视为单纯棘突位置变化,它可能还有椎弓根及钩突关节的相应病变。注意枕骨髁与寰椎下缘应平行,寰椎与枢椎关节面的长度、倾斜度均应匀称。椎弓根内缘垂直线应处枕大孔外缘,肋横突孔两侧均应清楚可见,枕髁-枢椎-两侧关节面形状与长度相同。有人强调枕骨髁垂线的重要性。

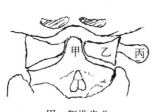

甲—躯椎齿凸
乙—寰椎侧块
丙—寰椎横突
丁—枢椎棘突

图 525　寰枕关节正位(前/后)片
正常解剖图像

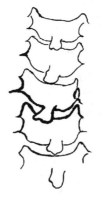

图 526　颈椎旋转

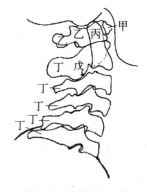

图 527　颈椎侧位片

甲-寰椎前弓;乙-寰椎后弓;丙-枢椎齿凸;丁-棘突;戊-椎关节间隙

8.2.1.2　颈椎侧位片

可见寰椎前弓,后弓,枢椎齿凸,棘突,椎间关节间隙等(图 527)。要注意重要的基准点,如下颌骨升技、乳突、硬腭等。头颈略有旋转、侧屈、都可能造成误判。颈椎后凹还要考虑是否因胸椎后突所致代偿性变化。枢椎齿凸尖处斜坡下方齿凸尖不能超过麦氏线(指硬腭下缘-枕骨鳞部连线)2 mm,若超过则茎底部有受压可能,枢椎齿凸关节面与寰椎走向应平行,寰椎弓后部处枕骨与颈2中央,椎体前后缘走向均衡,外耳道不可处第7颈椎前方。

标准正侧位片不仅可显示相关结构的图像,而且也可提供不少功能信息。从结构上可提示骨结构变化,例如骨密度降低、骨质疏松、炎症、肿瘤等,颈椎还可能提示枕-颈交界处异常、如枢椎齿状突,基底部压迹(受压),躯椎齿凸增大、或有骨胶及其他充填物影等。从而提示手法治疗可能有禁忌。其他结构变化如显著的钩状突关节变性,可能提示椎动脉损伤风险等;或虽无禁忌,但要高度谨慎!

斜位片特别是下颈椎可提示椎间孔状况。明显性病变可导致椎间孔狭窄,致神经根受压受损。此外脊柱阶梯状、后凸、侧倾等都有可能导致动能障碍。

8.2.1.3 颈椎功能摄像

多取前/后屈曲,较少取侧倾,特别要避免头部旋转,还要注意主动与被动屈曲的区别,如被动屈曲可能提示某关节不稳定,而主动屈曲,在不同时间段因肌肉紧张程度不同而影响准确的判断(图528,529)。

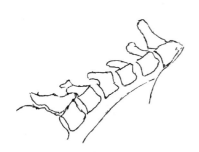

图 528 颈椎前屈(被动,并有
支撑)示颈 2/3 不稳

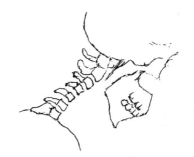

图 529 颈椎前屈片示寰椎阻滞
寰椎前弓向足端滑移减小,寰椎后弓向枕骨靠拢减少

(1) 前/后屈曲侧面功能摄像还要注意如下问题

椎体间后部角度变化、曲线均衡协调否;单个或多个节段前/后方有否阶梯样变化;棘突间距变化,关节间隙形状、宽度变化;枢椎弓根颅端或足端移向枢椎齿凸,或出现倾斜(上方或下方接触减弱),枢椎齿凸与寰椎间距变化,前/后屈曲时有否旋转变位,前/后屈曲常对寰枕关节诊断提供有力证据,前屈时枢椎齿凸与寰椎距离增大,提示存在不稳,乃手法治疗禁忌。同样寰椎弓于齿凸处足端或头端滑移受限,倾斜向上或向下,致接触减弱均可能提示退行性变致功能紊乱。

(2) 颈椎侧屈功能摄像要注意

椎弓形态均衡否,各节段旋转度及其变化以及两侧是否相似,寰、枢椎的旋转度,头钩关节间距离变化等。

整个脊柱或节段活动的限制或增大的发生原因,可能是解剖结构变化,节段关节阻滞或活动过大;但也可能因肌肉失衡等其他原因。

特别要强调的是,X线诊断,还要以紧密结合病史与临床检查结果为基础。

8.2.2　腰-骨盆-髋

8.2.2.1　腰-骨盆-髋正位片

头垂线处平板中央,股骨头与骶骨基部处水平位。

8.2.2.2　腰-骨盆-髋侧位片

头垂线居平板中央,两股骨头重叠,胸腰椎处腰骶椎交界后方。

从普通立位正/侧位片(图530,531),已可获不少关于其功能的信息,如过度后凸致腰骶部负荷过度、僵直可能提示椎间盘突出或脊椎关节变性处于炎症活跃期,腰骶部单侧先天畸形可能提示保守治疗难以消除的功能性紊乱与疼痛症状,多节段后方阶梯状,可能提示脊椎间的不稳定(图532)。正位片示因阻滞致头端椎体旋转增大。

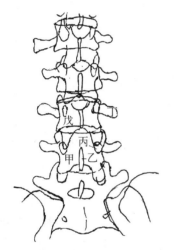

图530　腰正(前/后)位正常X线解剖

甲—椎体　乙—棘突　丙—椎弓根
丁—横突　戊—脊椎间关节

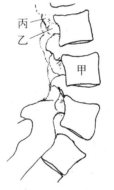

图531　腰椎侧位片
正常解剖

甲—椎体
乙—椎弓根
丙—上关节突

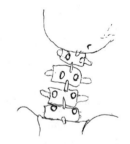

图532　腰椎前/后片示因阻
滞致头端旋转增加

8.2.2.3　腰-骨盆-髋X线功能检查

(1)腰椎前/后屈曲功能X线片,主要帮助对真性/假性脊柱滑脱症稳定性的判断,观察相邻棘突间距离的变化,椎间隙形态改变,椎体前/后移位,椎体异常旋转,椎间盘病变或不稳定所致相邻椎体异常移位等。

(2)腰椎侧屈功能片,较之前/后屈片更能显示节段活动紊乱或椎间盘突出有时因技术缺陷CT或磁共振图像示硬脑膜腔或神经根受压假象。居外侧的椎间盘突出,可能出现异常侧凸,靠近中线或中线旁的椎间盘突出可能致脊柱侧屈减少乃至消失,而头端椎体可能出现代偿性旋转。注意此等征象可能与脊椎关节阻滞或椎间盘变形(椎间盘内在阻滞)所致征象相似,必须由临床征象与检查做出判断。图(533)腰椎向右侧倾功能片示,腰 4/5 右侧椎间盘突出时,下段腰椎向右弯曲度减小。

侧屈功能片要注意下列若干因素

侧屈均衡与否,侧屈开始时有否一侧或两侧出现活动迟缓,弯曲的部分是否均衡,部分椎间隙的形态变化、关节面向内或向外滑移;有否异常活动性,旋转为全部或仅限于某节段。必须认识到上述各点,只能对脊柱一部分或个别节段的活动功能障碍的范围、程度,部分地涉及原因提供参考讯息,必须强调,归根到底图像诊断充其量仅是诊断综合色版中的一部分,临床不能单独以其作为手法治疗的指标性根据,临床特别是手的检查应居始终优

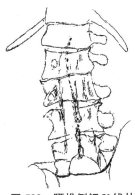

图 533　腰椎侧倾 X 线片
图为腰 4/腰 5 椎间盘突出

先位置,同时还要关注个体间的巨大差异。超声波、电脑断层摄影、磁共振等可能提供进一步参考资讯,但对手法治疗的指征,则仅居次要地位。

8.3　X 线诊断

德国手法医疗医师培训机构将 X 线诊断的认知亦作为结业考试重要内容之一,其内容包括:

(1) X 线片正常脊柱解剖;

(2) 炎症、破坏或外伤等 X 线病理形态认知,必要时以其帮助排除手法治疗禁忌证;

(3) 功能与位置异常图像;

(4) 提供相关的其他资讯,如下肢长度、骨盆扭转等;

(5) 对痊愈过程(如颈椎损伤后)的随访;

(6) 医疗过程作为文件记录的重要性以及保留治疗质量的安全证据。

由于日益被人们合理重视的放射线防护,严格控制 X 线片指征值得重视,特别是对幼儿、儿童。

后　记

在手法做关节或脊椎节阶段去滞等时，有"同向"与"异向"之分，但"同向"是指活动限制的"阻滞方向"？或"自由活动方向"？"异向"是指活动限制的"阻滞方向"或"自由活动方向"？可能会有不同说法而难免造成混淆，笔者认为主要是明确去滞与阻滞是"同向"或"异向"，而不拘泥于各家对"同向"或"异向"名称的不同说法。

"同向"与"异向"均有治疗作用，一般可能先选向活动自由方向去滞，但也不能一概而论，即先向阻滞方向去滞亦属可能，它取决于阻碍限制与疼痛等具体情况。

本书插图共计530余幅，均为笔者手绘，其中笔者个人单独设计绘成的插图40余幅；其余手绘图源自笔者个人摄影、学习心得及经验总结，另外还参考毕氏（Bischoff）及与其合作者莫氏（Moll）、诺氏（Neumann）、德氏（Dvorak,Deklein）、梯氏（Tilscher）等诸多作者的摄影等图像。因笔者除自己的资料外，对所参考的资料作了必要修改、综合，所以于全书末附参考文献，其中罗列相关被参考的图的作者姓名及作品信息，有兴趣者可以参阅。

参 考 文 献

[1] 王和鸣. 中国骨伤科学:卷九 骨关节痹痿病学[M]. 南宁:广西科学技术出版社, 1988.

[2] 王和鸣,王诗忠. 图解南少林理筋整脊康复疗法[M]. 北京:人民卫生出版社,2011.

[3] 王和鸣,王诗忠. 图解南少林理筋整脊手法图谱[M]. 北京:中国中医药出版社, 2015.

[4] 王和鸣. 中医骨伤科学[M]. 北京:中国中医药出版社,2004.

[5] 张安桢,武春发. 中医骨伤科学[M]. 北京:人民卫生出版社,1988.

[6] Aleksiev, A. et al. (*Bulgarian*): *Postisometrische Relaxation Versus High Velocity Low Amplitude Techniques Low Back Pain*. Reprinted with permission from J. Orthop. Med. 1994, 16: 38 – 41.

[7] Arlen, A. *Biometrische Röntgen-Funktionsdiagnostik der Halswirbelsäule*. Schriftenreihe. 1979, Man Med Bd. 5, Fischer Verlag Heidelberg.

[8] Arnold, P. et al. *Red flags bei Patienten mit Schmerzen im Lendenbereich*. 2009, Manuelle Therapie, 13: 64 – 72.

[9] Barral, JP. et al. *Visceral Manipulation*. 1988, Eastland Press, Seattle.

[10] Bayer, K. *Dissektion der Arteria vertebralis und Chirotherapie*. 1998, Man Med 36: 241 – 245.

[11] Beyer, L. *Die Bedeutung des Bindegewebes für die diagnostischen und therapeutischen Ansätze in der Manuellen Medizin*. 2001, Manuelle Med. Osteopath Med. 39: 56 – 57.

[12] Beyer, L. et al. *Hypothese einer propriozeptiven Dysfunktion, Basis einer manuellen Medizin in Kindesalter*. 2017, Man Med 55: 225 – 226.

[13] Beyer, W. F. *Die Rolle der Muskulatur in der Manuellen Medizin*. 2003, Man Med 41: 264 – 267.

[14] Biedermann, H. *Das Kiss-Syndrom der Neugeborenen und Kleinkinder*. 1993, Man

Med 31:97 - 107.

[15] Biedermann, H. *Kiss-Kinder*. 1996, Enke, Stuttgart.

[16] Bischoff, H. - P, Moll, H. *Lehrbuch der Manuellen Medizin*. 2011, Spitta Verlag.

[17] Bischoff, H. - P. *Chirodiagnostische und chirotherapeutische Technik*. Kurzgefaßtes Lehrbuch. 1988, Perimed Fachbuch Verlag, Erlangen.

[18] Bischoff, H. - P., Moll, H. *Lehrbuch der Manuellen Medizin*. 2011, Spitta Verlag.

[19] Bischoff, H. - P. *Dissektion hinzuführender Gefäße in zeitlichen Zusammenhang mit Chirotherapie*. 2004, Man Med 42:9 - 13.

[20] Bischoff, H. - P. *Irritationspunkte und ihre Anatomie*. 2011, Man Med 49:273 - 274.

[21] Bittscheid, W. *Elektromyographische Messungen an der Rückenmuskulatur vor und nach Manipulation*. 1988, Man Med 26:47 - 51.

[22] Brenner, Georg A. *Die Lendenwirbelsäule*. Arzneimittel-Fabrik GmbH, Alpirsbach.

[23] Brügger, A. *Die Erkrankungen des Bewegungsapparates und seines Nervensystems*. 1977, Fischer Verlag.

[24] Buchmann. J. et al. *Differenzialdiagnostik manualmedizinscher Syndrome der oberen Thoraxapertur (Schulter-Arm-Schmerz)*. 2009, Man Med 47:403 - 407.

[25] Buetti-Bäuml, C. *Funktionelle Röntgendiagnostik der Halswirbelsäule*. 1954, Thieme Verlag.

[26] Buran, I. et al. *Der psychischer Faktor bei schmerzhaften vertebragenen Syndrom*. 1984, Man Med 22:5 - 8.

[27] Caviezel, H. *Entwicklung der theroretischen Grundlagen in der manuellen Medizin*. 1974, Schw. Rundschau für Medizin, Praxis 27:829 - 836.

[28] Caviezel, H. *Klinische Diagnostik der Funktionsstörungen a. d. Kopfgelenken*. 1976, Schw. Rundschau für Medizin, 34:1037 - 1945.

[29] Christ, B. et al. *Morphologische Grundlagen des Sell'schen Irritationspunktes für das Iliosakralgelenk*. 2001, Man Med 39:241 - 245.

[30] Coenen, W. *Die Behandlung der sensomotorischen Dyskybernese bei Säuglingen und Kindern durch Atlastherapie nach Arlen*. 1992, Orthop. Praxis 6:386 - 392.

[31] Coenen, W. *Die sensomotorische Integrationsstörung*. 1996, Man Med 34: 141 - 145.

[32] Coenen, W. *Manualmedizinische Diagnostik und Therapie bei Säuglingen*. 1996,

Man Med 34:108 – 113.

[33] Coenen, W. *Manuelle Medizin bei Kindern-eine entwicklungsneurologische Indikation*. 2001, Man Med 39:195 – 201.

[34] Cramer, A. *Iliosakralmechanik*. 2003, Man Med 41:288 – 290.

[35] Cramer, A. *Lehrbuch der Chiropraktik der Wirbelsäule mit besonderer Berücksichtigung des Beckens, der Kreuzbein und Atlasregion und der Röntgentechnik*. 1955, Haug Verlag, Ulm.

[36] Cramer, A. *Iliosakralmechanik*. 1965, Asklepios 6:261 – 263.

[37] De Coster, M. et al. *Visceral Osteopathie. 2. Auflage*. 1997, Hippokrates, Stuttgart.

[38] Decking, D. et al. *Röntgenologische Parameter der Halswirbelsäule in seitlichen Strahlengang*. 1975, Hippokrates Verlag.

[39] Derbolowsky, U. *Medizinisch-orthopädische Propädeutik für Manuelle Medizin*. 1976, Fischer Verlag, Heidelberg.

[40] Döhler, J. R. et al. *Lexikon Orthopädische Chirurgie*. 2002, Springer Verlag.

[41] Döner, J. et al. *Pathologische Kompressionsfrakturen bei chirotherapeutischer Manipulationsbehandlung*. Zwei Fallberichte. 1998, Man Med 36:305 – 309.

[42] Dvorak, J. et al. *Manuelle Medizin in den USA*. 1991, Man Med 29:73 – 76.

[43] Dvorak, J. et al. *Checkliste:Manuelle Medizin*. 1990, Thieme Verlag.

[44] Dvoral, J. et al. *Manuelle Medizin:Diagnostik. 5.Auflage*. 1997, Thieme Verlag.

[45] Eder, M. et al. *Chirotherapie*. 1988, Hippokrates Verlag.

[46] Engel, J. M. *Quantitative Thermographie in der Diagnostik und Therapiekontrolle der manuellen Medizin*. 1982, Man Med 2:36 – 43.

[47] Evjenth, O. et al. *Muskeldehnung. Warum und Wie? Eine effektive Behandlungsmethode bei Schmerzen und Bewegungseinschränkung: Teil 2. Die Wirbelsäule*. Remed Verlag, Zug. 1981.

[48] Forte, M. *Trattato di medicina manipolativa*. 1981, Scuola italiana medicina Manipolativa.

[49] Friberg, O. *Biomechanics and clinical significance of unrecognized leg length inequality*. Vortrag internationaler Kongress für Manuelle Medizin. 1983, Zürich.

[50] Frisch, H. *Programmierte Untersuchung des Bewegungsapparates:Chirodiagnostik*. 7. Auflage. 1998, Springer Verlag

[51] Frisch, H. *Programmierte Untersuchung des Bewegungsapparates:Chirodiagnostik*. 2. Auflage. 1987, Springer Verlag

［52］Godt, P. et al. *Das Schulter-Arm-Syndrom*. 1985, Thieme Verlag.

［53］Goodridge, JP. *Muscle energy technique: definition, explanation, methods of procedure*. 1981, J. AOA 81:249.

［54］Graf, M. et al. *Manuelle Diagnostik und Therapie der Halswirbelsäule*. 2010, Man Med 48:6-15.

［55］Graf-Buamann, T. et al. *Manuelle Medizin-Behandlungskonzepte bei Kindern*. 1996, Man Med 34:107.

［56］Greenman, P. *Verkürzungsausgleich-Nutz und Unnutz. Theoretische Fortschritte und praktische Erfahrungen der Manuellen Medizin*. 1979a, Konkordia Bühl S. 333-341.

［57］Greenmman, P. *Prinzipien der Manipulation der Halswirbelsäule*. 1993, Man Med 31:69-76.

［58］Greerinckx, P. (*Belgien*): *Verriegelungstechniken und deren Fehlerquellen*. 1998, Man Med 36:231-232.

［59］Gutmann, G. *Das Atlas-Blockierung-Syndrom des Säuglings und Kleinkindes*. 1987, Man Med 25:5-10.

［60］Gutmann, G. *Funktionelle Pathologie und Klinik der Wirbelsäule*. 1982, Fischer Verlag.

［61］Gutmann, G. *Röntgendiagnostik der Wirbelsäule unter funktionellen Gesichtspunkten*. 1975a, Man Med 13:1-12.

［62］Gutmann, G. *Schulkopfschmerzen und Kopfhaltung. Ein Beitrag zur Pathogenese des Anteflexionskopfschmerzes und zur Mechanik der Kopfgelenke*. Z. Orthop. 107:497-515.

［63］Hackett, G. S. et al. *Ligament and tendon relaxation treated by prolotherapy*. 1956, Springfield, Illinois.

［64］Hamberg, J. et al. *Muskeldehnung, warum und wie! Remed, Zug*. 1982.

［65］Hanna, M. et al. *Klinischer Untersuchungsgang bei Nacken-Schulter-Arm-Beschwerden*. 2014, Man Med 52:33-37.

［66］Hansen, G. et al. *Segmentale Innervation, ihre Bedeutung für Klinik und Praxis*. 1962, Thieme Verlag.

［67］Harke, G. et al. *Die Schulter in der manuellen Medizin*. 2009, Man Med 47:174-178.

［68］Henning, P. *Funktionelle Störungen des Schultergürtels aus manualmedizinischer*

Sicht. 1992, Man Med 30:79 - 81.

[69] Heufelder, D. *Zur Beinlängendifferenz*. 1983, Z. Allg. Med. 440 - 454.

[70] Heymann, W. *Zur Diagnostik segmentaler Funktionsstörungen an der Wirbelsäule*. 2011, Man Med 49:25 - 39.

[71] Hoffmann-La Roche. *Roche Lexikon Medizin*. 1987 Urban&-Schwarzberg, München Wien Baltimore.

[72] Hogrefe, H. C. *Osteopathische Medizin-eine Standortbestimmung*. 2002 Man Med 40:228 - 234.

[73] Hoppenfeld, S. *Klinische Untersuchung der Wirbelsäule und der Extremitäten*. 1982 G. Fischer Verlag.

[74] Hülse, M. *Die zervikale Dysphonie*. 1992, Man Med 30:66 - 73.

[75] Jänig, W. *Biologie und Pathologie der Schmerzmechanismen. In: Zenz M, Jurna (Hrsg), Lehrbuch der Schmerztherapie*. Wissenschaftliche Verlagsgesellschft, S. 15 - 22, 1993 Stuttgart.

[76] Janda, V. *Manuelle Muskelfunktionsdiagnostik*. Muskeltest, Untersuchung verkürzter Muskeln, Untersuchung der Hypermobilität. 3. Auflage, 1994, Ullstein/Mosby, Berlin.

[77] Jend-Rossmann, I. et al. *Die Bedeutung von Funktionsgeräuschen im Kiefergelenk*. 1998, Man Med 26:27 - 31.

[78] Jerosch, J. et al. *Das Facettensyndrom*; *Ursachen, Diagnostik, Therapie, Prophylaxe*. 1994, Bücherei des Orthopäden Bd. 62, Enke, Stuttgart.

[79] Johnston, TB&-Whillis, J. *Gray's Anatomy*. Longmanns Verlag.

[80] Johnston, W. L. et al. *Functional Methods. American Academy of Osteopathy*, 2005, Indianapolis.

[81] Jones, L. H. *Strain-Counterstrain. 7 th ed. American Academy of Osteopathy*, 1995, Indianapolis.

[82] Kahler, W. et al. *Taschenatlas der Anatomie für Studium und Praxis*. 1979, Thieme Verlag, Stuttgart.

[83] Kaltenborn, F. M. *Manuelle Therapie der Extremitätengelenke*. 5. Auflage. 1979, Norlis, Oslo.

[84] Kaltenborn, F. M. *Manuelle Threpaie der Extremitätengelenke*. 1976, Norlis, Oslo.

[85] Kamieth, H. *Röntgenfunktionsdiagnostik der Wirbelsäule*. Die Wirbelsäule in For-

schung und Praxis. Bd. 105. 1986, Hippokrates.

[86] Kang, W. G. et al. *Illustrated Therapeutic Manipulation in TCM Orthopedics and Traumatology*. 2009, Shanghai Scientific&Technical Publishers.

[87] Kibler, M. *Das Störungsfeld bei Gelenkerkrankungen und inneren Krankheiten*. 1958, Hippokrates, Stuttgart.

[88] Korr, I. M. *Proprioceptors and somatic dysfunction*. 1975, J. AOA 74:638.

[89] Krämer, J. *Bandscheibenbedingte Erkrankungen*. 2 Auflage. 1986, Thieme Verlag.

[90] Krocker, B. *Myofasziale Ganzkörperspannungsphänomene*. 2016, Man Med Heft 3, 54:172 - 175.

[91] Krohn-Grimberghe, B. et al. *Chirotherapie der HWS. Radiologisch unauffaelliger Befund trotz tumoroeser Destruktion der Kopfgelenke*. 1999, Man Med 37: 197 - 199.

[92] Krumholz, L. *Technik zur Untersuchung der ersten Rippe*. 1998, Man Med 36: 246 - 251.

[93] Kunert, W. *Wirbelsäule und Innere Medizin*. 1975, Enke, Stutgart.

[94] Kuo, P. P. F. *Manipulation in lumbar intervertebral disc protrusio*. 1977, Chin. Med. J. 3:31.

[95] Kuo, P. P. F. *Manipulation as a treatment of low back pain*. 1983, J. Western Pacific Orthop. Assoc. 20:31.

[96] Lanz-Wachsmuth. *Praktische Anatomie. Rücken*. 1982, Springer Verlag:11, 7.

[97] Lechner, A. et al. *Klinischer Untersuchungsgang bei Störungen der Lenden-Becken-Hüft-Region*. 2014, Man Med 52:28 - 32.

[98] Lewit, K. *Beckenverwringung und Iliosakralblockieurng*. 1987, Man Med 25/3: 64 - 70.

[99] Lewit, K. et al. *Muskelfazilitations-und Inhibitationstechniken in der Manuellen Medizin*. 1980, Man Med 18/6:102.

[100] Lewit, K. et al. *Muskelfazilitations-und Inhibitationstechniken in der Manuellen Medizin*. 1981, Man Med 2:12, 40.

[101] Liefring, V. *Muskulatur und Rehabilitation in der manuellen Medizin*. 2017, Man Med 55:281 - 282.

[102] Lohse-Busch, H. et al. *Möglichkeiten der Rehabilitation von zerebralparetisch bedingten Bewegungsstörungen bei Kindern mit den Mitteln der Manuellen Medizin*. 1996, Man Med 34:116 - 126.

[103] Lohse-Busch, H. *Manuelle Medizin bei kindlichen Muskelskelettschmerz*. 2002, Man Med 40:32 – 40.

[104] Losert-Bruggner, B. et al. *Fibromyalgie bei Patienten mit chronischer CCD und CMD*. 2017, Man Med 55:40 – 50.

[105] Maigne, R. *Wirbelsäulenbedingte Schmerzen und ihre Behandlung durch Manipulationen*. 1970 Hippokrates, Stuttgart.

[106] Maigne, R. *Behandlung der Epicondylitis durch Manipulationen; zervikaler und artikulärer Faktor*. 1988, Man Med 26:69 – 72.

[107] Mense, S. *Neue Entwicklung im Verständnis und Triggerpunkten*. 1999, Man Med 37:115 – 120.

[108] Meßlinger, K. *Was ist ein Nozizeptor?*. 1997, Der Schmerz 11:353 – 366.

[109] Mink, AJF. et al. *Manuelle Therapie der Extremitäten; Funktionsuntersuchung und manualmedizinische Behandlungstechniken*. 1996, Jungjohann, Neckarsulm-Lübeck-Ulm.

[110] Moll, H., Bischoff, H.-P. et al. *Die reversible hypomobile artikuläre Dysfunktion-die Blockierung*. 2010, Man Med 48:426 – 434.

[111] Neumann, H.-D. *Ein didaktisches Denkmodell zur Manuellen Medizin-Theoretische Fortschritte und praktische Erfahrungen der Manuellen Medizin*. 1979, Konkordia Bühl, S. 244 – 251.

[112] Neumann, H.-D. *Manuelle Medizin. Eine Einführung in Theorie, Diagnostik und Therapie fürÄrzte und Physiotherapeuten*. 2003, Springer Verlag.

[113] Patijn, J. *Komplikationen bei Manueller Medizin*. 1993, Man Med 31:19 – 22.

[114] Peper, W. *Technik der Chiropraktik*. 1981, Haug Verlag.

[115] Plato, G. *Die Bedeutung des Kiefergelenks in der Manuellen Medizin*. 2000, Z. BAY 9:47 – 48.

[116] Plato, G. *Gesichtsschmerz aus manualmedizinischer und kieferorthopädischer Sicht*. 2001, Man Med 39:254 – 258.

[117] Plato, G. et al. *Änderungen im EEG nach manueller/osteopathischer Therapie und Atlas-Impulstherapie nach Arlen während der Therapie mit Aufbissbehelfen*. 2017, Man Med 55:217 – 224.

[118] Prantl, K. *HWS-Röntgen-Untersuchungen und Funktionsanalyse der cervikalen Wirbelsäule*. 1985, Man Med 2:5 – 15.

[119] Roex, J. *Biomechanische Analyse der Manipulationstechniken an der Wirbelsäule*. 1992,

Man Med 30：38 – 42.

[120] Rosner, AL. Zerebrovaskuläre Ereignisse. *Risiken der zervikalen Manipulations-behandlung im Licht neuerer Erkenntnisse-einÜberblick*. 2003, Man Med 42：215 – 223.

[121] Sachse, J. et al. *Untersuchung der Hypermobilität. In：Lewit, K. （Hrsg）Manuelle Medizin*. 7 Auflage, 1997, Barth S. 337 – 345, Leipzig, Heidelberg.

[122] Sachse, J. et al. *Vorschlag für einen gestuften Test zur Beurteilung des Bewe-gungstyps（Steifheit-Hypermobilität）*. 1976, Z. Physiother（Leip）28：95 – 112.

[123] Sachse, J. *Extremitätengelenke, manuelle Untersuchung und Mobilisationsbehan-dlung*. 6 Auflage, 2001, Urban und Fischer Verlag, München.

[124] Sachse, J. *Manuelle Untersuchung und Behandlung der Extremitätengelenke*. 5 Auflage, 1991, Verlag Gesundheit, Belin.

[125] Schildt-Rudloff, K. et al. *Manuelle Medizin an der Hand*. 2011, Man Med 49：303 – 313.

[126] Schimek, J. J. *Gesichtsschmerz und Triggerpunktsyndrome der Kaumuskulatur*. 1988, Man Med 26：38 – 43.

[127] Schlingen, M. et al. *Vertebralisläsion und Chirotherapie an der Halswirbelsäule*. 1997, Man Med 35：249 – 253.

[128] Schneider, G. H. *Manual-Medizinische Diagnostik und Therapie der Extremitätengelenke von Sportlern*. Sportmedizin für Breiten-und Leistungssport, 1981, Demeter Ver-lag, S. 491 – 495 Lit, Gräfelfing.

[129] Schram, D. J. *Zwerchfelllähmung nach zervikaler chiropraktischer Manipulation*. 2002, Man Med 40：294 – 296.

[130] Schupp, W. et al. *Manuelle Behandlung der Kiefergelenke zur Therapie der kraniomandibulären Dysfunktion*. 2002, Man Med 40：177 – 183.

[131] Schwarz, E. *Internistische Indikationen der manipulativen Therapie*. 1970, Man Med 2：25.

[132] Sebald, W. et al. *Erkennen und Bewerten von Dysfunktionen und Schmerzphänomenen im kraniomandibulären System*. 2000, Man Med 38：329 – 334.

[133] Sebald, W. et al. *Kraniomandibuläre Dysfunktion*. Eine Standortbestimmung. 2000, Man Med 38：335 – 341.

[134] Seifert, K. *Welche Bedeutung hat die funktionelle Kopfgelenksblockierung bei pe-ripher vestibulärem Schwindel?*. 1988, Man Med 26：89 – 94.

[135] Sell, K. *Spezielle manuelle Segmenttechnik als Mittel zur Abklärung spondylogener Zusammenhangsfragen*. 1969 Man Med 7:99-102.

[136] Simon, DG. *Triggerpunkte und Myogelose*. 1997, Man Med 35:290-294.

[137] Sohns, S. et al. *Manuelle Triggerpunkttherapie bei Schulterschmerzen*. 2017, Man Med 55:160-170.

[138] Steinrücken, H. *Chirotherapeutisch beeinflußbare Krankheitsbilder*. 1980, Hippokrates, Stuttgart.

[139] Stevens, A. *Doppler-Sonographie der A. vertebralis bei Belastung der HWS und einige Betrachtungenüber Manipulationstechniken*. 1991, Man Med 29:88-92.

[140] Stiles, EG. Manuelle Behandlung der chronischen Lungenerkrankungen. *Theoretische Fortschritte und praktische Erfahrungen der Manuellen Medizin*. 1979, Konkordia, Bühl S. 110-119.

[141] Tilscher, H. *Die Kopfgelenke und ihre besondere Bedeutung beim Kopfschmerz*. 2007, Man Med 45:227-231.

[142] Tilscher, H. *Techniken der klinisch-manualmedizinischen Untersuchungen*. 2014, Man Med 52:19-22.

[143] Tlusteck, H. *Die Hand als diagnostisches und therapeutisches Medium*. 50 Jahre Manuelle Medizin in Deutschland. 2003, Man Med 41:261-262.

[144] Treede, RD. *Pathophysiologie und Diagnostik von sensiblen Störungen bei sympathikusabhängigen Schmerzen*. 1998, Der Schmerz 12:250-260.

[145] Vadeboncour et al. *Cervical myelopathy and disc herniations*. 1994, Man Med 32:91-94.

[146] Van Deursen, LLJM et al. *Die Wertigkeit einiger klinischer Funktionstests des Iliosakralgelenks*. 1992, Man Med 30:43-46.

[147] Von Heymann et al. *Fasziale Dysfunktionen*. 2016, Man Med 54:305.

[148] Von Heymann, W. *Kopfschmerz, Schwindel, Tinnitus und Halswirbelsäule*. 2015 Man Med 53:361-373.

[149] Weingart. J. R., Bischoff, H. - P. *Doppler-sonographische Untersuchung der A. vertebralis unter Berücksichtigung chirotherapeutisch relevanter Kopfpositionen*. 1992, Man Med 30:62-65.

[150] Wyke, BD. et al. *Articular neurology-the present position*. 1975, Bone Joint Surg [Br.] 57:401.

[151] Wyke, BD. *Reflexsysteme in der Brustwirbelsäule*. Theoretische Fortschritte und

praktische Erfahrungen der Manuellen Medizin. 1979, Konkordia Bühl, S. 99 – 100.

[152] Yang, Q. *Traditionelle Chinesische Manuelle Medizin*. Chinesische Tuina-Methode. 1999, Man Med 37 : 11 – 17.

[153] Zimmermann, M. *Physiologische Grundlagen des Schmerzes und der Schmerztherapie. In: Zenz M. , Jurna I. (Hrsg) ,Lehrbuch der Schmerztherapie*. Wissenschaftliche Verlagsgesellschaft mbH. Stuttgart, 2001.

注：Man Med 即为 Manuelle Medizin